新发呼吸道传染病
护理实践指南

XINFA HUXIDAO CHUANRANBING
HULI SHIJIAN ZHINAN

河南省卫生健康委员会　编写

河南科学技术出版社
·郑州·

图书在版编目（CIP）数据

新发呼吸道传染病护理实践指南 / 河南省卫生健康委员会编写. —郑州：河南科学技术出版社，2020.12

ISBN 978-7-5725-0224-8

Ⅰ.①新… Ⅱ.①河… Ⅲ.①呼吸道感染—传染病—护理—指南 Ⅳ.①R473.56-62

中国版本图书馆CIP数据核字（2020）第240978号

出版发行：河南科学技术出版社

地址：郑州市郑东新区祥盛街27号 邮编：450016

电话：（0371）65788613 65788625

网址：www.hnstp.cn

策划编辑：马艳茹 李明辉

责任编辑：马晓薇

责任校对：董静云

封面设计：张 伟

责任印制：张艳芳

印 刷：河南文华印务有限公司

经 销：全国新华书店

开 本：787 mm×1 092 mm 1/16 印张：22 字数：400千字

版 次：2020年12月第1版 2020年12月第1次印刷

定 价：69.00元

如发现印、装质量问题，影响阅读，请与出版社联系并调换。

《新发呼吸道传染病护理实践指南》编委会

主任委员 阚全程

主　审 李红星

主　编 王秀萍　宋葆云　许　斯　职晨阳

副主编 张红梅　娄小平　范秋萍　陈长英　王朝娟　李毅萍
　　　　　李凌乐

编　委（按姓氏笔画排序）

马淑焕	马普松	丰羽	王俊	王巧丽	王秀萍
王茹真	王剑英	王艳艳	王晓星	王淑云	王淑粉
王朝娟	王晶花	卢爱莲	卢喜玲	史利静	吕明远
刘姝	刘夏	刘文慧	刘惠萍	许萌	许斯
孙莉莉	孙瑞敏	严芳	苏富萍	杜文婷	李珍
李洋	李静	李拴荣	李晓茜	李凌乐	李黎明
李毅萍	杨艳明	吴睿	宋凤丹	宋葆云	宋瑞霞
宋静卉	张丽	张艳	张小燕	张卫青	张亚奇
张亚琴	张红梅	张利霞	张盼盼	张凌芳	张福来
张慧霞	张增梅	张曙光	陈长英	武瑾	范秋萍
林志红	岳晓红	底瑞青	郎桂若	赵文静	荆婵
钟远	段丽娜	娄小平	贺婧豪	秦元梅	夏振华
党德建	徐文静	高飞	郭瑞	席芳	陶涛
职志	职承明	职晨阳	黄峥	梅展展	曹逸
曹晓晨	崔嬿嬿	梁国玲	寇洁	彭晓燕	敬丽
景孟娟	程秋泓	程慧敏	焦丽娜	臧舒婷	樊英戈
潘寒寒	薛媛				

在此书编写过程中得到了以下单位和领导的支持：

河南省人民医院

郑州大学第一附属医院

郑州大学第五附属医院

河南中医药大学第一附属医院

河南省精神病医院

河南省传染病医院

河南科技大学第一附属医院

郑州大学第二附属医院

河南省护理质量控制中心

河南省医疗质量监控中心

中原出版传媒集团河南科学技术出版社

序

2020年突如其来的新型冠状病毒肺炎疫情给人民群众的生命安全和身体健康带来严重威胁。疫情就是命令，河南省广大护理工作者义无反顾，逆行出征，白衣执甲，不负重托，取消春节放假，全员上阵守岗，英勇无畏地冲向疫情防控斗争第一线。在祖国和人民最需要的时候，用实际行动阐释了"敬佑生命、救死扶伤、甘于奉献、大爱无疆"的职业精神，凭借坚定的信念和扎实的专业基础，在救治危重症患者、增进救治效果、提高治愈率和降低病死率等方面做出了突出贡献。

护士是护佑生命、维系健康的白衣天使，是我省医疗卫生战线的一支重要力量，担负着近1亿人民群众的预防保健工作，在保护生命、防病治病、减轻病痛和增进健康方面发挥着不可替代的重要作用。当前全省疫情防控阻击战取得重大战略成果，但常态化疫情防控任务依然艰巨，各级医疗机构作为疫情防控和保障人民生命安全的主战场，需要树立打"持久战"的思想，时刻紧绷疫情防控这根弦，认真落实各项常态化防控措施，慎终如始地做好疫情防控工作。在常态化疫情防控形势下，卫生健康领域面临很多新的挑战。河南省卫生健康委员会超前谋划，创新思路，精准施策，及时组织专家编写了《新发呼吸道传染病护理实践指南》一书，旨在为新发呼吸道传染病护理实践提供更多有价值的借鉴，为各级医疗机构快速构建应急管理防控体系提供参考和帮助。

本书以科学性、指导性和实用性为原则，通过文献检索、收集证据、临床调研等方法，对新发呼吸道传染病专业照护和感染防控等内容进行了较为系统的梳理，全面融入我省各级医疗机构抗击新冠肺炎疫情的实战经验和集体智慧，重点阐述了突发卫生公共事件应急管理体系的快速构建、护理人力资源紧急调配及岗位设置、医院感染防控及关键环节的流程管理等内容，图文并茂、条理清晰、平战结合、实用性强，对科学、规范和有序地开展新发呼吸道传染病疫情防控工作具有重要意义。

加强和完善突发公共卫生事件医疗救治体系，提高救治能力和护理水平，保护人民身体健康和生命安全，是推进健康中国建设的战略性举措。本书对于指导新发呼吸道传染病护理工作规范开展，促进完善我省公共卫生安全防控体系，全面提升突发公共卫生事件救治能力和水平等方面具有重要的理论和实践价值。希望广大护理工作者从中有所启发，有所作为，为实现卫生健康事业高质量发展做出新的贡献。

阚全程

2020 年 8 月

前　言

　　新发呼吸道传染病具有传播速度快、传播途径多、感染范围广和防控难度大等特点，对人民群众身体健康和生命安全带来严重威胁，给医疗和护理工作带来全新挑战。在新型冠状病毒肺炎疫情防控期间，广大护理工作者积极响应党中央号召，英勇无畏地投入疫情防控第一线，在救治危重症患者、增进救治效果、提高治愈率和降低病死率等方面做出了突出贡献，用实际行动彰显了敬佑生命、救死扶伤、甘于奉献、大爱无疆的崇高精神。

　　护理工作是卫生健康事业的重要组成部分，广大护理工作者是医疗卫生战线的重要力量，在保护生命、防病治病、减轻病痛、增进健康方面发挥着不可替代的重要作用。伴随新型冠状病毒肺炎疫情逐步转入常态化防控阶段，为全面提升新发呼吸道传染病救治水平和护理能力，充分发挥全省卫生健康研究优势和导向作用，筑牢保障人民健康的安全防线，河南省卫生健康委员会组织专家编写了《新发呼吸道传染病护理实践指南》一书，旨在为新发呼吸道传染病护理实践提供更多有价值的借鉴，为各级医疗机构快速构建应急管理防控体系提供参考和帮助。

　　本书立足新冠肺炎疫情防控要求，依据国家卫生健康委员会新型冠状病毒肺炎最新诊疗方案和卫生行业标准，以科学性、规范性和实用性为原则，对新发呼吸道传染病专业照护和感染防控等内容进行了较为系统的梳理，涵盖新发呼吸道传染病概述、护理人力资源配置与管理、患者护理、中医护理、心理护理、应急预案与流程、感染防控知识与技术培训、相关诊疗区域布局与管理共八章节及附录。本书以就诊路径为主线，以感染防控为抓手，以护理实践为核心，重点介绍突发卫生公共事件应急管理体系的快速构建，护理人力资源紧急调配及岗位设置，医院感染防控及关键环节的流程管理，内容全面、图文并茂、平战结合、科学实用，对新发呼吸道传染病疫情防控决策具有重要指导意义。

本书编写过程中得到了河南省各级医疗机构抗击新型冠状病毒肺炎疫情一线医务人员的支持和帮助，全面融入疫情防控实战经验和集体智慧，同时借鉴了同行专家的著作资料等，在此一并表示感谢！尽管编者已经尽了最大努力，作为指导和规范新发呼吸道传染病护理工作实用性指南，书中可能存在疏漏之处，恳请读者提出宝贵意见，以便修订再版时使其日臻完善。

编者

2020 年 8 月

目 录

第一章
新发呼吸道传染病概述

第一节　新型冠状病毒肺炎

新型冠状病毒肺炎（corona virus disease 2019，COVID-19）是由一种冠状病毒引发的肺部炎症，2019年12月以来在湖北省武汉市陆续出现此类疾病患者，随着疫情的蔓延，我国其他地区及境外多个国家也相继发现了此类疾病。该病作为急性呼吸道传染病已纳入《中华人民共和国传染病防治法》规定的乙类传染病，按甲类传染病管理。起病以发热为主要表现，可合并干咳、乏力、呼吸不畅等症状。

一、病原学

新型冠状病毒（SARS-CoV-2）属于β属的冠状病毒，有包膜，颗粒呈圆形或椭圆形，常为多形性，直径为60~140 nm。其基因特征与SARS-CoV和MERS-CoV有明显区别。目前研究显示与蝙蝠SARS样冠状病毒（bat-SL-CoVZC45）同源性达85%以上。体外分离培养时，新型冠状病毒96 h左右即可在人呼吸道上皮细胞内发现，病毒对紫外线和热敏感，56 ℃ 30 min、75%乙醇、含氯消毒剂、过氧乙酸和氯仿等脂溶剂均可有效灭活病毒，氯己定不能有效灭活病毒。

二、流行病学

（一）传染源

传染源主要是新型冠状病毒感染的患者。无症状感染者也可能成为传染源。

（二）传播途径

经呼吸道飞沫和密切接触传播是主要的传播途径。在相对封闭的环境长时间暴露于高浓度气溶胶情况下存在经气溶胶传播的可能。由于在粪便及尿液中可分离到新型冠状病毒，说明粪便及尿液可污染环境，造成气溶胶或接触传播。

（三）易感人群

人群普遍易感。

三、发病机制及病理特征

（一）发病机制

发病机制尚不明确。

（二）病理特征

1.肺

肺呈不同程度的实变。肺泡腔内见浆液、纤维蛋白性渗出物及透明膜形成；渗出细胞主要为单核细胞和巨噬细胞，易见多核巨细胞。肺泡隔血管充血、水肿，可见单核细胞和淋巴细胞浸润及血管内透明血栓形成。肺组织灶性出血、坏死，可出现出血性梗死。部分肺泡腔渗出物机化和肺间质纤维化。少数肺泡过度充气、肺泡隔断裂或囊腔形成。电镜下支气管黏膜上皮和Ⅱ型肺泡上皮细胞胞质内可见新型冠状病毒颗粒。免疫组化染色显示部分肺泡上皮和巨噬细胞呈新型冠状病毒抗原阳性。

2.脾、肺门淋巴结和骨髓

脾明显缩小。淋巴细胞数量明显减少。有灶性出血和坏死，脾内巨噬细胞增生并可见吞噬现象。淋巴结内淋巴细胞数量较少，可见坏死。免疫组化染色显示脾和淋巴结内CD4$^+$T和CD8$^+$T细胞均减少。

3.心脏和血管

心肌细胞可见变性、坏死，间质内可见少数单核细胞、淋巴细胞和（或）中性粒细胞浸润。部分血管内皮脱落，有内膜炎症及血栓形成。

4.肝和胆囊

肝脏体积增大，暗红色。肝细胞变性、灶性坏死伴中性粒细胞浸润；肝血窦充血，汇管区见淋巴细胞和单核细胞浸润，微血栓形成。胆囊高度充盈。

5.肾

肾小球球囊腔内见蛋白性渗出物，肾小管上皮变性、脱落，可见透明管型。间质充血，可见微血栓和灶性纤维化。

6.其他器官

脑组织充血、水肿，部分神经元变性。肾上腺见灶性坏死。食管、胃和肠管黏膜上皮不同程度变性、坏死、脱落。

四、临床特征及治疗要点

（一）临床表现

（1）潜伏期1~14 d，多为3~7 d。

（2）以发热、干咳、乏力为主要表现。少数患者伴有鼻塞、流涕、咽痛、肌痛和腹泻等症状。重型患者多在发病1周后出现呼吸困难或低氧血症，严重者可快速进展为急性呼吸窘迫综合征、脓毒症休克、代谢性酸中毒、凝血功能障碍及多器官功能衰竭等。部分重型、危重型患者可为中低热，甚至无明显发热。部分病例不典型，表现为呕吐、腹泻等消化道症状或仅表现为精神差、呼吸急促。轻型患者仅表现为低热、轻微乏力等，无肺炎表现。

（二）实验室及辅助检查

1.一般检查

发病早期外周血白细胞总数正常或减少，可见淋巴细胞计数减少，部分患者可出现乳酸脱氢酶、肌酶和肌红蛋白增高；部分危重者可见肌钙蛋白增高。多数患者C-反应蛋白和血沉升高，降钙素原正常。严重者D-二聚体升高，外周血淋巴细胞进行性减少。重型、危重型患者常有炎症因子升高。

2.病原学及血清学检查

（1）病原学检查：采用反转录聚合酶链反应（RT-PCR）方法在鼻咽拭子、痰和其他下呼吸道分泌物、血液、粪便等标本中可检测出新型冠状病毒核酸。检测下呼吸道标本（痰或气道抽取物）更加准确。

（2）血清学检查：新型冠状病毒特异性IgM抗体多在发病 3~5 d后开始出现阳性，IgG抗体滴度恢复期较急性期有4倍及以上增高。

3.胸部影像学

早期呈现多发小斑片影及间质改变，以肺外带明显。进而发展为双肺多发磨玻璃影、浸润影，严重者可出现肺实变，胸腔积液少见。

（三）治疗要点

1.一般治疗

卧床休息，加强支持治疗。保证充分热量，注意水、电解质平衡，维持内环境稳定，密切监测患者生命体征。及时给予有效氧疗措施，包括鼻导管及面罩吸氧。此病无特异性药物，可试用α-干扰素、洛匹那韦/利托那韦、利巴韦林、磷酸氯喹等。要注意上述药物的不良反应、禁忌证以及与其他药物的相互作用等问题。对孕产妇患者的治疗应尽可能选择对胎儿影响较小的药物，考虑是否终止妊娠后再进行治疗等问题，并知情告知。

2.重型、危重型病例的治疗

重型患者在对症治疗的基础上，积极防治并发症，治疗基础疾病，预防继发感染，及时进行器官功能支持。及时评估呼吸窘迫或低氧血症是否缓解，低氧血症无法缓解时可考虑使用高流量鼻导管氧疗或无创通气。若短时间（1~2 h）内病情无改善应当及时进行气管插管和有创机械通气，密切监测患者血压、心率和尿量的变化，若伴有皮肤灌注不良和尿量减少等表现时，应密切观察患者是否存在脓毒症休克、消化道出血或心力衰竭等情况。

第二节　甲型H1N1流感

2009年墨西哥暴发"人感染猪流感"疫情，并迅速在全球范围内蔓延。世界卫生组织后将其更名为"甲型H1N1流感"。此病为一种新型呼吸道传染病，其病原为新甲型H1N1流感病毒株，多数患者病情轻微，少数患者进展迅速，甚至出现死亡。

一、病原学

甲型H1N1流感病毒属于正黏病毒科（orthomyxoviridae），甲型流感病毒属。典型病毒颗粒呈球状，直径为80~120 nm，有囊膜。囊膜上有许多放射状排列的突起糖蛋白，分别是红细胞血凝素、神经氨酸酶和基质蛋白M2。病毒颗粒内为核衣壳，呈螺旋状对称，直径为10 nm。该病毒为单股负链RNA病毒，基因组约为13.6 kb，由大小不等的8个独立片段组成。该病毒基因中包含有猪流感、禽流感和人流感三种流感病毒的基因片段。

二、流行病学

（一）传染源

甲型H1N1流感患者为主要传染源，无症状感染者也具有一定的传染性。目前尚无动物传染人类的证据。

（二）传播途径

主要通过飞沫经呼吸道传播，也可通过口腔、鼻腔、眼等处黏膜直接或间接接触传播。接触患者的呼吸道分泌物、体液和被病毒污染的物品也可能引起感染。通过气溶胶经呼吸道传播有待明确。

（三）易感人群

人群普遍易感，妊娠期妇女、肥胖及慢性病患者更易发展为重症患者。接种甲型H1N1流感疫苗可有效预防感染。

三、发病机制及病理特征

（一）发病机制

甲型H1N1流感病毒经呼吸道吸入后，病毒表面红细胞血凝素特异性识别并结合宿主细胞表面受体，侵入呼吸道的纤毛柱状上皮细胞，在细胞内复制并借助神经氨酸酶的作用，使病毒从细胞内释放，再侵入其他纤维柱状上皮细胞，引起细胞变性坏死和脱落，从而发生局部炎症，进而出现全身毒性反应。单纯流感时主要损害呼吸道的中上部，变性脱落的细胞随呼吸道分泌物排出体外，引起传播流行。同时病毒也可以向下侵犯气管、支气管，直至肺泡，导致流感病毒性肺炎。当病毒在呼吸道上皮增殖时，也会感染单核-巨噬细胞及粒细胞。受感染细胞会产生引起炎症的细胞因子、趋化因子、黏附分子等表达与活化，引起机体对病毒的特异免疫反应，但同时也会反作用于宿主，导致免疫系统功能失调，从而损伤宿主的组织器官，甚至导致死亡。

（二）病理特征

流感病毒性肺炎的病理特征为肺充血，黏膜下层局部炎性反应，细胞间质水肿，周围巨噬细胞浸润，肺泡细胞出血、脱落。重者可见支气管黏膜坏死、肺水肿以及毛细血管血栓形成。

四、临床特征及治疗要点

（一）临床表现

（1）潜伏期1~7 d，多为1~3 d。

（2）通常为流感样症状，包括发热、咽痛、流涕、鼻塞、咳嗽、咳痰、头痛、全身酸痛、乏力。部分患者出现呕吐或腹泻，或仅有轻微的上呼吸道症状，无发热。体征主要包括咽部充血和腭扁桃体肿大。也可发生肺炎等并发症。少数患者病情进展迅速，出现呼吸衰竭、多脏器功能衰竭。新生儿流感样症状常不典型，可表现为低热、嗜睡、喂养困难、呼吸急促、呼吸暂停、发绀和脱水。妊娠中晚期妇女感染甲型H1N1流感后较多表现为气促，易发生肺炎、呼吸衰竭等。妊娠期妇女感染甲型H1N1流感后可能导致流产、早产、胎儿窘迫、胎死宫内等不良妊娠结局。

（二）实验室及辅助检查

1.一般检查

白细胞总数一般正常或降低。重症患者多有白细胞总数及淋巴细胞减少，并有血小板降低。合并细菌感染时可出现白细胞或中性粒细胞升高。部分病例出现低钾血症，少数病例肌酸激酶、天冬氨酸氨基转移酶、丙氨酸氨基转移酶、乳酸脱氢酶升高。

2.病原学及血清学检查

（1）病原学检查：病毒核酸检测。以反转录聚合酶链反应（RT-PCR）检测呼吸道标本中的甲型H1N1流感病毒核酸，结果可呈阳性；呼吸道标本中可分离出甲型H1N1流感病毒。

（2）血清学检查：动态检测。双份血清甲型H1N1流感病毒特异性抗体水平呈4倍或4倍以上升高。

3.胸部影像学

甲型H1N1流感肺炎患者在X线胸片和肺部CT的基本影像表现为肺内片状影，为肺实变或磨玻璃密度，可合并网、线状和小结节影。片状影为局限性或多发、弥漫性分布，较多为双侧病变，可合并胸腔积液。患儿肺内片状影出现较早，多发及散在分布多见，易出现过度充气，影像学表现变化快，病情进展时病灶扩大融合，可出现气胸、纵隔气肿等征象。

（三）治疗要点

1.一般治疗

患者应卧床休息，多饮水，注意营养。密切观察病情变化，对高热患者可给予退热治疗。高热与中毒症状重者应给予吸氧和补充液体。包括解热、镇痛、止咳、祛痰及支持治疗。流感病毒对神经氨酸酶抑制剂（如奥司他韦、扎那米韦）较敏感。奥司他韦能特异性抑制甲、乙型流感病毒的神经氨酸酶，从而抑制病毒的释放，减少病毒传播，应及早服用。抗菌药物应根据送检标本培养结果合理使用。

2.重型、危重型病例的治疗

对于较易成为重症患者的高危人群，一旦出现流感样症状，不一定等待病毒核酸检测结果，即可开始抗病毒治疗。孕妇在出现流感样症状之后，宜尽早给予神经氨酸酶抑制剂治疗。如出现低氧血症或呼吸衰竭，应及时给予相应的治疗措施，包括氧疗或机械通气等。

第三节 人感染高致病性禽流感

人感染高致病性禽流感（highly pathogenic avian influenza，HPAI）简称人禽流感，是由禽甲型流感病毒某些亚型中的一些毒株引起的急性呼吸道传染病。通常情况下，禽流感病毒并不感染人类。2013年3月在人体上首次发现新型禽流感H7N9亚型。人禽流感临床症状随病原的亚型不同而异，主要表现为高热、咳嗽和呼吸急促，病情轻重不一。病情严重者可以出现毒血症、感染性休克、多脏器功能衰竭等并发症，严重者可致人死亡。

一、病原学

禽流感病毒属正黏病毒（orthomyxovirus）科甲型流感病毒属，病毒结构与其他甲型流感病毒类似。禽流感病毒可分为高致病性、低致病性和非致病性，其中H5和H7亚型毒株（以H5N1和H7N7为代表）能引起严重的禽类疾病，是高致病性禽流感病毒。甲型禽流感病毒具有宿主特异性，并不是所有的禽流感病毒都能引起人类患病。目前已证实可感染人的禽流感病毒亚型主要有H5N1、H9N2、H7N7、H7N2、H7N3等，其中感染H5N1亚型的患者病情重，病死率高。

禽流感病毒很容易被乙醚、氯仿、丙酮等有机溶剂，以及漂白粉、氧化剂、碘剂等消毒剂所灭活，对热也较敏感，56 ℃加热30 min或煮沸（100 ℃）2 min以上可灭活。

二、流行病学

（一）传染源

禽流感的传染源主要为患禽流感或携带禽流感病毒的鸡、鸭、鹅等家禽，其他禽类或猪也有可能成为传染源。被感染的动物也可以作为禽流感病毒的短期中间宿主。

（二）传播途径

主要通过呼吸道传播。禽流感病毒可以通过呼吸道和消化道人际传播，人类直接接触受禽流感病毒感染的家禽及其粪便也可以被感染。人感染H5N1亚型禽流感的主要途径是密切接触病死禽类，目前尚缺乏人与人之间传播的确切证据。H7N9禽流感患者是通过直接接触禽类或其排泄物污染的物品、环境而感染。

（三）易感人群

人群对禽流感病毒普遍易感。接触不明原因病死的家禽及疑似感染禽流感的家禽的人员，从事禽类养殖、销售、宰杀、加工的人员，以及在发病前1周内接触过禽类者均为高危人群。

三、发病机制与病理特征

（一）发病机制

人禽流感病毒通过血凝素与呼吸道表面纤毛柱状上皮细胞上的α-2，3-半乳糖-N-乙酰神经氨酸的糖蛋白和糖脂结合，进入细胞并在细胞内复制。在神经氨酸酶的作用下，新的病毒从感染细胞中释放出来并向周围组织扩散，继续感染其他细胞，而受感染的细胞最终发生变性、坏死、溶解等，从而引起广泛的组织和器官损伤，使禽流感病毒介导呼吸道黏膜上皮细胞和免疫细胞迅速产生各种细胞因子（如IL-6、IL-8、TNF-α、CXCL10等），造成"细胞因子风暴"，这在禽流感的发病机制中占有重要地位。

（二）病理特征

禽流感病毒侵犯人体后，肺内病变依次出现渗出期、增生期及纤维化期等不同阶段。肺部发病初期以急性渗出病变为主，造成影像学上的"白肺"，此后由于上述细胞因子的持续存在及病毒的作用，肺毛细血管内皮细胞和肺泡上皮细胞的损伤进一步加重，导致纤维蛋白原渗出增多并凝聚成纤维素，形成肺透明膜，肺泡有塌陷现象，影响呼吸，使低氧血症难以纠正。

四、临床特征及治疗要点

（一）临床表现

（1）潜伏期1~7 d，多为2~4 d。

（2）多呈急性起病，发病初期表现为流感样症状，出现高热，体温大多在39 ℃以上，常伴有咳嗽、咳痰、流涕、鼻塞、咽痛、头痛、肌肉酸痛和全身不适，部分患者可有恶心、腹痛、腹泻等消化道症状。感染不同亚型病毒的患者临床症状侧重有所不同，感染H9N2亚型的患者通常仅有轻微的上呼吸道感染症状，部分患者甚至没有任何症状；感染H7N7亚型的患者主要表现为结膜炎；重型患者多为H5N1亚型病毒感染，病情发展迅速，表现为重型肺炎，体温大多持续在39 ℃以上，出现呼吸困难，可伴有咳血痰。可快速进展，出现急性呼吸窘迫综合征、纵隔气肿、脓毒症、休克、意识障碍及急性肾损伤等。

（二）实验室及辅助检查

1.一般检查

外周血白细胞总数一般正常或降低，重型患者多有白细胞总数及淋巴细胞下降；血小板出现轻到中度下降。丙氨酸氨基转移酶、天冬氨酸氨基转移酶、磷酸肌酸激酶、乳酸脱氢酶等升高。

2.病原学及血清学检查

（1）病原学检查：在抗病毒治疗之前，尽可能采集呼吸道标本送检（如鼻咽分泌物、口腔含漱液、气管吸出物或呼吸道上皮细胞），进行病毒核酸检测和病毒分离。

（2）血清学检查：采集发病初期和恢复期双份血清，采用血凝抑制试验、补体结合试验或酶联免疫吸附试验，检测禽流感病毒抗体，前后滴度4倍以上升高，可作为回顾性诊断的参考指标。

3.胸部影像学

X线胸片和肺部CT可见肺内斑片状高密度影。重型患者肺内病变进展迅速，呈大片磨玻璃状或肺实变影像，少数可伴有胸腔积液。

（三）治疗要点

1.一般治疗

患者应卧床休息，加强营养支持，密切观察病情变化，早期给予鼻导管吸氧。维持水、电解质平衡，尽早使用抗流感病毒药物治疗。对发热、咳嗽等临床症状给予对症治疗，如物理降温、止咳祛痰等。对肝肾功能损伤者采用相应治疗。

2.重型、危重型病例的治疗

重型患者重视营养支持，加强血氧监测和呼吸支持，防治继发细菌感染，维持水、电解质平衡，改善缺氧症状，减轻肺部渗出，同时维持微生态平衡，降低患者内源性感染，防治其他并发症。

第四节　传染性非典型肺炎

传染性非典型肺炎（infectious atypical pneumonia）为一种传染性强的呼吸系统疾病，世界卫生组织（WHO）认为它是一种冠状病毒亚型变种引起，又称严重急性呼吸综合征（severe acute respirotory syndrome，SARS），在我国属乙类传染病，按甲类管理。主要通过近距离飞沫、接触患者呼吸道分泌物及密切接触传播。以发热、头痛、肌肉酸痛、乏力、干咳、少痰、腹泻等为主要临床表现，严重者出现气促或呼吸窘迫。

一、病原学

SARS-CoV为β属B亚群冠状病毒，很可能是一种来源于动物的病毒，由于生态环境的变化、人类与动物接触的增加及病毒的适应性改变，跨越种系屏障而传染给人类，并实现了人与人之间的传播。在狸猫、果子狸、家猫等动物中发现了类似SARS-CoV的病毒。果子狸与SARS-CoV的传播密切相关，但果子狸很可能只是病毒的中间宿主。SARS-CoV的抵抗力和稳定性要强于其他人类冠状病毒。它在干燥塑料表面最长可存活4 d，尿液中至少存活1 d，腹泻患者粪便中至少存活4 d以上。它在4℃培养中存活21 d，在-80℃保存稳定性佳。56 ℃90 min或75 ℃ 30 min可灭活病毒。SARS-CoV对乙醚、氯仿、甲醛和紫外线等敏感。

二、流行病学

（一）传染源

患者是主要传染源。急性期患者体内病毒含量高，症状明显（如打喷嚏、咳嗽等），容易经呼吸道分泌物排出病毒。少数患者腹泻，排泄物含有病毒。

（二）传播途径

1.呼吸道传播

近距离的飞沫传播是主要传播途径。急性期患者咽拭子、痰标本中可以检测到SARS-CoV。病毒存在于患者的呼吸道黏液或纤毛上皮脱落细胞里，当患者咳嗽、打喷嚏或大声讲话时，飞沫直接被易感者吸入而发生感染。飞沫在空气中停留的时间短，移动的距离约为2 m，故通常造成近距离传播。气溶胶传播是另一种方式，易感者吸入悬浮在空气中含有SARS-CoV的气溶胶而感染。

2.消化道传播

患者粪便中可检出病毒RNA，通过消化道传播可能是另一种传播途径。

3.接触传播

直接接触患者的呼吸道分泌物、消化道排泄物或其他体液，或者间接接触被污染的物品，亦可导致感染。

（三）易感人群

人群普遍易感。发病者以青壮年居多，儿童和老人少见。患者家庭成员和医务人员属高危人群。患病后可获得一定程度的免疫力。

三、发病机制与病理特征

（一）发病机制

发病机制尚不明确。临床上发现，患者发病期间淋巴细胞减少，$CD4^+$和$CD8^+T$淋巴细胞均明显下降。另外，临床上应用肾上腺皮质激素可以改善肺部炎症反应，减轻临床症状。因此，免疫损伤可能是本病的主要发病原因。

（二）病理特征

发病早期可出现病毒血症。病理解剖和电子显微镜发现SARS-CoV对肺组织细胞和淋巴细胞有直接的侵犯作用。肺部的病理改变最为突出，双肺明显肿胀，镜下可见弥漫性肺泡病变、肺水肿及透明膜形成。病程3周后可见肺间质纤维化，造成肺泡纤维闭塞。肺门淋巴结多出现充血、出血及淋巴组织减少。

四、临床特征及治疗要点

（一）临床表现

（1）潜伏期1~16 d，多为3~5 d。

（2）早期以发热为首发症状，体温一般在38 ℃以上，可伴有头痛、关节肌肉酸痛、乏力等症状；部分患者可有干咳、胸痛、腹泻等症状；发病3~7 d后出现下呼吸道症状，部分患者可闻及少许湿啰音，或有肺实变体征。病情于10~14 d达到进展期，发热、乏力等感染中毒症状加重，并出现频繁咳嗽、气促和呼吸困难，此期易发生呼吸道的继发性感染。少数患者会出现急性呼吸窘迫综合征而危及生命。病程2~3周后进入恢复期，发热渐退，其他症状与体征减轻乃至消失。肺部炎症改变的吸收和恢复较为缓慢，体温正常后仍需要2周左右才能完全吸收，恢复正常。

轻症患者临床症状轻，病程短。重型患者病情重，进展快，易出现急性呼吸窘迫综合征。患儿的病情较成年人轻。孕妇患者，在妊娠初期易导致流产，妊娠晚期孕妇的病死率增加。

（二）实验室及辅助检查

1.一般检查

外周血白细胞计数一般正常或降低，常有淋巴细胞计数减少。丙氨酸氨基转移酶、乳酸脱氢酶及其同工酶等均有不同程度升高。血气分析可发现血氧饱和度降低。

2.病原学及血清学检查

（1）病原学检查：应用反转录聚合酶链反应（RT-PCR）检测患者呼吸道分泌物、血液和粪便等标本中SARS-CoV的RNA。

（2）血清学检查：常用酶联免疫吸附测定法（ELISA）和免疫荧光法（IFA）检测血清中的SARS-CoV抗体。IgM抗体发病1周出现，在急性期和恢复早期达高峰，3个月后消失。另外，也可采用单克隆抗体技术检测样本中的SARS-CoV特异性抗原，可用于早期诊断，特异性与敏感性超过90%。

3.胸部影像学

胸部X线检查有不同程度的片状、斑片状浸润性阴影或呈网状改变，部分患者进展迅速，呈大片状阴影，常为多叶或双侧改变，阴影吸收消散较慢，肺部阴影与症状、体征可不一致。肺部CT检查有助于发现早期轻微病变或与心影及大血管影重合的病变，可见磨玻璃样改变，少数为肺实变影，以双下肺野及肺周围部位较多见。

（三）治疗要点

1.一般治疗

注意卧床休息，避免劳累；咳嗽剧烈者给予镇咳治疗，咳痰者给予排痰措施促进排痰；发热超过38.5℃可采取物理降温，如冰敷、25%~35%乙醇拭浴等，并酌情使用解热镇痛药；加强营养支持，必要时给予持续鼻导管或面罩吸氧；谨慎应用糖皮质激素；预防和治疗继发细菌感染。

2.重型、危重型病例的治疗

加强对重型患者的动态监护，包括对生命体征、出入液量、心电图及血糖等检测；及时给予呼吸支持；注意水电解质、酸碱平衡；出现休克或多器官功能障碍综合征，给予相应支持治疗。

第五节　鼠　疫

鼠疫（plague）是鼠疫耶尔森菌引起的烈性传染病，主要流行于鼠类、旱獭及其他啮齿动物，属于自然疫源性疾病。临床主要表现为高热、淋巴结肿痛、出血倾向、肺部特殊炎症等。人和人之间主要通过带菌的啮齿动物为媒介，经人的皮肤传播，引发腺鼠疫和经呼吸道传播引发肺鼠疫，二者均可发展为败血症。该病传染性强，病死率高，属国际检疫传染病和我国法定的甲类传染病。我国有12

种类型鼠疫自然疫源地，分布于19个省区。由于动物鼠疫流行较为活跃，且近年来鼠疫病例屡有报道，因此引发人类疾病疫情的风险仍然存在。

一、病原学

鼠疫的致病菌为鼠疫杆菌，其分类学位置为细菌域、肠杆菌科、耶尔森菌属、鼠疫耶尔森菌。鼠疫杆菌在光学显微镜下为革兰染色阴性、两端钝圆、两极浓染的短小杆菌，菌体长1~1.5 μm，宽0.5~0.7 μm，有荚膜，无鞭毛，无芽孢。鼠疫杆菌最适生长温度为28~30 ℃，最适pH值为6.9~7.2，对高温和常用化学消毒剂敏感。日光直射4~5 h即死亡，但在潮湿、低温与有机物内存活时间较久，在痰和脓液中可存活10~20 d，在尸体中可存活数周至数月。

二、流行病学

（一）传染源

（1）鼠疫染疫动物、自然感染鼠疫的动物都可以作为人间鼠疫的传染源。

（2）鼠疫患者主要是肺鼠疫患者，在疾病早期即具有传染性。败血型鼠疫、腺肿发生破溃的腺鼠疫患者等也可作为传染源。

（二）传播途径

（1）动物和人之间鼠疫的传播主要以鼠蚤为媒介，构成"啮齿动物-鼠蚤-人"的传播方式。鼠蚤叮咬是主要传播途径。

（2）经皮肤传播，少数可因直接接触患者的痰液、脓液或病兽的皮、血、肉，经破损皮肤或黏膜受染。

（3）呼吸道飞沫传播，肺鼠疫患者或动物呼吸道分泌物中含有大量鼠疫杆菌，可通过呼吸、咳嗽将鼠疫杆菌排入周围空气，形成细菌微粒及气溶胶，造成肺鼠疫传播。

（三）易感人群

人群对鼠疫普遍易感，无性别、年龄以及种族差别，存在一定数量的隐性感染。病后可获持久免疫力。预防接种可获一定免疫力，可降低易感性。

三、发病机制及病理特征

（一）发病机制

当人类被携带鼠疫杆菌的跳蚤叮咬后，通常叮咬的局部无明显反应，鼠疫杆菌经皮肤进入人体后，首先沿淋巴管到达局部淋巴结，在其中繁殖，引起出血性坏死性淋巴结炎，感染的腺体极度肿胀，充血坏死，且周围组织亦水肿、出血，即为"腺鼠疫"。当由呼吸道排出的鼠疫杆菌通过飞沫传入他人体内，达一定数量后，可引发原发性肺鼠疫。鼠疫杆菌可冲破局部的淋巴屏障，继续沿着淋巴系统扩散，侵犯其他淋巴结。当鼠疫杆菌及内毒素，经淋巴循环系统进入血循环时，引起败血症，出现严重中毒症状，包括严重的皮肤黏膜出血，累积全身各个系统在侵入肺组织时，引起继发性肺鼠疫。

（二）病理特征

鼠疫的基本病变为淋巴管、血管内皮细胞损害和急性出血坏死性炎症的病理变化。腺鼠疫为淋巴结的出血性炎症和凝固性坏死。肺鼠疫肺部病变以充血、水肿、出血为主。发生鼠疫败血症时，全身各组织、脏器均可有充血、水肿、出血及坏死改变，多浆膜腔发生血性渗出物。

四、临床表现及治疗要点

（一）临床表现

1.潜伏期

腺鼠疫2~5 d，原发性肺鼠疫数小时至3 d。

（1）全身中毒症状：起病急，高热寒战，体温迅速达到39~41 ℃，剧烈头痛，有时会出现中枢性恶心呕吐，伴有烦躁不安、意识模糊、心律不齐、血压下降、呼吸急促、皮肤黏膜先有出血斑，继而大片出血及伴有黑便、血尿。

（2）各型鼠疫的特殊症状：

1）腺鼠疫：最为常见，除具有鼠疫的全身表现以外，受侵部位所属淋巴结肿大为其主要特点。以腹股沟、腋下、颈部及下颌下淋巴结最为常见好发部位，且多为单侧。典型的表现为淋巴结明显触痛而坚硬，与皮下组织粘连，失去移动性，周围组织显著水肿，可有充血和出血。此症状引起疼痛剧烈，患者常呈被动体位。

2）肺鼠疫：根据传播途径不同，肺鼠疫可分为原发性和继发性两种类型，不仅病死率极高，而且可造成年人与人之间的空气飞沫传播，是引起人群暴发流行的最危险因素。其中原发肺鼠疫起病急骤，病死率高，患者表现寒战高热，可发生剧烈胸痛、咳嗽、咳大量粉红色泡沫痰或鲜红色血痰；呼吸急促并呼吸困难，全身皮肤发绀，患者多于发病后死于中毒性休克、呼吸衰竭和心力衰竭。

继发性肺鼠疫是在腺鼠疫或败血症型鼠疫症状基础上，病情突然加剧，出现原发性肺鼠疫呼吸系统表现。

3）败血症型鼠疫：亦称暴发型鼠疫，为最凶险的一型，病死率极高。亦可分为原发性和继发性两种类型。继发性初期有肺鼠疫、腺鼠疫或其他类型的相应表现，主要表现为寒战高热或体温不升、神志不清、谵妄或昏迷，进而发生感染性休克。病情进展异常迅猛，常于1~3 d死亡。因皮肤广泛出血、瘀斑、发绀、坏死，故死后尸体呈紫黑色，俗称"黑死病"。原发败血症型鼠疫较少见。

4）轻型鼠疫：又称小鼠疫，发热轻，局部淋巴结肿大，轻度压痛，偶见化脓。血培养可阳性。多见于流行初期或预防接种者。

5）其他类型鼠疫：如皮肤鼠疫、肠鼠疫、眼鼠疫、脑膜炎型鼠疫、扁桃体鼠疫等，均少见。

（二）实验室及辅助检查

1.一般检查

外周血白细胞总数大多升高，以中性粒细胞为主，还可见红细胞、血红蛋白和血小板减少。可见蛋白尿及血尿，尿沉渣中可见红细胞、白细胞和细胞管型。大便潜血可阳性。肺鼠疫和败血型鼠疫患者在短期即可出现弥散性血管内凝血，表现为纤维蛋白原浓度减少（小于200 mg/dL），凝血酶原时间和部分凝血激酶时间明显延长，D-二聚体和纤维蛋白原降解产物明显增加。

2.病原学及血清学检查

（1）病原学检查：聚合酶链式反应（PCR）方法检测鼠疫特异性基因。如鼠疫杆菌分离培养及噬菌体裂解试验。

（2）血清学检查：恢复期血清抗体低度升高4倍以上为诊断依据。

3.胸部影像学

患者的胸部X线片早期可见肺内单一或多发的高密度阴影，分布在多个叶段，病程的不同阶段表现不同。随着病情进展，可迅速发展为双肺大片实变，甚至"白肺"。

（三）治疗要点

1.一般治疗

卧床休息，注意维持水、电解质平衡。高热或全身酸痛明显者，可使用解热镇痛药。高热者给予冰敷、25%~35%乙醇拭浴等物理降温措施。儿童禁用水杨酸类解热镇痛药。必要时可应用镇静安神、镇痛剂。腺鼠疫肿大的淋巴结切忌挤压，皮肤病灶可予0.5%~1%的链霉素软膏涂抹，必要时可在肿大淋巴结周围注射链霉素并湿敷，病灶化脓软化后可切开引流。

密切观察病情变化和生命体征，对出现呼吸道症状者，每天定时或持续监测血氧饱和度，定期复查血常规、尿常规、血电解质、肝肾功能、心肌酶谱、痰培养、血培养（第一次标本应当在抗菌药物使用前留取）和X线胸片，给予动脉血气分析、肺部CT检查等。

2.病原治疗

治疗原则是早期、联合、足量、应用敏感的抗菌药物。

3.对症支持治疗

（1）抗休克治疗：注意补充血容量，调节机体内电解质平衡，常用5%~10%的葡萄糖溶液、0.9%氯化钠注射液或林格液、能量合剂等。纠正酸中毒，保持血压正常。必要时应用肾上腺皮质激素降低外周血管阻力、改善微循环。

（2）呼吸支持治疗：对肺鼠疫患者应当经常监测血氧饱和度的变化，血氧饱和度下降是呼吸衰竭的早期表现，应当给予及时处理。

（3）其他对症支持治疗：纠正弥散性血管内凝血，密切监测出凝血功能，调整治疗方案。

第六节　中东呼吸综合征

2012年9月阿拉伯半岛区域首次报告了2例新型冠状病毒感染患者，此后中东、欧洲相继报告了多例该病患者。2013年5月，世界卫生组织将这种新型冠状病毒感染疾病命名为"中东呼吸综合征"（Middle East respiratory syndrome，MERS）。MERS主要引起人类呼吸道感染，重症患者可并发多器官功能衰竭、急性呼吸窘迫综合征，此病病死率高。

一、病原学

中东呼吸综合征冠状病毒（MERS-CoV）属于冠状病毒科，β类冠状病毒的2c亚群，是一种具有包膜、基因组为线性非节段单股正链的RNA病毒。病毒粒子呈球形，直径为120~160 nm，基因组全长约30 kb。2014年从沙特地区1例MERS-CoV感染患者及其发病前接触过的单峰骆驼体内分离出基因序列完全相同的MERS-CoV，同时在埃及、卡塔尔和沙特其他地区的骆驼中也分离出和人感染病例分离病毒株相匹配的病毒，并在非洲和中东的骆驼中发现MERS-CoV抗体，因而骆驼可能是人类感染来源。MERS-CoV的可结合受体不仅存在于人类和骆驼体内，其他灵长类动物及羊、马等，都可能对该病毒易感。

二、流行病学

（一）传染源

MERS-CoV的确切来源和向人类传播的准确模型尚不清楚。从现有的资料看，单峰骆驼可能为MERS-CoV的中间宿主。

（二）传播途径

MERS-CoV由骆驼至人的传播，可能因为人接触含有病毒的单峰骆驼的分泌物、排泄物（尿、便）、未煮熟的乳制品或肉而感染。而人际主要通过飞沫经呼吸道传播，也可通过密切接触患者的分泌物或排泄物传播。

（三）易感人群

人群普遍易感。骆驼畜牧人群、屠宰场工作人员及与患者有密切接触者为高危人群。

三、发病机制及病理特征

（一）发病机制

MERS的发病机制尚不明确。MERS入侵首先通过表面的S蛋白或HE蛋白与宿主细胞的表面受体相结合。可以引起固有免疫应答衰减，主要表现为促炎因子延迟表达，由此下调免疫应答的水平，在多种细胞因子和化学趋化因子介导下的一系列反应触发了"细胞因子风暴"。

（二）病理特征

肺充血、炎性渗出、双肺散在分布结节和间质性肺炎。可能存在类似的过度炎症反应。可发生急性呼吸窘迫综合征和急性肾衰竭等多器官功能衰竭。

四、临床特征及治疗要点

（一）临床表现

（1）潜伏期2~14 d。

（2）早期主要为发热、畏寒、乏力、头痛、肌痛等，随后出现咳嗽、胸痛、呼吸困难，起病急，高热，体温可以达到39~40 ℃，部分患者还可出现呕吐、腹痛、腹泻等症状。重症患者多在1周内进展为重症肺炎，可发生急性呼吸窘迫综合征、急性肾衰竭，甚至多脏器功能衰竭。年龄大于65岁、肥胖、患有其他疾病（如肺部疾病、心脏病、肾病、糖尿病、免疫功能缺陷等），为重症高危因素。尽管大多数患者会出现严重的呼吸道感染，但是仍然有部分轻症或者无症状感染者。

（二）实验室及辅助检查

1.一般检查

白细胞总数正常或减少，可伴有淋巴细胞减少。部分患者肌酸激酶、天冬氨酸氨基转移酶、丙氨酸氨基转移酶、乳酸脱氢酶、肌酐等升高。

2.病原学及血清学检查

（1）病原学检查：主要包括病毒分离、病毒核酸检测。病毒分离为实验室检测的"金标准"；病毒核酸检测可以用于早期诊断。及时留取多种标本（咽拭子、鼻拭子、鼻咽或气管抽取物，以及痰、肺组织及血液和粪便）进行检测，其中以下呼吸道标本阳性检出率更高。

（2）血清学检查：包括酶联免疫吸附试验和免疫荧光法。对有症状患者，血清学检测阳性，且间隔14 d的样本显示中和试验阳性，则无论反转录聚合酶链反应（RT-PCR）结果如何，都认为其属于确诊病例。对无症状患者，如血清学检测阳性且该样本中和试验阳性，则认为其属于疑似病例。对接触者，如血清学检测阳性且该样本中和试验阳性，则认为其曾感染过病毒。

3.胸部影像学

可表现为肺部单侧至双侧的改变，主要特点为单侧和双侧片状增厚、分割或肺叶混浊等，下部肺叶比上部肺叶受损程度更大，以磨玻璃影为主，可出现实变影。部分患者可有不同程度胸腔积液。

（三）治疗要点

1.一般治疗

卧床休息，维持水、电解质平衡，密切监测病情变化；定期复查血常规、尿常规、血生化及胸部影像；根据血氧饱和度的变化，及时给予有效氧疗措施，包括鼻导管、面罩给氧，必要时应进行无创或有创机械通气等措施。仅在继发细菌感染时应用抗菌药物治疗。中医中药治疗依据中医学"外感热病、风温肺热病"等病证辨证论治。

2. 重型、危重型病例的治疗

在对症治疗的基础上，积极防治并发症。实施有效的呼吸支持（包括氧疗、无创/有创机械通气）、循环支持和肾脏支持等。危重症患者通常合并休克或有效血容量不足，多数表现为脓毒性休克。此时不仅需要进行液体复苏，还需要早期使用血管活性药物，维持重要脏器的灌注。严格监测血流动力学变化，进行限制性液体复苏，避免医源性肺水肿的发生。

第七节　埃博拉病毒病

埃博拉病毒（Ebola virus，EBOV）是引起人类和灵长类动物发生埃博拉出血热的传染性病毒。1976年在苏丹南部和刚果（金）北部的埃博拉河地区暴发，埃博拉病毒由此得名。埃博拉病毒病（Ebola virus disease，EVD）是由埃博拉病毒引起的一种严重传染病，临床主要表现为急性起病，伴有发热、肌痛、腹泻、呕吐、出血、皮疹和肝肾功能损害等，病死率高。

一、病原学

埃博拉病毒属丝状病毒科（Filoviridae），单股负链RNA病毒，分子量为4.2×10^6。形态不一，多为杆状、丝状，病毒颗粒长300~1500 nm，平均1000 nm，直径为70~90 nm，表面有突起，包绕着螺旋状的核衣壳，内含有负链RNA。埃博拉病毒分5个不同的属种：本迪布焦型（Bundibugyo）、扎伊尔型（Zaire）、雷斯顿型（Reston）、苏丹型（Sudan）和塔伊森林型（TaiForest，即科特迪瓦型）。其中本迪布焦型、扎伊尔型和苏丹型与历年来非洲埃博拉病毒大型疫情相关，而雷斯顿型和塔伊森林型则对人类没有严重危害。扎伊尔型致病性、致死性最强，2014年西非埃博拉疫情暴发的就是此病毒分型。

埃博拉病毒在常温下较稳定，对热有中等抵抗力，60 ℃加热1 h才能使之完全灭活。对紫外线和射线敏感，对多种化学试剂（乙醚、过氧乙酸、次氯酸钠、甲醛等）敏感。钴-60照射、γ射线也可使之灭活。

二、流行病学

（一）传染源

感染埃博拉病毒的人和灵长类动物为本病传染源。目前认为埃博拉病毒的自然宿主为狐蝠科的果蝠，尤其是锤头果蝠、富氏前肩头果蝠和小领果蝠，但其在自然界的循环方式尚不清楚。猿猴（包括黑猩猩）曾为首例患者的传染源。

人感染后产生高滴度病毒血症，患者的血、尿、体液、呕吐物、排泄物及分泌物中均带病毒，各脏器均能查出病毒，因此患者也是本病的传染源。经观察发现，埃博拉病毒病全年均可发病，无明显季节性。

（二）传播途径

1.接触传播

接触传播是本病最主要的传播途径。患者或感染者的血液及其体液（呕吐物、分泌物、排泄物）等均具有高度传染性，可以通过接触而感染。医护人员在治疗、护理患者或处理患者尸体过程中容易受到感染。在卫生条件较差的地区，患者的转诊还可造成医院之间的传播。

2.气溶胶传播

吸入感染性的分泌物、排泄物等可能造成感染，但尚未发现气溶胶传播的病例报告。

3.性传播

埃博拉病毒在精液中可存活2~3个月，故存在性传播的可能性。

（三）易感人群

人群普遍易感。医护人员、患者家属最易受感染，主要与密切接触患者有关。各年龄组均可以发病，成年人较多。尚无资料表明不同性别间存在发病差异。

三、发病机制及病理特征

（一）发病机制

埃博拉病毒侵袭目标主要是免疫系统的细胞，尤其是树突状细胞，抑制IFN-α和IFN-γ靶基因的诱导表达，使这些细胞因子水平降低，同时抑制MHI-I蛋白基因的表达。埃博拉病毒的基因编码产物（GP）可以导致大量细胞死亡；其基因能编码分泌蛋白和表面蛋白，前者与中性粒细胞粘连，并且与中性粒细胞表面的一种蛋白结合，阻止了中性粒细胞受各种免疫细胞的刺激而被活化的作用，使埃博拉病毒逃避免疫应答。病毒在血液中不受控制地复制，感染组织和器官，导致细胞、组织的大量坏死，死亡的细胞将它们所有的内容物释放到血液中，最终引发"细胞因子风暴"，使血管壁通透性增加，稀释血液并破坏血管。患者出现严重的出血、血压下降、休克，甚至死亡。

（二）病理特征

主要病理学特征是单核吞噬细胞系统活化、淋巴系统受抑制及血管的损伤。表现为肝、脾、肺、淋巴结和睾丸等多脏器的急性坏死，血管闭塞、血栓形成和出血。

四、临床特征及治疗要点

（一）临床表现

（1）潜伏期2~21 d，多为8~10 d。

（2）临床表现为高热、畏寒，头痛、肌痛、恶心、结膜充血及相对缓脉，缺乏特异性。2~3 d后可有呕吐、腹痛、腹泻、血便等表现，半数患者有咽痛及咳嗽。发病后4~5 d进入极期，患者可出现神志改变，如谵妄、嗜睡等。患者最显著的症状为低血压、休克和面部水肿，电解质和酸碱的平衡失调。重型患者在发病数日可出现咯血，鼻、口腔、结膜下、胃肠道、阴道及皮肤出血或血尿，患病第10 d为出血高峰，50%以上的患者出现严重的出血，并可因出血、肝肾衰竭及致死性并发症而死亡。

（二）实验室及辅助检查

1.一般检查

外周血检查发现白细胞计数减少，可以低至1.0×10^9/L，淋巴细胞减少和中性粒细胞增多，在早期尤为明显。早期血小板计数减少（50~100）$\times 10^9$/L，但特异性不强。肝功能检查可见转氨酶升高，AST升高往往大于ALT，AST/ALT比值对于预后判断也很有意义。肾功能检查可见血清转氨酶水平增高，出现高蛋白血症和蛋白尿。凝血酶原时间和部分凝血活酶时间延长，可检出纤维蛋白降解产物。在病程后期，继发的细菌感染通常会导致外周血白细胞计数升高。

2.病原学及血清学检查

（1）病原学检查：病毒抗原检测可采用酶联免疫吸附测定法（ELISA）等方法检测血清中病毒抗原；采用RT-PCR等核酸扩增方法检测，一般发病后1周内的患者血清中可检测到病毒核酸。

（2）血清学检查：病毒抗原阳性、血清特异性IgM抗体阳性、恢复期血清特异性IgG抗体滴度比急性期有4倍以上增高，从患者标本中检出埃博拉病毒RNA，从患者标本中分离到埃博拉病毒。

（三）治疗要点

目前对埃博拉病毒病尚缺乏特效治疗方法，主要是对症支持治疗。患者应卧床休息，给予少渣易消化的半流质饮食，保证充分热量；注意水、电解质平衡，预防和控制出血和继发感染，治疗肾衰竭、出血及弥散性血管内凝血等并发症；加强胶体液补充，如白蛋白、低分子右旋糖酐等，预防和治疗低血压休克；恢复期患者血浆或含有埃博拉病毒抗体可有一定疗效；抗病毒治疗目前尚无定论。

第八节 汉坦病毒肺综合征

汉坦病毒肺综合征（Hantavirus pulmonary syndrome，HPS）是由辛诺柏病毒（Sin Nombre virus，SNV）及其相关的汉坦病毒感染引起的以肺毛细血管渗漏和心血管受累为特征的综合征，也称汉坦病毒心肺综合征（Hantavirus cardiopulmonary syndrome，HCPS）。以发热、低血压休克和急性呼吸窘迫综合征为主要临床表现。该病自1993年在美国西南部新墨西哥、科罗拉多、犹他和亚利桑那四个州交界的四角地区出现，是一种病死率极高的急性呼吸系统疾病。

一、病原学

汉坦病毒肺综合征的病原体为汉坦病毒中的一个新型汉坦病毒，归属于布尼亚病毒科，现已明确辛诺柏病毒（Sin Nombre virus，SNV）为汉坦病毒肺综合征的主要病原。辛诺柏病毒电镜下所示是一种粗糙的圆球形，平均直径112 nm，有致密的包膜及细的表面突起，7 nm长的丝状核壳存在于病毒颗粒内。除此之外，源于美国的纽约病毒（New York virus，NYV）、黑港渠病毒（Black Creek Canal virus，BCCV）、牛轭湖病毒（Bayou virus，BAYV）以及在南美洲发现的安第斯病毒（Andes virus，ANDV）等均可引起汉坦病毒肺综合征样的临床表现，这些病毒可统称为类辛诺柏病毒。

二、流行病学

（一）传染源

本病宿主动物和传染源是仓鼠科啮齿类动物。鼠种不同，携带的病毒血清型也不同，目前已证实，鹿鼠（草原型）是辛诺柏病毒的主要宿主。

（二）传播途径

主要经呼吸道传播，经带病毒的啮齿类动物的粪、尿和唾液排出，以气溶胶或颗粒形态被人体吸入而致病。此外，接触携带病毒的动物亦可感染。

（三）易感人群

人群普遍易感，尤其是农民及职业性接触鼠类人群。

三、发病机制及病理特征

（一）发病机制

本病的发病机制尚不明确，血管通透性增加是汉坦病毒肺综合征发病的最可能的病理生理机制。目前认为患者的肺是主要靶器官，肺泡毛细血管和微血管内皮细胞是该病相关病毒的主要靶细胞。内皮细胞感染后虽不会产生明显的病变，但感染后激活的单核吞噬细胞可以释放各种细胞因子和促炎因子，间接导致肺毛细血管通透性增高，引起大量血浆渗入肺间质及肺泡内，产生非心源性肺水肿，临床上表现为急性呼吸窘迫综合征和呼吸衰竭。

研究发现该病患者在出现肺水肿前，血循环中已存在抗辛诺柏病毒的IgG和IgM抗体。在不同病期，外周血淋巴细胞多为CD3$^+$、CD8$^+$和CD4$^+$淋巴细胞，提示病变是T细胞介导的免疫反应。另外，这些患者的CD8$^+$和CD4$^+$淋巴细胞克隆株能识别不同汉坦病毒株的高保守区域，部分淋巴细胞还能识别有靶细胞表达遗传距关系较远的病毒株，因此认为T细胞表位的交叉反应在HPS的发病中可能起着较重要的作用。

（二）病理特征

非心源性的胸腔积液和严重的肺水肿为汉坦病毒肺综合征的主要病理特征，典型患者的肺病理表现为轻到中度的间质性肺炎，伴有不同程度的充血水肿，单核细胞浸润及病灶透明样改变。肺泡内含有水肿液、纤维和炎性细胞。脾、肾及其他全身器官均可检出汉坦病毒抗原，肺中病毒抗原则有显著的聚集现象。汉坦病毒肺综合征患者血管通透性的增加不仅仅是病毒感染引起的，强烈的免疫反应也是血管通透性增加发生汉坦病毒肺综合征的原因。

四、临床特征及治疗要点

（一）临床表现

（1）潜伏期为1~4周。

（2）前驱期症状为发热、头痛、畏冷、肌痛，之后出现以非心源性肺水肿和高病死率为特征的急性呼吸衰竭，多数患者从起病至死亡的平均时间为7 d，若能度过呼吸衰竭期的患者则很快恢复，无后遗症。该病所引起的急性感染也有极少数患者呈轻型表现，无明显呼吸功能的损害。部分患者出现胸腔积液或心包积液。重型患者出现低血压、休克、心律失常、结膜充血等症状。

（二）实验室及辅助检查

1.一般检查

患者红细胞和血红蛋白升高。多数患者白细胞计数升高，淋巴细胞升高，可以出现免疫母细胞型细胞、晚幼粒细胞或髓细胞，异型淋巴细胞亦常见。血小板减少及血循环中免疫细胞增多。有肾损害者可出现尿蛋白和显微镜血尿，尿蛋白一般为（++）。肝功能检查，丙氨酸氨基转移酶、天冬氨酸氨基转移酶可升高，乳酸脱氢酶和肌酸激酶常明显升高，可有低蛋白血症。

2.病原学及血清学检查

（1）病原学检查：反转录–聚合酶链反应（RT-PCR）能检出患者血清、血浆或单个核细胞中的病毒RNA。恢复期患者血液中一般不再能检出病毒RNA，但亦有病程第23 d仍在血液中检出病毒RNA的报告。

（2）血清学检查：常用汉坦病毒肺综合征相关病毒感染Vero-E细胞的病毒抗原来检测患者的特异性IgM和IgG。还可应用辛诺柏病毒重组核蛋白、重组G1蛋白等，应用免疫印迹法或免疫斑点法来检测IgG抗体，IgG抗体一般在发病后第7 d出现。

3.胸部影像学

汉坦病毒肺综合征患者的胸部X线片可随着病程的不同阶段而表现不同，可见双肺间质浸润影或间质和肺泡均出现浸润影，部分患者能看到胸腔积液和心包积液。

（三）治疗要点

1.一般治疗

早期可使用抗菌药物、抗病毒与免疫疗法支持治疗，保证充足的热量和营养物质；采取降温、输液等方式，保持体液平衡，维持内环境稳定。同时做血常规、尿常规、生化指标（肝酶、心肌酶、肾功能等）、凝血功能、动脉血气分析、胸部影像学等辅助检查。

2.重型、危重型病例的治疗

对于低血压休克患者，密切监测生命体征、血氧饱和度，应及时补充血容量，同时注意纠正酸中毒，出现少尿及肾衰竭患者，限制入水量，必要时接受血液透析治疗。急性呼吸衰竭期，给予改善通气和纠正缺氧治疗。

第二章

护理人力资源配置与管理

第一节 护理人力资源储备与应急调配

一、护理人力资源储备

（一）护理人力资源应急管理组织架构

1.成立护理人力资源应急管理组

结合本单位实际，成立以护理主管院长为组长、护理部主任和副主任为副组长、科护士长或病区护士长为成员的三级护理人力资源应急管理组（图2-1-1），其主要职责包括：

（1）制定护理人力资源应急管理相关制度。

（2）建立护理人力资源储备库，定期更新完善储备库人员信息。

（3）构建与实施多形式、多层级疫情防控与护理救治实战式培训体系。

（4）在紧急状态下，科学调配护理人力资源，应对疫情防控工作，并完成上级部门指派的其他任务。

2.成立专项工作组

根据新发呼吸道传染性疾病救治特点，护理人力资源应急管理组可根据需要成立专项工作组，保障应急管理工作的有序进行。

（1）指挥联络组：护理部主任、护理部干事、科护士长或病区护士长，负责指挥、协调救护工作。

（2）教学培训组：培训师资库教员，负责储备库人员的强化培训及考核。

（3）宣传报道组：护理部干事和（或）宣传学组成员，负责上报救治工作的开展情况及收集有关资料，配合医院行政部门进行媒体接待及宣传。

（4）心理护理组：心理护理学组/心理医学科成员，承担患者的初步心理状态评估，发现严重心理障碍者及时汇报，请求心理专家及早介入，同时负责参与防控救治工作的护理人员的心理健康。

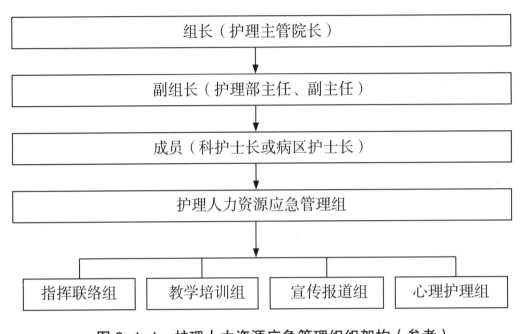

图 2-1-1　护理人力资源应急管理组织架构（参考）

（二）护理人力资源储备库建立

结合新发呼吸道传染病特点，根据临床护士的年龄、职称、工作年限和专业，建立新发呼吸道传染病应急护士储备库和骨干护士储备库的二级护理人力资源储备库，以保证应急事件发生时的人员调配。

1.二级护理人力资源储备库

（1）应急护士储备库：应急护士储备库是应对新发呼吸道传染病的护理需求，而建立的应急救援一级护理人才库。应急储备库护士应从事临床护理工作5年及以上，具有重症医学科、呼吸与危重症医学科、感染性疾病科等相关科室工作经验，同时具备一定科研能力和创新能力。

（2）骨干护士储备库：骨干护士储备库是应急救援二级护理人才库，在应对新发呼吸道传染病时，可有效、快速补充应急护士储备库。骨干护士的入库应按照科室护理人员数量的一定比例进行筛选，且不与应急储备库护士重复。

2.护理人力资源储备库准入基本条件

取得护士执业证书，工作认真，理论知识与专业技能扎实，沟通能力良好，组织纪律性强，执行力强，适应力强，身心健康，无严重基础疾病。

3.各级护理人力资源储备库准入标准

（1）应急护士储备库准入标准：①年龄＜45岁；②护师及以上职称；③从事护理工作≥5年；④护理专业构成：感染性疾病科、呼吸与危重症医学科、重症医学科等的护士。

（2）骨干护士储备库准入标准：①年龄＜40岁；②从事护理工作≥2年；③护理专业构成：感染性疾病科、呼吸与危重症医学科、重症医学科、心理医学科、老年医学科、心血管内科、心血管外科、肾脏内科、儿科的护士及其他科室具有以上重点专业工作经历的护士。

（三）护理人力资源储备库人员培训

新发呼吸道传染病的突发性、不可预测性、危害直接性及发生隐蔽性的特点，决定了事件的紧急性和复杂性，对参与救援的护理人员提出了较高要求。构建和实施科学、完善的紧急护理人力资源培训体系，有利于培养实战型护理人才，保障应急救援工作的顺利进行。

1.培训对象

新发呼吸道传染病护理人力资源储备库成员。

2.培训目标

以岗位需求为导向，通过培训，使储备库成员能够掌握应对新发呼吸道传染病临床护理工作的基本理论、基本知识与基本技能，增强自我防护能力和护理新发呼吸道传染病所需的专业照顾、病情观察、协助治疗、心理护理、健康教育、康复指导等护理服务能力，建立一支"平急结合""一人多专""一专多能"的专业护理应急救援队伍。

3.师资队伍

由护理部、感染预防与控制科、呼吸与危重症医学科、感染性疾病科、重症医学科、心理医学科联合组建培训工作组，选拔在呼吸道疾病护理、急危重症护理、医院感染管理、心理护理等方面工作经验丰富、知识和技能水平高、授课能力强，并且具有中级以上职称的科室骨干成员，构建培训方案、培训内容及进行培训质量控制。

4.培训内容

（1）公共卫生相关知识及法律法规：《中华人民共和国传染病防治法》《突发公共卫生事件应急条例》《医院感染管理办法》等。

（2）感染预防控制知识与技能：医院感染、消毒与灭菌、隔离技术等。

（3）新发呼吸道传染病知识：新发呼吸道传染病的病原学、流行病学、发病机制及病理特征、临床表现、诊断要点、治疗要点等。

（4）新发呼吸道传染病患者护理：出入院护理、轻型/普通型患者护理、重型/危重症型患者护理、中医护理等。

（5）呼吸系统疾病常用临床操作技术：各级防护下的雾化吸入疗法、标本采集法、吸痰法等。

（6）急救知识与技能：心肺复苏术、电除颤、包扎术等。

（7）心理学知识：心理护理评估、常用心理减压术、护理人员自我心理防护与调适等。

（8）其他：相关科室规章制度、诊疗区域布局与管理、传染病护理岗位职责和工作流程等。

5.培训形式

（1）开展专题讲座、经验交流、研讨会等。

（2）借助信息网络平台，进行分层次理论与技能培训、岗位训练及模拟演练等。

（3）选派优秀骨干参加各级灾害护理专业的学术会议、培训班，以及去相关医院进修。

（4）举办新发呼吸道传染病等大型突发公共卫生事件应急救护演练。

6.考核评价

（1）理论知识考核：采用线上或线下形式进行理论知识考核。

（2）临床实践能力考核：采用客观结构化临床考试（Objective Structured Clinical Examination，OSCE）进行综合实践能力考核。

（3）综合应急模拟演练：每年进行综合应急模拟演练1~2场，模拟新发呼吸道传染病暴发时医院防控工作，模拟任务改变、各种突发事件、组员减员等情况，并进行参训组员自评、参训组员互评、专家组考评等。通过综合应急模拟演练，提高参训人员的应急能力、综合技能、心理素质，进一步提升团队的协同处置、合成作战和快速有效反应能力，增强应对不同规模公共卫生事件的预防和应急处置能力，形成比较完善和规范的各级公共卫生事件应急工作机制。

（四）护理人力资源储备库管理

1.护理人力资源储备库人员选拔及信息管理

通过个人自愿报名、科室推荐、护理部审核的方式。护理应急管理组面向全院选拔护理人力资源储备库护士，由专人负责将护士的基本资料、入库时间、参加培训周期、护理专业特长等信息录入信息库，确保信息完整无误，并定期根据人力资源储备库各级人员入库标准，对储备库信息进行更新完善。

2.护理人力资源储备库日常培训与考核

对储备库护士从培训内容、培训方式、考核方式上进行阶梯式培训，定期复训，同时每年组织1~2场综合应急模拟演练。

3.护理人力资源储备库人员绩效管理

储备库人员日常从事临床护理工作，每年定期参加医院组织的培训和综合应急模拟演练。参与突发公共卫生事件时，按照所从事岗位的工作性质及类别按劳付给绩效薪酬，建议薪酬按小时计算，并且小时工资应高于医院同类岗位固定员工工资。

二、护理人力资源应急调配

（一）护理人力资源应急调配原则

1.统筹兼顾

科学、合理地平衡紧急救治任务与常规工作的人力需求，提高人力资源使用效率。

2.分层管理

根据工作任务和护士专业方向，实施分层管理，有利于将护理岗位设置与护士的能力相匹配，最大化发挥人员优势。

3.适时调配

当病区护理人力不足影响正常工作时，病区护士长应向科护士长汇报，首先由科护士长在学科内快速调配解决；如果学科内护理人力不足，应及时向护理部汇报，由人力资源应急管理组在全院内进行快速调配。如无科护士长一职，病区护士长应及时直接向护理部汇报。

4.按需调配

依据护理人力调配优先等级，同时兼顾储备库成员专业、职务、职称和工作年限等原则进行调配。

5.以人为本

注重"以人为本"的人性化管理，采取人文关怀措施，关注一线护理人员身心健康。

6.动态调整

根据事件发展和护士的数量、结构、身心状况，动态监控并及时调整，弹性排班，确保质量与安全。

针对新发呼吸道传染病等大型突发公共卫生事件，实行全院护理人力紧急调配，确保医疗护理工作正常进行。各级护理管理人员和人力资源储备库成员应处于应急状态，保证通信工具畅通，服从安排，及时根据指令参与应急工作。妊娠期、哺乳期护士原则上优先休假，以保证护士自身安全。其他护士原则上不休假，在科室允许情况下休假，但必须保证随叫随到，24 h待命。同时利用信息管理平台，各科室每日上报患者总数与危重患者数，作为人力资源应急管理组动态调配人力资源的依据。

（二）护理人力需求应急调配评估

人力需求评估是科学合理调度护理人力的前提。新发呼吸道传染病等大型突发公共卫生事件发生时，应及时梳理防控工作量，准确评估人力资源配置需求，有效组织护理人员迅速调配到位，确保患者得到及时救治。

1.防控工作量评估

急诊预检分诊和感染性疾病科发热门诊接诊量、疑似/确诊患者数量等发展趋势。

2.常规工作量评估

院内普通病区收治患者数、危重症患者数、手术量等护理工作量指标。

3.人力结构和数量评估

及时掌握各级人力资源储备库人员最新信息。

4.人力需求等级评估

根据工作任务/派往区域和护理人力现状评估结果，确定护理人力调配优先等级。

（1）一级：外派医疗队。

（2）二级：隔离病区、留观病区、重症监护病区（感染ICU）。

（3）三级：门/急诊预检分诊点（处）、感染性疾病科发热门诊、呼吸科门诊。

（4）四级：普通病区。

（三）护理人力资源应急调配流程

因新发呼吸道传染病等大型突发公共卫生事件导致科室护理人力资源不足，影响正常工作开展，应立即启动护理人力资源应急调配流程。

（1）依次从新发呼吸道传染病应急护士储备库、骨干护士储备库内快速抽调人力组建进驻人员梯队，但应排除感冒、发热、咳嗽、既往免疫力差、患有严重基础疾病、近2年内曾患重大疾病住院治疗、孕产期、哺乳期等人员。

（2）院内应急人力资源动态调配流程见图2-1-2。

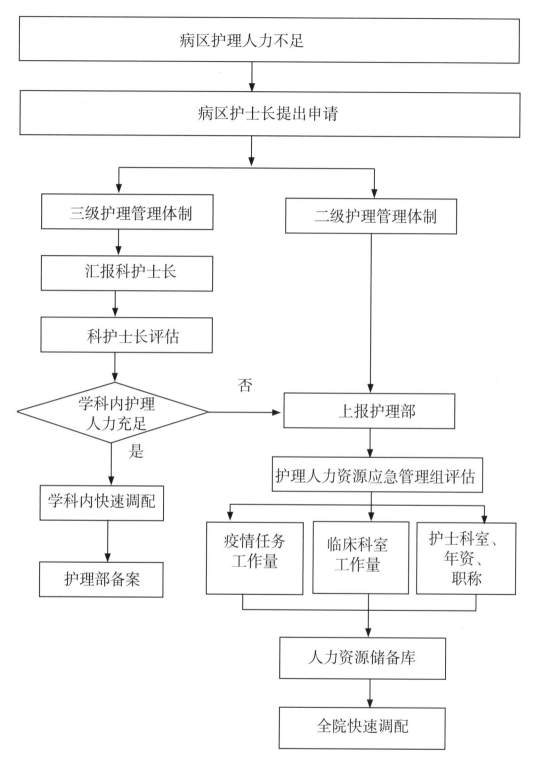

图 2-1-2 院内应急人力资源动态调配流程（参考）

第二节　护理人员排班原则

护理人员排班应做到科学合理、统筹安排、动态调整、兼顾效率，使护理工作发挥最大的功能和效益，切实保障护理质量与安全及护理人员身心健康。

1.满足需求原则

（1）以患者需求为中心，保证各班次的护理人力在质量和数量上能够完成当班的所有护理工作。

（2）重视护士的需求，根据护士身心承受能力，避免长期连续工作。疫情防控一线工作人员原则上工作时间不超过2周，确保护士以饱满的精力和体力投入工作。

（3）合理使用人力，避免护士工作负荷过重或人力闲置，保证护理工作质量及效率。

2.连续性排班与分层、分组管理相结合的原则

（1）结合不同防护级别、护士工作强度、个人生理需求等，科学安排班次，责任护士应固定床位，体现24 h无缝隙连续性护理。

（2）分层、分组管理：根据护理人员的工作年资、工作能力及专业背景进行分层级管理；以小组为单位，采用责任组长负责制，不同层级，新老搭配，保证各时段的护理人力与层级配置均衡，实现职能级别对应。

3.弹性排班的原则

根据专科特点、各时段工作量分布情况，设置多种班次，采取灵活排班、集中治疗、分散休息的弹性排班原则，合理安排机动人员，满足床护比，保证护理人力配备。

第三节　护理人员岗位职责

一、门（急）诊预检分诊点（处）

（一）门诊预检分诊点（处）

1.护士长岗位职责

（1）在护理部和门诊部的领导下，负责门诊预检分诊点（处）管理工作。

（2）组织护理人员学习并落实卫生管理法律、法规和有关规定，认真执行预检分诊工作制度，掌握新发呼吸道传染病相关防治知识及技能等。

（3）督导护理人员认真执行岗位责任制、各项规章制度和技术操作规程，严防护理安全（不良）事件发生。

（4）督导防护物品配置情况、防护措施落实情况及消毒隔离工作，确保护理人员防护到位，预防医院感染发生。

（5）检查并指导预检分诊点（处）工作，正确引导及分流患者，避免人员聚集。

（6）检查预检分诊点（处）登记工作，确保信息准确、完整，并及时上报。

（7）积极应对各种突发事件，妥善处理。

（8）检查物品及周边环境终末清洁消毒工作，督导可复用防护用品的消毒及医疗废物处置工作。

（9）做好防护用品申领及管理工作。

（10）根据疫情实时信息，合理排班，关注护理人员身心健康状况。

（11）督导护理人员对就诊患者进行呼吸道传染病相关防控知识健康教育。

（12）按时完成上级各部门交办的各种指令性任务。

2.分诊班护士岗位职责

（1）在科主任和护士长领导下，配合医师完成门诊预检分诊工作。

（2）严格遵守卫生管理法律、法规和有关规定，认真执行门诊预检分诊工作制度，执行《医务人员手卫生规范》（WS/T 313—2019），做好标准预防，根据新发呼吸道传染病特点和国家卫生健康行政管理部门制定的标准及时调整防护级别，规范穿戴防护用品，防止新发呼吸道传染病在医疗机构内传播。

（3）根据新发呼吸道传染病的流行季节、周期、流行趋势及卫生健康行政管理部门发布的预警信息等，进行门诊预检分诊工作，对所有进入门诊的患者及陪同人员进行初步筛查，排除罹患新发呼吸道传染病的风险后，将患者分流到相应的普通科室就诊。

（4）确保发热和新发呼吸道传染病高风险的患者及陪同人员正确佩戴医用外科口罩，详细询问患者的基本信息及流行病学史、主诉、症状、体征和职业史等信息，登记后安排专人沿指定路线将患者引领至感染性疾病科发热门诊就诊。

（5）未设感染性疾病科发热门诊的医疗机构安排专人、专车将患者转运至设感染性疾病科发热门诊的医疗机构。

（6）及时有效地分流就诊患者，避免人员聚集。

（7）掌握新发呼吸道传染病的发生、发展规律、治疗及护理措施、职业防护等相关知识。认真学习新发呼吸道传染病的相关文件、规范和指导意见，对患者进行新发呼吸道传染病相关防控知识健康教育。

（8）按照预检分诊管理要求，做好患者登记及数据信息上报工作，确保项目齐全、内容翔实。

（9）按照《医疗废物处理管理要求》规范处置医疗废物。

3. 导诊班护士岗位职责

（1）在科主任及护士长领导下，配合医师和分诊护士完成门诊患者就医导诊工作。

（2）严格遵守卫生管理法律、法规和有关规定，执行《医务人员手卫生规范》（WS/T 313—2019），做好标准预防，根据新发呼吸道传染病特点和国家卫生健康行政管理部门标准及时调整防护级别，规范穿脱防护用品，防止新发呼吸道传染病在医疗机构内传播。

（3）严格执行首问负责制，耐心解答患者提出的问题，协助患者解决就诊中遇到的困难。

（4）为发热、有呼吸道症状及流行病学史等患者及陪同人员发放医用外科口罩并指导其正确佩戴，提醒患者在排队等候及就诊过程中与他人保持安全距离，避免人员聚集。

（5）引导发热及新发呼吸道传染病高风险患者按照指定路线至感染性疾病科发热门诊就诊，与感染性疾病科发热门诊工作人员做好交接与签名登记，有条件的医院进行无纸化（电子）交接。

（6）协助患者完成预约或现场挂号，引导患者有序候诊，维持良好的就诊秩序和就诊环境。

（7）巡视并密切关注候诊区域患者情况，当患者发生病情变化时，立即采取有效措施并通知医师，消除安全隐患事件，必要时执行应急预案，杜绝护理安全（不良）事件发生。

（8）为行动不便的患者或老人提供轮椅、平车等工具，对老、弱、病、残及行动不便的无陪护患者进行全程陪诊。

（9）积极开展呼吸道传染病及其他疾病相关知识的健康宣教工作，宣传预约挂号、网络医院门诊咨询等多种就医方式。

（10）对平车、轮椅、分管区域进行终末清洁消毒处理。按照《医疗废物处理管理要求》规范处置医疗废物。

（二）急诊预检分诊点（处）

1.护士长岗位职责

（1）在护理部和科主任的领导下，负责急诊预检分诊点（处）管理工作。

（2）根据新发呼吸道传染病防控要求，制定和完善各项护理制度及工作流程，并组织落实。

（3）督导急诊预检分诊点（处）工作质量，确保患者按照《急诊患者预检分诊流程及分级标准》进行分级、分区就诊，严防差错事故的发生。

（4）督导急诊预检分诊点（处）护理人员防护用品穿脱以及手卫生执行情况。

（5）组织护理人员学习并考核呼吸道传染病相关知识与卫生管理法律、法规和上级卫生部门下发的文件，督导护理人员认真执行。

（6）负责防护物资申领、管理与发放。

（7）督导各工作区域消毒隔离制度落实情况，保证急诊预检分诊点（处）、各诊室、候诊区等消毒隔离工作规范、符合要求，保持环境整洁、安全。

（8）关注急诊患者量动态变化，适时启动听班制度，准确、及时、全面地做好患者登记及数据等信息上报工作。

（9）根据疫情实时信息和急诊患者量，合理排班，关注护理人员身心健康状况。

（10）保持电话24 h畅通，随时应对突发应急事件，及时组织、协调、处理和上报。

2.分诊班护士岗位职责

（1）在科主任及护士长领导下，配合医师完成急诊预检分诊工作。

（2）严格遵守卫生管理法律、法规和有关规定，认真执行急诊预检分诊工作制度，执行《医务人员手卫生规范》（WS/T 313—2019），做好标准预防，根据新发呼吸道传染病特点和国家卫生健康行政管理部门制定的标准及时调整防护级别，规范穿脱防护用品，防止呼吸道传染病在医疗机构内传播。

（3）根据新发呼吸道传染病的流行季节、周期、流行趋势和卫生健康行政部门发布的预警信息，详细询问患者流行病学史、主诉、症状、体征和职业史等。

（4）对发热和新发呼吸道传染病高风险的患者及陪同人员发放医用外科口罩，并指导其正确佩戴。避免人员聚集，保持安全距离。

（5）按传染病预检分诊管理要求，对患者信息进行详细登记，安排工作人员引导发热及新发呼吸道传染病高风险的患者按照指定路线至感染性疾病科发热门诊就诊，并做好交接登记。未设感染性疾病科发热门诊的医疗机构，安排专人、专车将患者转运至设感染性疾病科发热门诊的医疗机构。

（6）对患者进行新发呼吸道传染病相关防控知识健康教育。

（7）按照预检分诊管理要求，做好急诊患者就诊数据、信息统计，按要求及时上报。

（8）按照《医疗废物处理管理要求》规范处置医疗废物。

二、感染性疾病科发热门诊

（一）护士长岗位职责

（1）在护理部和科主任的领导下，负责感染性疾病科发热门诊护理管理工作。

（2）根据新发呼吸道传染病防控要求，制定和完善各项护理制度及工作流程并落实。

（3）负责感染性疾病科发热门诊的护理工作质量，保证患者安全，严防差错事故的发生。

（4）组织护理人员学习并考核呼吸道传染病相关知识与卫生管理法律、法规，以及上级卫生部门下发的文件，督导护理人员认真执行临床技术操作规范及有关工作流程。

（5）负责防护物资、医用耗材的库存管理及申领工作。

（6）负责仪器、设备、药品的管理。

（7）关注感染性疾病科发热门诊就诊人数及动态变化情况，做好患者登记及数据信息上报工作，确保项目齐全、内容翔实。

（8）处理感染性疾病科发热门诊突发应急事件，参与疑难重症患者的治疗、转运、检查和抢救工作。

（9）根据疫情实时信息，合理排班，关注护理人员身心健康状况。

（10）负责感染性疾病科发热门诊环境管理，排查各区域安全隐患，按照消毒隔离制度进行环境消毒及终末处置，保持环境整洁、安全。

（二）分诊班护士岗位职责

（1）在科主任及护士长领导下，配合医师完成分诊工作。

（2）遵守医院各项规章制度，熟练掌握新发呼吸道传染病防治原则及应急预案。

（3）根据防护级别穿戴防护用品。

（4）负责检查接诊区域的卫生及消防安全，发现问题及时解决或上报。

（5）查看及补充诊区各类物品，满足诊疗需求。

（6）主动接诊，测量并记录患者生命体征。

（7）详细询问患者发病经过、流行病学史、职业史、主诉、症状和体征，并准确登记患者资料。

（8）协助患者挂号，诊疗结束后登记患者去向。

（9）为需住院患者联系相应病区，协助患者转运，并登记信息。

（10）统计就诊数据并及时上报。

（11）保持接诊区域安静，维持良好的就诊秩序。

（三）陪检班护士岗位职责

（1）在科主任及护士长领导下开展工作。

（2）遵守医院各项规章制度，熟练掌握新发呼吸道传染病的防治原则及应急预案。

（3）根据防护级别穿戴防护用品。

（4）准备转运工具，确保其处于完好的备用状态。

（5）沿指定线路引领患者行各项检查，防止交叉感染。

（6）检查途中关注患者安全，如有突发应急事件，就地抢救并及时报告。

（7）负责发放患者检查结果并登记。

（8）负责转运工具的终末消毒处置。

（四）治疗班护士岗位职责

（1）在科主任及护士长领导下开展工作。

（2）遵守医院各项规章制度，熟练掌握新发呼吸道传染病的防治原则及应急预案。

（3）按防护级别穿戴防护用品。

（4）保持治疗室干净整洁，物品摆放有序。

（5）遵循无菌操作原则，负责患者各项标本的规范采集。

（6）负责治疗室物品管理，及时整理和补充物资，满足采集需求。

（7）按照《医疗机构环境表面清洁与消毒管理规范》（WS/T 512—2016）进行环境消毒及终末处置，保持环境整洁、安全。

（五）感染防控班护士岗位职责

（1）在科主任和护士长的领导下，负责感染性疾病科发热门诊感染防控及监督工作。

（2）根据医护人员数量准备及补充防护用品。

（3）负责监督、指导及协助医护人员正确穿脱防护用品，发现问题及时纠正。

（4）督导护理人员严格执行消毒隔离和无菌技术操作。

（5）评估护理人员在进行各项操作时的危险因素及职业暴露风险情况，按要求做好安全防护。发生职业暴露时及时指导、正确处理并上报。

（6）负责统计护理人员体温，如有异常及时上报。

（7）定期组织开展医院感染防控知识与技能的培训与考核。

（8）按照《医疗机构环境表面清洁与消毒管理规范》（WS/T 512—2016），定期对空气、物体表面、手卫生等进行监测，规范采样，及时送检并记录。

（9）督导可复用防护用品消毒及医疗废物处置工作。

（六）隔离留观室护士岗位职责

（1）在科主任及护士长领导下开展工作。

（2）按照新发呼吸道传染病防控要求，做好隔离留观室患者的病情观察和各项护理工作。

（3）学习与执行医院各项规章制度，熟练掌握新发呼吸道传染病防治原则、应急预案及转诊流程。

（4）根据防护级别穿戴防护用品。

（5）负责新入室患者的病史采集、心理评估、饮食指导和防护知识宣教等。

（6）观察患者的病情变化并记录，如有异常，及时通知医师。

（7）严格执行护理核心制度，完成各项护理治疗。

（8）负责留观患者转科、转院工作，做好相应交接，保证患者安全。

（9）核查护理病历，及时整理与提交。

（10）按照新发呼吸道传染病相关要求严格执行消毒隔离制度，负责病室的消毒处置工作。

（11）按照《医疗废物处理管理要求》处理医疗废物。

三、隔离病区

（一）护士长岗位职责

（1）在护理部及科主任的领导下，负责病区护理管理工作。

（2）根据新发呼吸道传染病疫情防控要求和护理工作计划，制订病区工作计划并组织实施。

（3）根据医院工作部署及时调整工作重点，确保各项护理工作有效落实。

（4）处理突发应急事件，参加并指导危重患者的抢救工作。

（5）督导护理人员严格执行各项规章制度和技术操作规范，严防差错事故的发生。

（6）严格落实病区护理质量控制，排查工作隐患，保证护理安全。

（7）采用线上、线下多种模式，组织病区护理人员业务学习、技术操作培训及对疫情防控工作会议进行上传下达。

（8）加强患者转运环节的防控督导，严防交叉感染。

（9）负责病房环境管理，排查各项安全隐患，按照消毒隔离制度相关要求，保持病房环境整洁、安静和安全。

（10）做好仪器、设施、设备、药品和防护物资的管理。

（11）合理排班，满足临床需求，关注护理人员身心健康。

（12）督导病区护理工作的相关数据上报。

（13）通过视频、电话及现场查房等多种形式召开公休座谈会，听取患者的意见及建议，持续改进病房管理工作。

（14）指导护理人员开展护理科研工作，及时总结护理经验。

（15）认真落实病区消防安全工作。定时组织全员培训，掌握消防"四个能力"。

（16）认真执行上级单位及医院相关规定，落实优质服务。

（二）责任班护士岗位职责

（1）在科主任和护士长的领导下完成各项护理工作。

（2）按照新发呼吸道传染病相关要求做好职业防护，根据防护级别穿戴防护用品。

（3）积极参加疾病相关知识、工作流程和感染防控方面的培训；落实上级部门关于新发呼吸道传染病疫情防控工作的部署。

（4）严格执行交接班制度，关注患者的生命体征、症状、心理变化等，及时掌握患者病情动态。

（5）严格执行查对制度，及时、准确地执行医嘱。

（6）做好新入院患者的接诊工作，采取多种方式对患者开展健康教育。

（7）做好患者转科、转运交接工作，确保患者安全，避免交叉感染。

（8）按照分级护理服务标准定时巡视病房，实施责任制整体护理（基础护理、专科护理、生活护理、心理护理等）。

（9）按照规范书写各类护理文书。

（10）按照新发呼吸道传染病相关要求严格执行消毒隔离制度，负责区域清洁、消毒处置工作。

（11）负责出院患者的健康宣教、随访工作，整理归档出院病历。

（12）按照《医疗废物处理管理要求》规范处置医疗废物。

（13）认真执行上级和医院相关规定，实施优质服务。

（三）办公班护士岗位职责

（1）在科主任和护士长的领导下完成各项护理工作。

（2）严格执行交接班制度，全面掌握病区患者动态（出院、入院、手术、转科、病危、死亡等）和病情变化。

（3）有计划地做好各种医疗防护物资的登记和申领工作，及时整理和补充各区域物资，满足病房物资使用需求。

（4）按照新发呼吸道传染病相关要求，严格执行消毒隔离制度，对分管工作区域空气、物体表面、地面进行消毒处理。

（5）检查抢救车并登记，保证抢救物品、药品处于完好状态。

（6）及时、准确地审核并查对医嘱，确保医嘱审核无误。

（7）严格执行查对制度，认真核对药品的数量、质量，确保患者的用药安全。

（8）合理安排新入院、转入患者，协助责任班护士做好接诊准备。

（9）核查出院患者归档病历，完善信息登记。

（10）做好患者登记及数据信息上报工作，确保项目齐全、内容翔实。

（11）做好病区物品的报损、维修及登记。

（12）认真执行上级和医院相关规定，实施优质服务。

（四）治疗班护士岗位职责

（1）在科主任和护士长的领导下完成各项护理工作。

（2）严格执行交接班制度，准确交接特殊治疗内容及护理要点。

（3）及时补充潜在污染区防护物品及治疗用物，以满足临床需要。

（4）对医疗物品分类放置，遵循效期管理方法进行存储和使用。

（5）按新发呼吸道传染病消毒隔离制度要求，负责工作区域、可复用医疗物品的消毒处置并登记。

（6）参与查对医嘱，确保医嘱准确无误。

（7）协助办公班护士认真核对药品的数量、质量，确保患者的用药安全。

（8）严格执行无菌技术，根据药品配伍禁忌合理配制用药。

（9）协助办公班查对抢救车并登记，保证抢救物品、药品处于完好状态。

（10）按照《医疗废物处理管理要求》规范处置医疗废物。

（11）认真执行上级和医院相关规定，实施优质服务。

（五）感染防控班护士岗位职责

（1）在科主任和护士长的领导下，负责病区感染防控及监督工作。

（2）负责监督、指导及协助医务人员正确穿脱防护用品。

（3）定期查看负压病区和（或）负压隔离病区各区域微压差显示装置，如有异常及时报修处理。

（4）负责护理相关数据的统计及上报。

（5）按新发呼吸道传染病消毒隔离管理要求，定期对空气、物体表面、手卫生等进行监测，规范采样，及时送检并记录。

（6）定期检查消毒设备、仪器性能。

（7）督导各区域卫生、消毒隔离、无菌技术、医疗废物处置等符合规范要求。

（8）贯彻落实医院感染防控工作方案及标准化流程，定期组织开展医院感染管理知识与技能的培训和考核。

（9）认真执行上级和医院相关规定，实施优质服务。

四、重症监护病区

（一）护士长岗位职责

（1）在护理部及科主任的领导下，负责重症监护病房的护理管理工作。

（2）按要求上报重症监护病区疫情动态信息。

（3）根据疫情防控要求，制订护理工作计划、工作规范和流程，并组织实施，细化分工，督导落实。

（4）根据病区动态变化，及时调整护理人力，合理排班。

（5）采用线上、线下多种模式组织病区护理人员业务学习、技术操作培训及疫情防控工作会议上传下达。

（6）注重护理人员健康管理，及时掌握全员身体和心理状况；加强对患者及其家属的宣教和心理疏导。

（7）参与并指导疑难、危重患者的抢救及护理工作，参加会诊及疑难病例、死亡病例讨论，指导护理计划及方案制订，必要时组织多学科会诊。

（8）负责病区护理质量控制，排查安全隐患，针对存在的问题，及时进行整改并追踪督导，严防差错事故的发生。

（9）按照新发呼吸道传染病相关要求严格执行消毒隔离制度，负责病房环境及区域管理，保持病房整洁、安静。

（10）做好仪器、设施设备、药品、防护物资的管理，保证急救物品处于完好状态。

（11）开展护理科研工作，及时留取资料、数据，积极凝练科研点，总结护理经验。

（二）护理组长班岗位职责

（1）在科主任和护士长的领导下，负责重症监护病房责任组的临床护理工作。

（2）遵守规章制度，落实护理工作计划，参与修订规章制度、工作流程等。

（3）按照防护级别穿戴防护用品，做好标准防护，监督并指导本组护理人员正确穿脱防护用品，确保防护措施落实到位。

（4）全面了解病房动态，协调分配本组人员，确保护理工作顺利、有序进行。

（5）核查备用物品、毒、麻、限、剧药品及仪器设备等，做好交接班，按照要求规范管理。

（6）安排患者的接收、转送、外出检查、手术等工作。

（7）处理本组内突发应急事件，参与危重患者的治疗和抢救工作。

（8）督导本组工作质量，发现问题及时改进。

（9）参与并督导本组人员进行线上、线下多种模式的业务学习、技术操作培训及疫情防控工作。

（10）承担并参与护理科研、宣传工作。

（11）按照新发呼吸道传染病相关要求，严格执行消毒隔离制度，落实医院感染管理措施。

（三）办公班护士岗位职责

（1）在科主任和护士长的领导下完成各项护理工作。

（2）交接并查对备用药品基数与消耗，保证账物相符。

（3）严格执行交接班，掌握当日病区患者动态，包括入院、出院、转入、转出、重危、死亡等。

（4）检查、补充医疗物资，保证基数，统计、填报物品需求计划。

（5）检查抢救车并登记，保证抢救物品、药品处于完好状态。

（6）接收新入院患者，办理入院手续并登记信息。

（7）及时、准确审核并查对医嘱，确保医嘱审核无误。

（8）审核、处理各项检查、检验、输血申请等，通知责任护士留取检验标本、预约检查。

（9）核查、归档护理文书，完善相关登记信息。

（10）做好患者登记及数据信息上报工作，确保项目齐全、内容翔实。

（11）做好病区物品的报损、维修及登记。

（12）按新发呼吸道传染病消毒隔离制度要求，清洁、整理分管区域，进行空气、物体表面、地面消毒。

（四）责任班护士岗位职责

（1）在科主任及护士长的领导下完成各项护理工作。

（2）严格执行交接班制度，全面掌握病区患者动态（出院、入院、手术、转科、病危、死亡等）和病情变化。

（3）按照防护级别穿戴防护用品，做好职业防护。

（4）实施责任制整体护理，全面了解患者病情、治疗方案、护理问题及护理措施等；关注患者心理状态，必要时给予心理安抚和疏导。

（5）对患者所使用药品、仪器设备、护理用物、私人物品等进行交接。

（6）严格执行查对制度和无菌技术操作原则，双人核对医嘱，执行各项治疗、基础护理、生活护理及专科护理等，完成危重症患者的各项护理工作。

（7）为外出检查患者确定预约检查时间，准备外出检查用物，确保患者安全。

（8）做好新入院患者接诊工作，给予入院消毒处置及健康宣教。

（9）密切观察患者病情，识别高危预警风险，配合医师完成紧急抢救。

（10）及时、规范、准确记录护理文书。

（11）做好患者转科、转运交接工作及个人防护，避免交叉感染。

（12）按照新发呼吸道传染病相关要求严格执行消毒隔离制度，进行诊疗区域内的清洁消毒工作。

（五）体外膜氧合（ECMO）班护士岗位职责

（1）在科主任及护士长的领导下，负责ECMO治疗患者的护理工作。

（2）按防护级别穿戴防护用品，对有产生气溶胶风险的侵入性操作，应使用正压空气呼吸器或正压头套进行防护。

（3）严格执行交接班制度。熟练掌握ECMO相关护理操作及应急预案。

（4）严格执行无菌操作技术和各项消毒隔离制度，预防感染的发生。

（5）评估患者病情，遵医嘱给予镇静、镇痛以及合理的保护性约束。

（6）负责上机前患者及物品的准备工作，检查ECMO机器各部件性能，预冲及连接管路，与医师密切配合，确保顺利上机。

（7）负责ECMO治疗期间的监测与护理。

（8）配合医师行ECMO撤机，完成撤机后护理工作，密切观察有无并发症发生。

（9）负责对ECMO机器定期维护，按要求清洁、消毒。

（10）负责诊疗器械、器具和物品的终末处置。

（11）按照《医疗废物处理管理要求》规范处置医疗废物。

（六）血液净化班护士岗位职责

（1）在科主任及护士长的领导下工作，负责危重症患者的血液净化治疗。

（2）根据防护级别穿戴防护用品，做好职业防护。

（3）严格执行交接班制度，掌握患者病情，评估生命体征、检验指标、并发症和血管通路。

（4）按照新发呼吸道传染病相关要求，严格执行消毒隔离制度，严格执行无菌操作技术和消毒隔离制度，预防感染的发生。

（5）熟练掌握血液净化操作技术，如血液滤过、血浆置换、血浆吸附等。

（6）血液净化治疗期间，密切监测患者生命体征及容量管理，做好护理记录，确保治疗正常进行。

（7）按照血液净化血管通路护理标准做好管路的维护及管理。

（8）治疗完成后，密切观察有无并发症发生，完成撤机后续护理工作。

（9）负责诊疗器械、器具和物品的终末处置。

（10）按照《医疗废物处理管理要求》规范处置医疗废物。

（七）感染防控班护士岗位职责

（1）在科主任和护士长的领导下，负责病区感染防控及监督工作。

（2）根据医务人员数量准备及补充防护用品。

（3）负责监督、指导及协助医护人员正确穿脱防护用品，发现问题及时纠正。

（4）督促护理人员贯彻落实医院感染防控工作及标准化作业程序，并进行质控检查、问题分析与持续改进。

（5）按照新发呼吸道传染病相关要求严格执行消毒隔离制度，负责空气、物体表面、地面的消毒和医疗废物处理等工作，完成各项环境卫生学监测，持续改进并记录。

（6）督导病区疫情数据统计及上报。

（7）定期检查各种消毒设备仪器的性能。

（8）督导各区域卫生、消毒隔离、无菌技术、医疗废物处置等医院感染相关工作的执行情况。

（9）定期组织开展医院感染管理知识与技能的培训和考核。

（10）对消毒物品、一次性医疗用品的处置和使用进行监督和管理。

（11）负责统计工作人员体温，如有异常及时上报。

（12）做好医院感染控制的各项记录，及时归档，妥善保存。

（八）物资统筹护士岗位职责

（1）在科主任和护士长的领导下，负责物资管理工作。

（2）有计划地做好各种医疗防护物资的统筹评估及申领工作。

（3）负责物资的接收及质量检查，做好分类整理、清点登记。

（4）监管物资消耗，确保正确取用，保证账物相符。

（5）按要求及时整理与补充各区域物资，满足病区物资使用需求。

（6）负责物资存放区域的环境安全及卫生。

（7）负责重复使用医疗器械的消毒、回收、整理、归位。

（8）负责病区物品的报损与维修，做好登记。

（9）负责工作人员用餐，统计、发放生活物品等。

五、普通病区隔离病室

普通病区隔离病室责任班护士岗位职责如下。

（1）在科主任和护士长指导下，按照新发呼吸道传染病防控要求做好护理工作。

（2）根据新发呼吸道传染病防控要求，学习与执行各项医院规章制度及工作流程，落实各级领导关于新发呼吸道传染病疫情防控工作的部署。

（3）严格执行交接班制度，动态掌握患者病情、心理状态等。

（4）参与医师、护理查房，负责制订与实施护理计划，保证患者安全。

（5）负责新转入患者的病史采集、心理评估、饮食指导和防护知识宣教等。

（6）严格执行护理核心制度，完成各项治疗与护理。

（7）观察患者的病情变化并记录，如有异常，及时通知医师。

（8）动态观察患者的心理变化，必要时提供心理护理。

（9）负责患者的外出检查事宜，妥善安排陪检，防止交叉感染，保证患者安全。

（10）按照规范书写各类护理文书，及时整理与提交病历。

（11）动态掌握患者的检查结果，做好患者的转科、转院工作。

（12）按照新发呼吸道传染病相关要求严格执行消毒隔离制度，负责病室的终末消毒处置工作。

感染防控知识与技术培训

第一节　医疗机构感染及感染暴发

一、医疗机构感染及危害

2001年，我国原卫生部颁布的《医院感染诊断标准（试行）》将医院感染定义为住院患者在医院内获得的感染，包括在住院期间发生的感染和在医院内获得出院后发生的感染；但不包括入院前已开始或入院时已存在的感染。医院工作人员在医院内获得的感染也属于医院感染。医疗保健服务和范围正在不断扩大，2008年，美国CDC为区分一部分与医疗活动紧密相关而非以往理解的"hospital acquired infections"（医院获得性感染）的感染，即提出了"healthcare associated infections"（医疗保健相关感染）的概念，英文缩写仍为"HAI"，且美国CDC将HAI定义为患者因其他状况在接受治疗过程中获得的感染，或医务人员在医疗环境中履行职责时获得的感染。2019年，我国国家卫生健康委颁布的《医疗机构感染预防与控制基本制度（试行）》提出了"健康保健相关感染"一词，这说明医院感染的含义在我国医疗卫生事业发展中也在不断地扩大。因此，本章节中感染主要指在各级各类医疗机构内发生的感染。

引发医疗机构感染的病原体主要包括患者、陪护、探视者、医疗机构工作人员等携带的病原体，医疗机构环境中存在的病原体以及未彻底消毒灭菌或被污染的诊疗器械、器具和物品等携带的病原体。因此，根据感染病原体来源，可分为内源性感染和外源性感染两大类。内源性感染也称自身感染，是指患者抵抗力降低时，遭受自身正常菌群及定值菌群侵袭而发生的感染，如晚期再生障碍性贫血、晚期白血病、晚期癌症等患者发生的感染，均属自身感染。外源性感染又称交叉感染，是指患者遭受非自身存在的病原体侵袭而发生的感染，包括从患者到患者、从患者到医疗机构工作人员和从医疗机构工作人员到患者的直接感染，或通过诊疗器械、器具和物品或医疗机构环境对患者和医疗机构工作人员造成的间接感染。

医疗机构感染既是社会所面临的重大公共卫生问题，也是各级各类医疗机构所面临的严重的临床问题。医疗机构感染的危害不仅表现在增加患者的发病率和病死率，增加患者的痛苦和医务人员的工作量，增加医疗费用，降低床位周转率等方面，也会给患者家庭及社会造成重大的经济损失。因此，各级各类医疗机构应加强感染预防与控制（简称感染防控）工作，降低感染发病率，降低病死率，从而保证医疗安全和医疗质量。

二、医疗机构感染暴发

（一）基本概念

（1）感染暴发是指在医疗机构或其科室的患者中，短时间内发生3例以上同种同源感染病例的现象。

（2）疑似感染暴发是指在医疗机构或其科室的患者中，短时间内出现3例以上临床症候群相似、怀疑有共同感染源的感染病例的现象；或者3例以上怀疑有共同感染源或共同感染途径的感染病例的现象。

（3）感染聚集是指在医疗机构或其科室的患者中，短时间内发生感染病例增多，并超过历年散发发病率水平的现象。

（4）感染假暴发是指疑似感染暴发，但通过调查排除暴发，而是由于标本污染、实验室错误、监测方法改变等因素导致的同类感染或非感染病例短时间内增多的现象。

（二）管理要求

医疗机构应建立感染暴发报告责任制，强化医疗机构法定代表人或主要负责人为第一责任人的定位，制定并落实感染监测、感染暴发报告、调查和处置过程中的各项规章制度、工作程序和应急预案，明确感染防控管理委员会、感染防控部门及各相关部门在感染监测、感染暴发报告及处置工作中的职责。严格落实感染监测的各项工作制度，及时发现感染散发病例、感染聚集性病例和感染暴发。建立并执行疑似感染暴发、感染暴发管理机制，组建感染防控应急处置专家组，指导开展感染疑似暴发、感染暴发的流行病学调查及处置。

医疗机构应制定并实施感染疑似暴发、感染暴发应急预案，组织开展经常性演练，发现问题，及时进行补充、调整和优化。发现疑似感染暴发、感染暴发后，应遵循"边救治、边调查、边控制、妥善处置"的基本原则，分析感染源、感染途径，及时采取有效的控制措施，积极开展医疗救治，控制传染源、切断传播途径，并及时开展或协助相关部门进行现场流行病学调查、环境卫生学检测及有关标本采集、病原学检测等工作。

第二节　标准预防

一、基本概念

标准预防是基于患者的血液、体液、分泌物（不包括汗液）、非完整皮肤和黏膜均可能含有感染性因子的原则。认定患者的血液、体液、分泌物、排泄物均具有传染性，需进行隔离，不论是否有明显的血迹和污染，是否接触非完整的皮肤和黏膜，接触上述物质者，必须采取预防措施。标准预防是针对医疗机构内所有患者和工作人员所采取的一组预防感染的措施，包括手卫生、个人防护用品的正确使用、咳嗽礼仪、患者安置、仪器与设施管理、环境清洁与消毒和安全注射等。

二、标准预防的原则

（1）应遵循双向保护的原则，既要保护工作人员，也要保护患者。

（2）标准预防是针对医疗机构内所有患者和工作人员，其各项措施不只限于有传染病的患者和传染病或感染性疾病科的工作人员。

（3）既要防止呼吸道疾病传播，也要防止非呼吸道疾病的传播，并应根据疾病传播的特点采取相应的隔离措施。

（4）感染性疾病具有潜伏期、窗口期和隐匿性感染的特点，不应只在疾病明确诊断后才开始采取隔离防护措施。因此，各级各类医疗机构应遵循标准预防的原则，将标准预防的各项措施贯穿于医疗活动的全过程。

三、标准预防的管理

工作人员在从事医疗活动时应始终坚持标准预防的原则，掌握标准预防的各项措施、应用原则及技术要求。

1.防护用品管理要求

医疗机构应为工作人员配备充足的防护用品（如口罩、护目镜、防护面屏、手套、隔离衣、医用防护服等），所有防护用品均应符合国家相关标准，按不同型号进行配备，便于工作人员使用。

（1）在工作人员频繁操作的医疗活动场所和出入口均应设置流动水洗手池、非触摸式水龙头开关、干手纸巾，并配备便于取用的手消毒剂等手卫生设施。

（2）在高风险病区、隔离病区或感染性疾病科（传染病病区）均应设有专门的防护更衣区域，并应制定相应的清洁消毒制度与流程，明确岗位责任。

（3）更衣区域除应配备相应的防护用品外，还应设置沐浴设施，配备穿衣镜、靠椅（凳）、污衣袋和医疗废物专用装放容器等，并在醒目位置张贴防护用品的穿、脱流程图。

2.手卫生管理要求

医疗活动中工作人员的手是直接或间接接触患者及患者周围环境的重要环节之一，工作人员的手卫生是标准预防措施中的重中之重。因此，所有工作人员在医疗活动中均应严格遵循《医务人员手卫生规范》（WS/T 313—2019）中的要求。

第三节　手卫生

手卫生对感染防控、阻止耐药菌传播及控制感染暴发起到至关重要的作用。医疗机构手卫生的管理工作涉及面广，需多学科、多部门协同推进，医疗机构管理、感染防控、医疗管理、护理管理以及后勤管理等部门应明确主体责任，各司其职，将手卫生纳入医疗质量考核，定期开展手卫生的全员培训，工作人员应掌握手卫生知识和正确的手卫生方法，高质量完成手卫生工作。

一、基本概念

（1）手卫生是指工作人员在从事职业活动过程中的洗手、卫生手消毒和外科手消毒的总称。

（2）洗手是指工作人员用流动水和洗手液揉搓冲洗双手，去除手部皮肤污垢、碎屑和部分微生物的过程。

（3）卫生手消毒是指工作人员用手消毒剂揉搓双手，以减少手部暂居菌的过程。

（4）外科手消毒是指外科手术前医护人员用流动水和洗手液揉搓冲洗双手、前臂至上臂下1/3，再用手消毒剂清除或者杀灭手部、前臂至上臂下1/3暂居菌和减少常居菌的过程。

（5）常居菌是指能从大部分人体皮肤上分离出来的微生物，是皮肤上持久的固有寄居菌，不易被机械摩擦清除。如凝固酶阴性葡萄球菌、棒状杆菌属、丙酸菌属、不动杆菌属等。一般情况下不致病，在一定条件下能引起导管相关感染和手术部位感染等。

（6）暂居菌是指寄居在皮肤表层，常规洗手容易被清除的微生物。直接接触患者或被污染的物体表面时可获得，可通过手传播，与感染密切相关。

（7）手卫生设施是指用于洗手与手消毒的设施设备，包括流动水洗手池、非触摸式水龙头开关、洗手液、干手用品、手消毒剂等。

二、洗手与卫生手消毒

（一）洗手与卫生手消毒指征

（1）下列情况工作人员应洗手和/或使用手消毒剂进行卫生手消毒：

1）接触患者前。

2）清洁、无菌操作前，包括进行侵入性操作前。

3）暴露患者体液风险后，包括接触患者黏膜、破损皮肤或伤口、血液、体液、分泌物、排泄物、伤口敷料等之后。

4）接触患者后。

5）接触患者周围环境后，包括接触患者周围的医疗相关器械、用具等物体表面后。

（2）下列情况应洗手：

1）当手部有血液或其他体液等肉眼可见的污染时。

2）可能接触艰难梭菌、肠道病毒等对速干手消毒剂不敏感的病原微生物时。

（3）手部没有肉眼可见污染时，宜使用手消毒剂进行卫生手消毒。

（4）下列情况时工作人员应先洗手，然后进行卫生手消毒：

1）接触传染病患者的血液、体液和分泌物以及被传染性病原微生物污染的物品后。

2）直接为传染病患者进行检查、治疗、护理或处理传染患者污物之后。

（二）洗手方法

（1）在流动水下，淋湿双手。

（2）取适量洗手液，均匀涂抹至整个手掌、手背、手指和指缝。

（3）认真揉搓双手至少15 s，注意清洗双手所有皮肤，包括指背、指尖和指缝，具体揉搓步骤为（步骤不分先后）：

1）掌心相对，手指并拢，相互揉搓。

2）手心对手背沿指缝相互揉搓，交换进行。

3）掌心相对，双手交叉指缝相互揉搓。

4）弯曲手指使关节在另一手掌心旋转揉搓，交换进行。

5）右手握住左手大拇指旋转揉搓，交换进行。

6）将五个手指尖并拢放在另一手掌心旋转揉搓，交换进行。

7）旋转揉搓手腕部，交换进行。

（4）在流动水下彻底冲净双手。

（5）使用一次性干手纸巾擦干双手，取适量护手液护肤。

（三）卫生手消毒方法

1.取液　取足量的手消毒剂于掌心。

2.涂抹　均匀涂抹双手，确保完全覆盖所有皮肤。

3.揉搓　按照洗手揉搓方法揉搓至手部干燥。

（四）注意事项

戴手套不能代替手卫生，摘手套后应进行手卫生。

三、外科手消毒

（一）外科手消毒原则

（1）先洗手，后消毒。

（2）不同患者手术之间、手套破损或手被污染时，应重新进行外科手消毒。

（二）外科洗手方法

（1）洗手之前应先摘除手部饰物，修剪指甲，指甲长度不超过指尖。

（2）取适量洗手液清洗双手、前臂和上臂下1/3，并认真揉搓。清洁双手时，可使用清洁指甲用品清洁指甲下的污垢和使用揉搓用品清洁手部皮肤的皱褶处。

（3）流动水冲洗双手、前臂和上臂下1/3。

（4）使用干手用品擦干双手、前臂和上臂下1/3。

（三）外科冲洗手消毒方法

（1）外科洗手后，取适量手消毒剂涂抹至双手的每个部位、前臂和上臂下

1/3，并认真揉搓3~5 min。

（2）在流动水下从指尖向手肘单一方向地冲净双手、前臂和上臂1/3，用经灭菌的布巾彻底擦干。

（3）冲洗水应符合《生活饮用水卫生标准》（GB 5749）的要求。冲洗水水质达不到要求时，手术人员在戴手套前，应用速干手消毒剂消毒双手。

（4）手消毒剂的取液量、揉搓时间及使用方法遵循产品的使用说明。

（四）外科免冲洗手消毒方法

（1）外科洗手后，取适量手消毒剂放置在左手掌上，将右手手指尖浸泡在手消毒剂中（≥5 s）。将手消毒剂涂抹在右手、前臂直至上臂下1/3，确保通过环形运动环绕前臂至上臂下1/3，将手消毒剂完全覆盖皮肤区域，持续揉搓10~15 s，直至消毒剂干燥。

（2）取适量手消毒剂放置于右手掌上，在左手重复上述过程。

（3）取适量手消毒剂放置在手掌上，按照洗手揉搓方法揉搓至手部干燥。

（4）手消毒剂的取液量、揉搓时间及使用方法遵循产品的使用说明。

（五）注意事项

（1）不得戴假指甲、装饰指甲，保持指甲和指甲周围组织的清洁。

（2）在外科手消毒过程中应保持双手位于胸前并高于肘部，使水由手部流向肘部。

（3）洗手与消毒可使用海绵、其他揉搓用品或双手互相揉搓。

（4）术后摘除手套后，应使用洗手液清洁双手。

（5）用后的清洁指甲用品、揉搓用品如海绵、刷手刷等，放到指定的容器中；揉搓用品、清洁指甲用品应一人一用一消毒或者一次性使用。

四、手卫生的监测

（一）手卫生依从性监测

医疗机构应定期进行工作人员手卫生依从性的监测与反馈，依从性的监测用手卫生依从率表示。依从性监测方法如下：

1.采用直接观察法　在日常医疗护理活动中，不告知观察对象时，随机选择观察对象，观察并记录工作人员手卫生时机及执行情况，计算手卫生依从率，以评估手卫生的依从性。

2.观察人员　由受过专门培训的观察员进行观察。

3.观察时间与范围　根据评价手卫生依从性的需要，选择具有代表性的观察区域和时间段；观察持续时间不宜超过20 min。

4.观察内容

观察前设计监测内容及表格，主要包括：

（1）每次观察记录观察日期和起止时间、观察地点、观察人员。

（2）记录观察的每个手卫生时机，包括被观察人员类别（医师、护士、技师、护理员、保洁人员等）、手卫生指征、是否执行手卫生以及手卫生的方法。

（3）可同时观察其他内容，如：手套佩戴情况、手卫生方法的正确性及错误原因。

（4）观察人员可同时最多观察3名工作人员。一次观察1名工作人员不宜超过3个手卫生时机。

5.计算手卫生依从率，并进行反馈

手卫生依从率＝手卫生执行时机数／应执行手卫生时机数×100％

（二）手卫生消毒效果监测

每季度对手术部（室）、介入手术室、产房、洁净层流病区、骨髓移植病区、器官移植病区、重症监护病区（室）、新生儿病区（室）、母婴同室、血液透析中心（室）、烧伤病区、感染性疾病科门诊病区、口腔科、内镜中心（室）等部门工作的工作人员进行手卫生消毒效果的监测。当怀疑感染暴发与工作人员手卫生有关时，应及时进行监测，并进行相应病原微生物的检测，采样时机为工作中随机采样。手卫生消毒效果监测方法如下：

1.采样时间　卫生手消毒或外科手消毒后，在接触患者或从事医疗活动前采样。

2.采样方法　将浸有无菌0.03 mol/L磷酸盐缓冲液或生理盐水采样液的棉拭子，一支在双手指曲面从指跟到指端来回涂擦各两次（一只手涂擦面积约30 cm²），并随之转动采样棉拭子，剪去手接触部位，将棉拭子放入装有10 mL采样液的试管内送检。采样面积按平方厘米（cm²）计算。若采样时手上有消毒剂残留，采样液应含相应中和剂。

3.检测方法

（1）倾注培养法：把采样管充分振荡后，取不同稀释倍数的洗脱液1.0 mL接种平皿，将冷却至40~45 ℃的熔化营养琼脂培养基每皿倾注15~20 mL，36±1 ℃恒温箱培养48 h，计数菌落数，必要时分离致病性微生物。

（2）涂抹培养法：把采样管充分振荡后，分别取不同稀释倍数的洗脱液0.2 mL接种于二份普通琼脂平板的表面，用灭菌L棒涂抹均匀，36±1 ℃恒温箱培养48 h，计数菌落数，必要时分离致病性微生物。

4.细菌菌落总数计算方法

$$医务人员手菌落总数（CFU/cm^2）= \frac{平均每皿菌落数 \times 采样液稀释倍数}{30 \times 2}$$

5.手卫生消毒效果应达到如下要求

（1）卫生手消毒，监测的细菌菌落总数应≤10 CFU/cm²。

（2）外科手消毒，监测的细菌菌落总数应≤5 CFU/cm²。

第四节　消毒与灭菌

一、基本概念

（1）清洁是指去除物体表面有机物、无机物和可见污染物的过程。

（2）清洗是指去除器械、器具和物品上污染物的全过程，流程包括冲洗、洗涤、漂洗和终末漂洗。

（3）消毒是指清除或杀灭传播媒介上病原微生物，使其达到无害化的处理。

（4）高水平消毒是指杀灭一切细菌繁殖体包括分枝杆菌、病毒、真菌及其孢子和绝大多数细菌芽孢。

（5）中水平消毒是指杀灭除细菌芽孢以外的各种病原微生物包括分枝杆菌。

（6）低水平消毒是指能杀灭细菌繁殖体（分枝杆菌除外）和亲脂病毒的化学消毒方法以及通风换气、冲洗等机械除菌法。

（7）灭菌是指杀灭或清除医疗器械、器具和物品上一切微生物的处理。

（8）高度危险性物品是指进入人体无菌组织、器官，脉管系统，或有无菌体液从中流过的物品或接触破损皮肤、破损黏膜的物品，一旦被微生物污染，具有极高感染风险，如手术器械、穿刺针、腹腔镜、活检钳、心脏导管、植入物等。

（9）中度危险性物品是指与完整黏膜相接触，而不进入人体无菌组织、器官和血液，也不接触破损皮肤、破损黏膜的物品，如胃肠道内镜、气管镜、喉镜、肛表、口表、呼吸机管道、麻醉机管道、压舌板、肛门直肠压力测量导管等。

（10）低度危险性物品是指与完整皮肤接触而不与黏膜接触的器材，如听诊器、血压计袖带等；病床围栏、床面以及床头柜、被褥；墙面、地面；痰盂

（杯）和便器等。

二、消毒与灭菌方法选择

根据物品污染后导致感染的风险高低选择相应的消毒或灭菌方法。

（一）消毒方法的选择原则

（1）中度危险性物品应采用达到中水平消毒及以上效果的消毒效果方法。

（2）低度危险性物品宜采用低水平消毒方法，或做清洁处理。遇有微生物污染时，针对所污染病原微生物的种类，选择有效的消毒方法。

（3）常用的消毒方法包括以下几种：

1）达到高水平消毒的消毒剂包括含氯制剂、二氧化氯、邻苯二甲醛、过氧乙酸、过氧化氢、臭氧、碘酊等。

2）达到中水平消毒效果的消毒剂包括碘类消毒剂（碘伏、氯己定碘等）、醇类和氯己定的复方、醇类和季铵盐类化合物的复方、酚类等消毒剂。

3）达到低水平消毒效果的消毒剂包括季铵盐类消毒剂（苯扎溴铵等）、双胍类消毒剂（氯己定）等。

（二）灭菌方法的选择原则

1.高度危险性物品

应采用灭菌方法处理以达到灭菌水平。

2.常用的灭菌方法

1）耐热、耐湿的诊疗器械、器具和物品，应首选压力蒸汽灭菌。

2）耐热、不耐湿、蒸汽或气体不能穿透的物品，如玻璃、金属等医疗用品和油脂、粉剂类等制品，应采用干热灭菌。

3）不耐热、不耐湿的诊疗器械、器具和物品，宜采用低温灭菌方法，包括环氧乙烷灭菌、过氧化氢低温等离子体灭菌和低温甲醛蒸汽灭菌等。

（三）高度危险性物品的灭菌

1.手术器械、器具和物品的灭菌方法

（1）耐热、耐湿手术器械应首选压力蒸汽灭菌。

（2）不耐热、不耐湿手术器械应采用低温灭菌方法。

（3）不耐热、耐湿手术器械应首选低温灭菌方法，无条件的医疗机构可采用灭菌剂浸泡灭菌。

（4）耐热、不耐湿手术器械可采用干热灭菌方法。

（5）外来医疗器械应要求器械公司提供清洗、包装、灭菌方法和灭菌循环参数，并遵循其灭菌方法和灭菌循环参数的要求进行灭菌。

（6）植入物应要求器械公司提供植入物的材质、清洗、包装、灭菌方法和灭菌循环参数，并遵循其灭菌方法和灭菌循环参数的要求进行灭菌，植入物灭菌应在生物监测结果合格后放行；紧急情况下植入物的灭菌，应遵循《医院消毒供应中心 第3部分：清洗消毒及灭菌监测标准》（WS 310.3—2016）的要求。

（7）动力工具分气动式和电动式，一般由钻头、锯片、主机、输气连接线、电池等组成。应按照使用说明的要求对各种部件进行清洗、包装与灭菌。

2.手术敷料的灭菌方法

（1）棉布类敷料和棉纱类敷料应首选压力蒸汽灭菌。

（2）符合《病人、医护人员和器械用手术单、手术衣和洁净服 第1部分：制造厂、处理厂和产品的通用要求》（YY／T 0506.1）的手术敷料，应根据材质不同选择相应的灭菌方法。

3.手术缝线的灭菌方法

（1）应根据不同材质选择相应的灭菌方法。

（2）注意事项：所有缝线不应重复灭菌使用。

4.其他高度危险物品的灭菌

应根据被灭菌物品的材质，采用适宜的灭菌方法。

（四）中度危险性物品的消毒

（1）中度危险性物品如口腔护理用具等耐热、耐湿物品，应首选压力蒸汽灭菌，不耐热的物品如体温计（肛表或口表）、氧气面罩、麻醉面罩应采用高水平消毒或中水平消毒。

（2）通过管道间接与浅表体腔黏膜接触的器具如氧气湿化瓶、胃肠减压器、吸引器、引流瓶等的消毒方法如下：

1）耐高温、耐湿的管道与引流瓶应首选湿热消毒。

2）不耐高温的部分可采用中效或高效消毒剂如含氯消毒剂等以上的消毒剂浸泡消毒。

3）呼吸机和麻醉机的螺纹管及配件宜采用清洗消毒器进行清洗与消毒。

4）无条件的医疗机构，呼吸机和麻醉机的螺纹管及配件可采用高效消毒剂如含氯消毒剂等以上的消毒剂浸泡消毒。

（3）注意事项：

1）待消毒物品在消毒前应充分清洗干净。

2）管道中有血迹等有机物污染时，应采用超声波和医用清洗剂浸泡清洗。清洗后的物品应及时进行消毒。

3）使用中的消毒液应监测其浓度，在有效期内使用。

（五）低度危险性物品的消毒

1.诊疗用品的清洁与消毒

诊疗用品，如血压计袖带、听诊器等，应保持清洁；遇有污染应及时先清洁，后采用中、低效的消毒剂进行消毒。

2.患者生活卫生用品的清洗与消毒

患者生活卫生用品，如毛巾、面盆、痰盂（杯）、便器、餐饮具等，保持清洁、个人专用、定期消毒；患者出院、转院或死亡进行终末消毒。消毒方法可采用中、低效的消毒剂消毒；便器可使用冲洗消毒器进行清洗消毒。

3.患者床单元的清洗与消毒

（1）应保持床单元的清洁。

（2）应对床单元（含床栏、床头柜等）的表面进行定期清洁和（或）消毒，遇污染应及时清洁与消毒；患者出院时应进行终末消毒。消毒方法应采用合法、有效的消毒剂如复合季铵盐消毒液、含氯消毒剂擦拭消毒，或采用合法、有效的床单元消毒器进行清洗和（或）消毒，消毒剂或消毒器使用方法与注意事项等应遵循产品的使用说明。

（3）直接接触患者的床上用品如床单、被套、枕套等，应一人一更换；患者住院时间长时，应每周更换；遇污染应及时更换。更换后的用品应及时清洗与消毒。消毒方法应合法、有效。

（4）间接接触患者的被芯、枕芯、褥子、病床隔帘、床垫等，应定期清洗与消毒；遇污染应及时更换、清洗与消毒。甲类及按甲类管理的乙类传染病患者、不明原因病原体感染患者等使用后的上述物品应进行终末消毒，消毒方法应合法、有效，其使用方法与注意事项等遵循产品的使用说明，或按医疗废物处理。

（六）突发不明原因的传染病病原体污染的物品和环境的消毒

突发不明原因的传染病病原体污染的诊疗器械、器具与物品的处理应符合国家届时发布的规定要求。没有要求时，其消毒的原则为：在传播途径不明时，应按照多种传播途径，确定消毒的范围和物品；按病原体所属微生物类别中抵抗力最强的微生物，确定消毒的剂量（可按杀灭芽孢的剂量确定）；工作人员应做好职业防护。

三、常用消毒剂使用范围、方法及注意事项

（一）含氯消毒剂

1.使用范围　适用于物品、物体表面、分泌物及排泄物等的消毒。

2.使用方法

（1）浸泡法：

1）对经血传播病原体、分枝杆菌、细菌芽孢等污染物品的消毒，使用含有效氯2000~5000 mg/L的消毒液，浸泡＞30 min。

2）对细菌繁殖体污染物品的消毒，使用含有效氯500 mg/L的消毒液，浸泡＞10 min。

3）应将待消毒的物品浸没于装有含氯消毒剂溶液的容器中，加盖。

（2）擦拭法：

对大件物品或其他不能用浸泡法消毒的物品采用擦拭法消毒。消毒所用的浓度和作用时间同浸泡消毒。

（3）喷洒法：

1）对经血传播病原体、结核杆菌等污染的物品表面的消毒，用含有效氯2000 mg/L的消毒液均匀喷洒，作用时间＞60 min。喷洒后有强烈的刺激气味，人员应该离开现场。

2）对一般污染的物体表面的消毒，用含有效氯400~700 mg/L的消毒液均匀喷洒，作用10~30 min。

（4）干粉消毒法：

1）对分泌物、排泄物的消毒，将含氯消毒剂干粉加入患者分泌物、排泄物中，使有效氯含量达到10 000 mg/L，搅拌后作用时间＞2 h。

2）对医疗机构污水的消毒，用干粉按有效氯50 mg/L用量加入污水中，并搅拌均匀，作用2 h后排放。

3.注意事项

（1）粉剂应于阴凉处避光、防潮、密封保存；水剂应于阴凉处避光、密闭保存。使用溶液应现配现用，使用时限≤24 h。

（2）配置漂白粉等粉剂溶液时，应戴口罩、手套。

（3）未加防锈剂的含氯消毒剂对金属有腐蚀性，不应用于金属器械的消毒。加防锈剂的含氯消毒剂对金属器械消毒后，应用无菌蒸馏水冲洗干净，干燥后使用。

（4）对织物有腐蚀和漂白作用，不应用于有色织物的消毒。

（二）醇类消毒剂

1.使用范围　适用于手、皮肤、物体表面和诊疗器具的消毒。

2.使用方法

（1）手消毒：使用符合国家有关规定的含醇类手消毒剂，手消毒方法遵循《医务人员手卫生规范》（WS/T 313）的要求。

（2）皮肤消毒：使用70%~80%（体积比）乙醇溶液擦拭皮肤2遍，作用3 min。

（3）物体表面消毒：使用70%~80%（体积比）乙醇溶液擦拭物体表面2遍，作用3 min。

（4）诊疗器具的消毒：将待消毒的物品浸没于70%~80%（体积比）乙醇溶液中浸泡消毒≥30 min，加盖；或进行表面擦拭消毒。

3.注意事项

（1）醇类易燃，不应有明火。

（2）不应用于被血液、脓液、粪便等有机物严重污染表面的消毒。

（3）用后应盖紧，密闭，置于阴凉处保存。

（4）醇类过敏者慎用。

（三）含碘类消毒剂

1.碘伏

（1）使用范围：适用于手、皮肤、黏膜及伤口的消毒。

（2）使用方法：

1）擦拭法：①皮肤、黏膜擦拭消毒，用浸有碘伏消毒液原液的无菌棉球或其他替代物品擦拭被消毒部位。②外科手消毒用碘伏消毒液原液擦拭揉搓作用至少3 min。③手术部位的皮肤消毒，用碘伏消毒液原液局部擦拭2~3遍，作用至少2 min。④注射部位的皮肤消毒，用碘伏消毒液原液局部擦拭2遍，作用时间遵循产品的使用说明。⑤口腔黏膜及创面消毒，用含有效碘1000~2000 mg/L的碘伏擦拭，作用3~5 min。

2）冲洗法：对阴道黏膜及创面的消毒，用含有效碘500 mg/L的碘伏冲洗，作用到使用产品的规定时间。

（3）注意事项：

1）含乙醇的碘制剂消毒液不应用于黏膜和伤口的消毒。

2）碘过敏者慎用。

3）碘伏对二价金属制品有腐蚀性，不应做相应金属制品的消毒。

4）应置于阴凉处避光、防潮、密封保存。

2.碘酊

（1）使用范围：适用于注射及手术部位皮肤的消毒。

（2）使用方法：

使用2%碘酊直接涂擦注射及手术部位皮肤2遍以上，作用时间1~3 min，待稍干后再用70%~80%（体积比）乙醇脱碘。

（3）注意事项：

1）不宜用于破损皮肤、眼及口腔黏膜的消毒。

2）不应用于碘酊过敏者；过敏体质者慎用。

3）应置于阴凉处避光、防潮、密封保存。

3.复方碘伏消毒液

（1）使用范围：适用于医务人员的手、皮肤消毒，有些可用于黏膜消毒。

（2）使用方法：

1）含有乙醇或异丙醇的复方碘伏消毒剂可用于手、皮肤消毒，原液擦拭1~2遍，作用1~2 min，不可用于黏膜消毒。

2）含有氯己定的复方碘伏消毒剂，用途同普通碘伏消毒剂，应遵循该消毒剂卫生许可批件的使用说明，慎用于腹腔冲洗消毒。

（3）注意事项

同碘伏，使用中应注意复方物质的毒副作用。

（四）氯己定

1.使用范围　适用于手、皮肤、黏膜及伤口创面的消毒。

2.使用方法

（1）擦拭法：

1）使用有效含量≥2 g/L氯己定–乙醇（70%，体积比）溶液进行外科手消毒，使用方法及作用时间遵循产品使用说明。

2）使用有效含量≥2 g/L氯己定–乙醇（70%，体积比）溶液对手术部位及注射部位皮肤和伤口创面局部擦拭消毒2~3遍，作用时间遵循产品说明。

（2）冲洗消毒法：使用有效含量≥2 g/L氯己定水溶液对口腔、阴道或伤口创面进行冲洗消毒，作用时间遵循产品使用说明。

3.注意事项

不应与肥皂、洗衣粉等阴离子表面活性剂混合使用或前后使用。

（五）过氧化物类

1. 过氧乙酸

（1）使用范围：适用于耐腐蚀物品、环境、室内空气等的消毒。专用机械消毒设备适用于内镜的灭菌。

（2）使用方法：

1）浸泡法：①对耐腐蚀医疗器械的高水平消毒，采用0.5%（5000 mg/L）过氧乙酸冲洗作用10 min，用无菌方法取出后采用无菌水冲洗干净，无菌巾擦干后使用。②对一般物体表面的消毒，用0.1%~0.2%（1000~2000 mg/L）过氧乙酸溶液浸泡30 min。③应将待消毒的物品浸没于装有过氧乙酸的溶液中，加盖。

2）擦拭法：大件物品或其他不能用浸泡法消毒的物品采用擦拭法消毒。消毒使用的浓度和作用时间同浸泡消毒。

3）喷洒法：用于环境消毒时，用0.2%~0.4%（2000~4000 mg/L）过氧乙酸溶液喷洒，作用30~60 min。

4）喷雾法：采用电动超低容量喷雾器，使用5000 mg/L过氧乙酸溶液，按照20~30 mL/m³的用量进行喷雾消毒，作用60 min。

5）熏蒸法：使用15%过氧乙酸（7 mL/m³）加热蒸发，相对湿度60%~80%，室温熏蒸2 h。

6）使用以过氧乙酸为灭菌剂的专用机械消毒设备灭菌内镜时，应遵循产品卫生许可批件的适用范围及操作方法。

（3）注意事项：

1）过氧乙酸不稳定，应贮存于通风阴凉处，远离可燃物质。用前应测定有效含量，原液浓度低于12%时不应使用。

2）稀释液应现用现配，使用时限≤24 h。

3）过氧乙酸对多种金属和织物有较强的腐蚀和漂白作用，金属制品与织物经浸泡消毒后，及时用符合要求的水冲洗干净。

4）接触过氧乙酸时，应采取防护措施；谨防溅入眼中或皮肤黏膜上，一旦溅上及时用清水冲洗。

5）空气熏蒸消毒时，室内不应有人。

2. 过氧化氢

（1）适用范围：适用于外科伤口、皮肤黏膜冲洗消毒，室内空气的消毒。

（2）使用方法：

1）伤口、皮肤黏膜消毒。采用3%（30 g/L）过氧化氢冲洗、擦拭，作用

3~5 min。

2）室内空气消毒。使用气溶胶喷雾器，采用3%（30 g/L）过氧化氢溶液按照20~30 mL/m³的用量喷雾消毒，作用60 min。

（3）注意事项：

1）过氧化氢应避光、避热，室温下储存。

2）过氧化氢对金属有腐蚀性，对织物有漂白作用。

3）喷雾时应采取防护措施；谨防溅入眼内或皮肤黏膜上，一旦溅上及时用清水冲洗。

（六）季铵盐类消毒剂

1.使用范围　适用于环境、物体表面、皮肤与黏膜的消毒。

2.使用方法

（1）环境、物体表面的消毒：使用1000~2000 mg/L消毒液，擦拭或浸泡消毒，作用15~30 min。

（2）皮肤与黏膜的消毒：

1）使用复方季铵盐消毒剂原液皮肤擦拭消毒，作用时间3~5 min。

2）使用1000~2000 mg/L季铵盐消毒液擦拭或冲洗黏膜，作用时间遵循产品使用说明。

3.注意事项

不宜与阴离子表面活性剂如肥皂、洗衣粉等合用。

四、重复使用诊疗器械、器具和物品的处理与管理

（一）由消毒供应中心（以下简称CSSD）集中处理的重复使用诊疗器械、器具和物品

（1）使用后的重复使用诊疗器械、器具和物品，应先由使用科室规范进行预处理，再交由CSSD集中处理。

（2）使用后的重复使用诊疗器械、器具和物品的预处理流程见图3-4-1。CSSD重复使用诊疗器械、器具和物品的机械和手工清洗消毒流程分别见图3-4-2、图3-4-3。

（二）患者使用后的体温计

应在本科室污物间进行处理，首先用流动水冲净表面污染，然后用含有效氯2000 mg/L的消毒液浸泡消毒30 min，最后用清水冲洗去除残留消毒剂，干燥后备用。

（三）患者使用后的喉镜

应在本科室污物间进行处理，首先使用75%乙醇溶液浸湿棉纱擦拭消毒至少2次，然后在流动水下冲洗或擦拭干净，再使用0.5%碘伏擦拭消毒1次，75%乙醇溶液浸湿擦拭消毒1次，最后存放于清洁消毒后的密闭容器内备用。

（四）重复使用的护目镜或防护面屏

应在本科室污物间进行处理，首先在流动水下冲净表面污染，然后用含有效氯2000 mg/L的消毒液浸泡消毒≥30 min，最后用清水冲洗，去除残留消毒剂，干燥后备用。

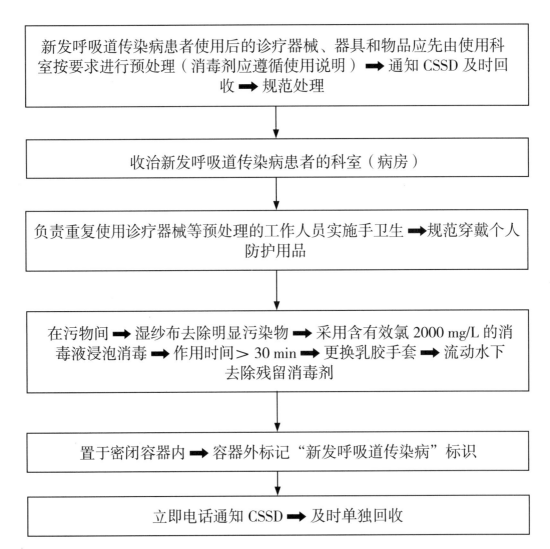

图 3-4-1　使用后的重复使用诊疗器械、器具和物品的预处理流程（参考）

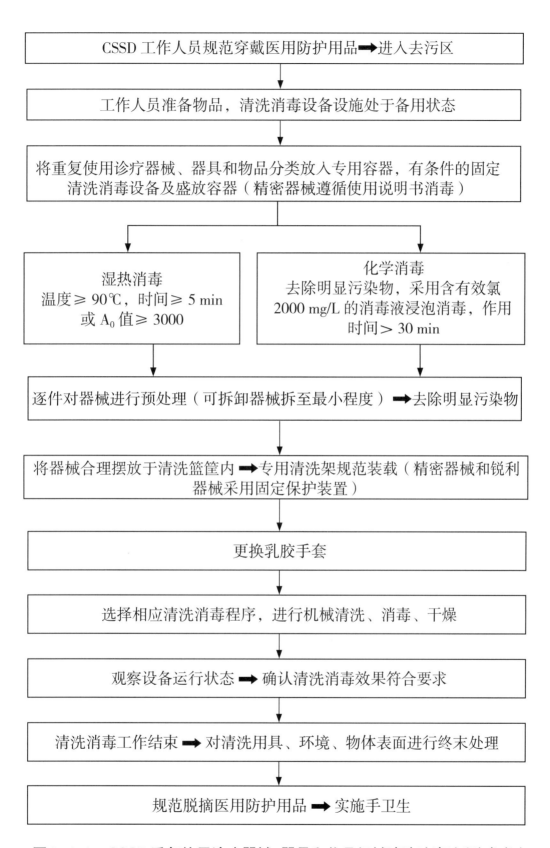

图 3-4-2　CSSD 重复使用诊疗器械、器具和物品机械清洗消毒流程 (参考)

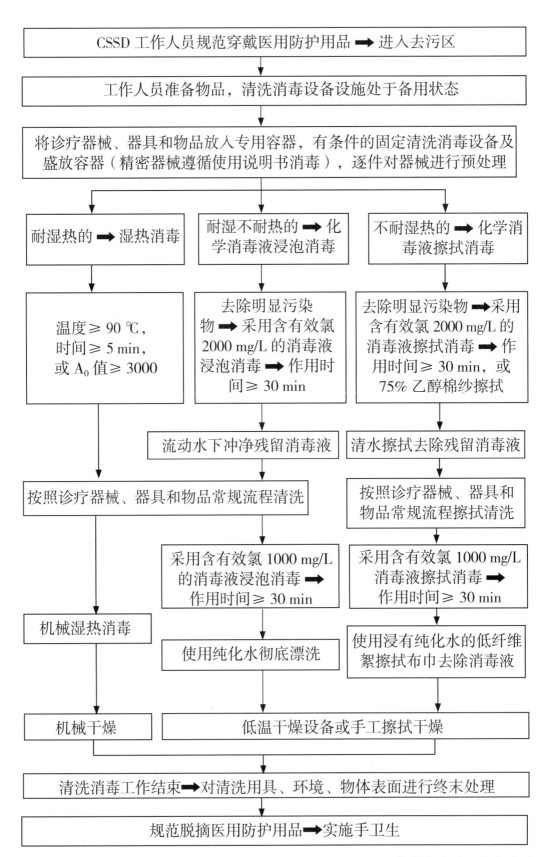

CSSD 工作人员规范穿戴医用防护用品 ➡ 进入去污区

工作人员准备物品，清洗消毒设备设施处于备用状态

将诊疗器械、器具和物品放入专用容器，有条件的固定清洗消毒设备及盛放容器（精密器械遵循使用说明书消毒），逐件对器械进行预处理

耐湿热的 ➡ 湿热消毒

耐湿不耐热的 ➡ 化学消毒液浸泡消毒

不耐湿热的 ➡ 化学消毒液擦拭消毒

温度 ≥ 90 ℃，时间 ≥ 5 min，或 A_0 值 ≥ 3000

去除明显污染物 ➡ 采用含有效氯 2000 mg/L 的消毒液浸泡消毒 ➡ 作用时间 ≥ 30 min

去除明显污染物 ➡ 采用含有效氯 2000 mg/L 的消毒液擦拭消毒 ➡ 作用时间 ≥ 30 min，或 75% 乙醇棉纱擦拭

流动水下冲净残留消毒液

清水擦拭去除残留消毒液

按照诊疗器械、器具和物品常规流程清洗

按照诊疗器械、器具和物品常规流程擦拭清洗

采用含有效氯 1000 mg/L 的消毒液浸泡消毒 ➡ 作用时间 ≥ 30 min

采用含有效氯 1000 mg/L 消毒液擦拭消毒 ➡ 作用时间 ≥ 30 min

机械湿热消毒

使用纯化水彻底漂洗

使用浸有纯化水的低纤维絮擦拭布巾去除消毒液

机械干燥

低温干燥设备或手工擦拭干燥

清洗消毒工作结束 ➡ 对清洗用具、环境、物体表面进行终末处理

规范脱摘医用防护用品 ➡ 实施手卫生

图 3-4-3 CSSD 重复使用诊疗器械、器具和物品手工清洗消毒流程（参考）

第五节　隔离技术

一、基本概念

（1）隔离是指采用各种方法、技术，防止病原体从患者及携带者传播给他人的措施。

（2）感染链是指感染在医院内传播的三个环节，即感染源、传播途径和易感人群。

（3）感染源是指病原体自然生存、繁殖并排出的宿主或场所。

（4）传播途径是指病原体从感染源传播到易感者的途径。

（5）易感人群是指对某种疾病或传染病缺乏免疫力的人群。

（6）空气传播是指带有病原微生物的微粒子（≤5 μm）通过空气流动导致的疾病传播。

（7）飞沫传播是指带有病原微生物的飞沫核（>5 μm），在空气中短距离（<1 m）移动到易感人群的口、鼻黏膜或眼结膜等导致的传播。

（8）接触传播是指病原体通过手、媒介物直接或间接接触导致的传播。

（9）医用外科口罩是指能阻止血液、体液和飞溅物传播的，医务人员在有创操作过程中佩戴的口罩。

（10）医用防护口罩是指能阻止经空气传播的直径≤5 μm 感染因子或近距离（<1 m）接触经飞沫传播的疾病而发生感染的口罩。医用防护口罩的使用包括密合性测试、培训、型号的选择、医学处理和维护。

（11）护目镜是指防止患者的血液、体液等具有感染性物质溅入人体眼部的用品。

（12）防护面屏是指防止患者的血液、体液等具有感染性物质溅入人体面部的用品。

（13）手套是指防止病原体通过医疗机构工作人员的手传播疾病和污染环境的用品。

（14）隔离衣是指用于保护医疗机构工作人员免受到血液、体液和其他感染性物质污染，或用于保护患者避免感染的防护用品。根据与患者接触的方式，包括接触感染性物质的情况和隔离衣阻隔血液和体液的可能性，选择是否穿隔离衣或选择其型号。

（15）医用防护服是指医疗机构工作人员在接触甲类或按甲类传染病管理的传染病患者时所穿的一次性防护用品，应具有良好的防水、抗静电、过滤效率和无皮肤刺激性，穿脱方便，结合部严密，袖口、脚踝口应为弹性收口。

二、隔离的管理要求

（1）隔离措施的实施应遵循"标准预防"和"基于疾病传播途径的预防"的原则。

（2）医疗机构应采取有效措施，管理传染源、切断传播途径和保护易感人群。首先应加强传染病患者的管理，严格执行探视制度，工作人员应在标准预防的基础上，根据疾病的传播途径（接触传播、飞沫传播、空气传播和其他途径的传播），采取相应的隔离与预防措施。医疗机构应加强对工作人员传染病防治相关知识、隔离及防护等知识与技能的培训，使其正确掌握并科学应用。

（3）医疗机构在感染性疾病科门诊及病区、负压（隔离）病区（室）等新建、改建与扩建时，应符合《传染病医院建筑设计规范》《医院负压隔离病房环境控制要求》《综合医院建筑设计规范》《卫生部关于二级以上综合医院感染性疾病科建设的通知》《关于印发新冠肺炎应急救治设施负压病区建筑技术导则（试行）的通知》等相关要求。

三、防护用品的规范配置与使用

（一）使用原则

（1）防护用品应符合国家相关标准，在有效期内使用。

（2）可能接触患者血液、体液时，应穿戴个人防护用品。

（3）离开患者的房间时，应脱摘个人防护用品，弃置于医疗废物包装袋内。

（4）脱摘或弃置个人防护用品过程中应避免污染自身与周围环境物体表面。

（二）手套

（1）应根据不同操作的需要，选择合适种类和规格的手套。

（2）接触患者的血液、体液、分泌物、排泄物、呕吐物及污染物品时，应戴清洁手套。

（3）进行手术等无菌操作、接触患者破损皮肤、黏膜时，应戴无菌手套。

（4）一次性手套应一次性使用。

（5）禁止戴手套离开诊疗区域。戴手套不能取代手卫生。

（三）医用外科口罩

（1）医护人员进行无菌技术操作、手术部（室）工作或护理免疫功能低下患者、进行体腔穿刺等有创操作以及晨晚间护理操作等时应戴医用外科口罩。

（2）佩戴医用外科口罩前和摘脱医用外科口罩后应进行手卫生。

（3）注意事项：

1）不应一只手捏鼻夹。

2）医用外科口罩只能一次性使用，当医用外科口罩污染或潮湿时随时更换。

（4）正确佩戴和摘脱医用外科口罩。医用外科口罩佩戴流程见图3-5-1；医用外科口罩摘脱流程见图3-5-3。

（四）医用防护口罩

（1）接触经空气传播或近距离接触经飞沫传播的呼吸道传染病患者时，应戴医用防护口罩。

（2）佩戴医用防护口罩前和摘脱医用防护口罩后应进行手卫生。

（3）注意事项：

1）不应一只手捏鼻夹。

2）每次佩戴医用防护口罩进入工作区域之前，应进行面部密合性试验。

3）医用防护口罩一般4 h更换，污染或潮湿时随时更换。

（4）正确佩戴和摘脱医用防护口罩。医用防护口罩佩戴流程见图3-5-2，医用防护口罩摘脱流程见图3-5-3。

（五）护目镜或防护面屏

（1）下列情况应使用护目镜或防护面屏：

1）在进行诊疗护理操作，可能发生患者血液、体液、分泌物等喷溅时。

2）近距离接触经飞沫传播的传染病患者时。

3）为呼吸道传染病患者进行气管切开、气管插管等近距离操作，可能发生患者血液、体液、分泌物喷溅时，应使用全面型防护面罩。

（2）佩戴前应检查有无破损，佩戴装置有无松懈。护目镜和防护面屏不应同时使用。

（3）一次性使用的护目镜或防护面屏不得重复使用。重复使用的护目镜或防护面屏应在每次使用后实施清洁与消毒。

（六）隔离衣与医用防护服

（1）应根据诊疗工作的需要，选用隔离衣或医用防护服。医用防护服应符合《医用一次性防护服技术要求》的规定。隔离衣应后开口，能遮盖住全部衣服和外露的皮肤。

（2）在可能受到患者血液、体液、分泌物、排泄物喷溅时，或接触经接触传播的感染性疾病患者如传染病患者、多重耐药菌感染患者等，或对患者实行保护性隔离时，如大面积烧伤、骨髓移植等患者的诊疗、护理时应穿隔离衣。

（3）在接触甲类或按甲类传染病管理的传染病患者时，或接触经空气传播或飞沫传播的传染病患者，可能受到患者血液、体液、分泌物、排泄物喷溅时应穿医用防护服。

（4）注意事项：

1）一次性隔离衣不得重复使用。如使用重复使用的隔离衣，使用后按规定清洗消毒后方可再用。

2）一次性医用防护服，不得重复使用。工作人员接触多个同类传染病患者时，医用防护服可连续应用。接触疑似患者，医用防护服应在每位患者之间进行更换。

3）隔离衣和医用防护服在穿之前应检查有无破损，穿时勿使衣袖触及面部及衣领，脱时应注意避免污染。

4）隔离衣和医用防护服在使用中发现有渗漏或破损应及时更换。医用防护服被患者血液、体液、污物污染时，应及时更换。

（5）正确穿脱隔离衣。工作人员穿脱隔离衣流程分别见图3-5-4和图3-5-5。

（6）正确穿脱医用防护服的流程分别见图3-5-6和图3-5-7。

（七）穿脱防护用品流程

1.进入隔离病区穿戴防护用品程序

（1）工作人员通过员工专用通道进入清洁区，更换专用工作鞋，穿分体工作服，实施手卫生后戴工作圆帽、戴医用防护口罩。

（2）在进入潜在污染区前穿医用防护服，手部皮肤有破损或疑似有损伤者戴医用手套进入潜在污染区。

（3）在进入污染区前，加穿隔离衣，根据工作需要加戴工作圆帽和一次性医用外科口罩，戴护目镜或防护面屏，戴乳胶手套，穿鞋套。隔离病区工作人员正确穿戴防护用品的流程见图3-5-8。

2.离开隔离病区脱摘防护用品程序

（1）工作人员离开污染区前，应当先消毒双手，依次脱摘外层乳胶手套、呼吸头罩或护目镜或防护面屏、外层一次性医用外科口罩和工作圆帽、鞋套、内层手套、隔离衣等物品，分置分专用容器中，再次消毒手，进入潜在污染区。

（2）离开潜在污染区进入清洁区欠，先洗手与卫生手消毒，依次脱医用防护服、医用防护口罩、工作圆帽，洗手与卫生手消毒。

（3）离开清洁区，洗手与卫生手消毒，沐浴更衣，并进行口腔、鼻腔和外耳道的清洁。

（4）每次接触患者后立即进行手的清洗和消毒。

（5）一次性医用外科口罩、医用防护口罩、医用防护服或者隔离衣等防护用品被患者血液、体液、分泌物等污染时应当立即更换。隔离病区工作人员脱防护用品流程见图3-5-9。

（6）下班前应当进行个人卫生处置，并注意呼吸道与黏膜的防护。

3.隔离缓冲区的要求

医疗机构在设计隔离病区的缓冲区（工作人员更衣）时应首先考虑到工作人员穿、脱个人防护用品的便捷性与舒适性，隔离缓冲区应配备手卫生设施、更衣柜、穿衣镜、流程图、防护物品柜等。个人防护用品脱摘区除了充分考虑污染控制的要求外，还应考虑到工作人员脱摘污染防护服时身体的稳定性，如增加靠凳或靠椅。淋浴区与卫生间应设置在工作人员流程便捷处，并能保证良好的通风。

四、新发呼吸道传染病的隔离与防护

（一）患者的隔离

1.正确识别新发呼吸道传染病患者

（1）医疗机构应认真落实《医疗机构传染病预检分诊管理办法》等相关要求，门诊预检分诊点（处）重点询问患者有无发热、呼吸道感染症状、流行病学史等情况，必要时应对疑似患者测量体温；对疑似呼吸道传染病患者发放医用外科口罩，并指导患者正确佩戴。指导患者正确实施手卫生。

（2）工作人员应引导疑似呼吸道传染病患者到感染性疾病科呼吸道（发热）门诊或设有感染性疾病科呼吸道（发热）门诊的医疗机构就诊。

2.患者安置要求

（1）对于疑似或确诊新发呼吸道传染病患者应及时采取隔离措施，疑似或确诊经空气传播的患者宜分别安置在负压（隔离）病区。疑似患者应单人单间，独立卫生间、缓冲间；确诊患者可安置于单人间、双人间内。

（2）疑似患者和确诊患者宜分病区安置。疑似患者进行单间隔离，确诊的同种病原体感染的患者可安置于同一病室，床间距≥1.2 m。

（3）隔离的患者限制其活动范围，减少患者的移动和转换病区（室），若确需离开负压（隔离）病区（室），应当采取相应措施如佩戴医用外科口罩。

（4）重症患者应当收治在重症监护病区（室）或者具备监护和抢救条件的病室，收治重症患者的监护病区（室）或者具备监护和抢救条件的病室，不得收治其他患者。

（5）医疗机构无条件收治疑似或确诊新发呼吸道传染病患者时，应及时将患者转运至有条件收治的定点医疗机构救治。转运救护车应具备转运呼吸道传染病患者基本条件，尽可能使用负压救护车进行转运。转运时应保持密闭状态，转运后对车辆进行消毒处理。转运重症患者时，应随时配置必要的生命支持设备，防止患者在转运过程中病情进一步恶化。转运过程中，工作人员应做好个人防护，避免进行产生气溶胶的操作。

（6）疑似或确诊新发呼吸道传染病患者在转运途中，病情容许时应戴医用外科口罩。

（二）工作人员防护

新发呼吸道传染病疫情期间，医疗机构工作人员应经过专门的培训，掌握正确的防护技术。

1.分级防护

医务人员在诊治疑似或确诊新发呼吸道传染病患者时，应按照分级防护的原则选用防护用品。

（1）普通门（急）诊、普通病区工作人员采取一般防护，穿工作服，戴医用外科口罩，根据工作需要戴乳胶手套，正确实施手卫生。

（2）呼吸道（发热）门诊与感染性疾病科工作人员采取一级防护，穿工作服、工作圆帽、隔离衣，戴医用外科口罩、乳胶手套，正确实施手卫生。

（3）进入疑似或确诊新发呼吸道感染患者安置地，或为患者提供一般诊疗操作的医务人员采取二级防护，穿分体工作服、工作圆帽、鞋套，戴医用防护口罩、乳胶手套，根据医疗机构实际条件选择穿隔离衣或穿医用防护服，正确实施手卫生。

（4）为疑似或确诊新发呼吸道传染病患者进行产生气溶胶操作的医护人员采取三级防护，穿分体工作服、戴工作圆帽、穿鞋套，戴医用防护口罩、乳胶手套、护目镜/防护面屏，穿医用防护服，正确实施手卫生。

2.额外预防

医务人员在标准预防理念下，基于临床诊疗操作中不同的暴露风险，根据安全防护的需要而采取的一种适当、安全的防护方法。如为甲类传染病、新发呼吸道传染病或原因不明的传染病患者进行如气管切开、气管插管、吸痰等有创操作时，应在三级防护的基础上，增加使用全面型防护器等有效的防护用品。

（三）工作人员健康管理

新发呼吸道传染病疫情期间，医疗机构应根据疫情防控部署，成立疫情防控领导小组和医疗工作组、组织保障组等相关工作小组。组织保障组应由人事、医务、护理、感染防控、后勤管理、疾控等职能部门人员组成，采取多种措施保障工作人员健康，为患者提供医疗护理等服务。

（1）人事部门负责组织全院工作人员主动进行健康监测及异常情况报告，包括出现发热、呼吸道症状，疫区返回，与疫区归来人员或疑似/确诊患者近距离接触等信息。

（2）医务、护理部门应根据疫情发展态势，合理调配人力资源和班次安排，科学轮换休整，避免工作人员过度劳累，确保工作有效开展。

（3）医疗机构在有条件的情况下，宜安排专业人员以心理关爱咨询热线、心理驿站和一对一的专业心理辅导等方式，为工作人员提供心理干预和疏导，帮助减轻工作人员心理压力。

（4）后勤管理部门应提供营养膳食，增强工作人员免疫力。

（5）若有呼吸道传染病疫苗时，应适时为高风险人群接种。

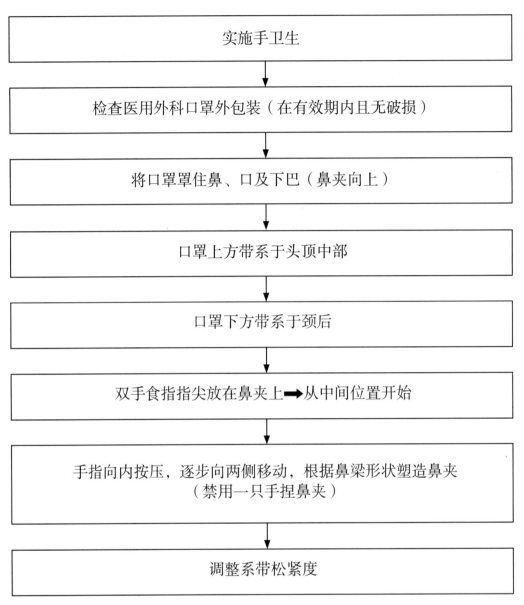

实施手卫生

↓

检查医用外科口罩外包装（在有效期内且无破损）

↓

将口罩罩住鼻、口及下巴（鼻夹向上）

↓

口罩上方带系于头顶中部

↓

口罩下方带系于颈后

↓

双手食指指尖放在鼻夹上➡从中间位置开始

↓

手指向内按压，逐步向两侧移动，根据鼻梁形状塑造鼻夹（禁用一只手捏鼻夹）

↓

调整系带松紧度

注：医用外科口罩潮湿后或受到患者血液、体液污染后，应及时更换。

图 3-5-1 医用外科口罩佩戴流程（参考）

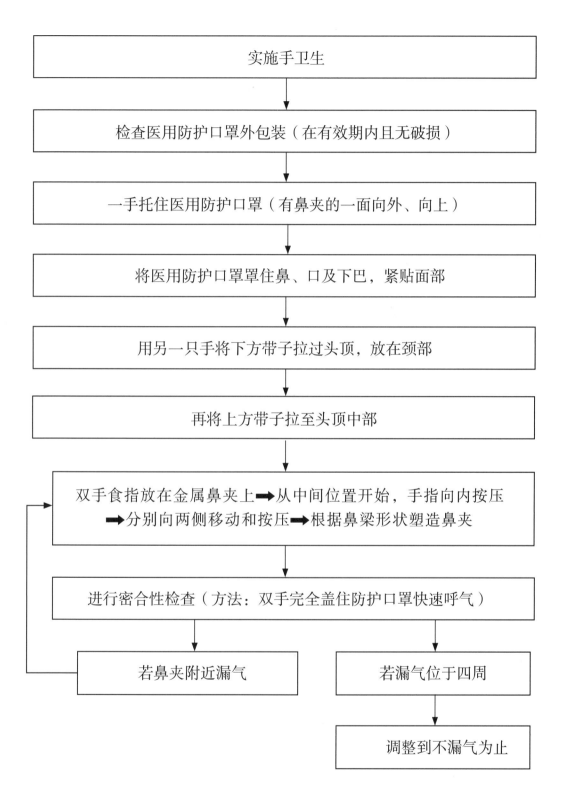

图 3-5-2　医用防护口罩佩戴流程（参考）

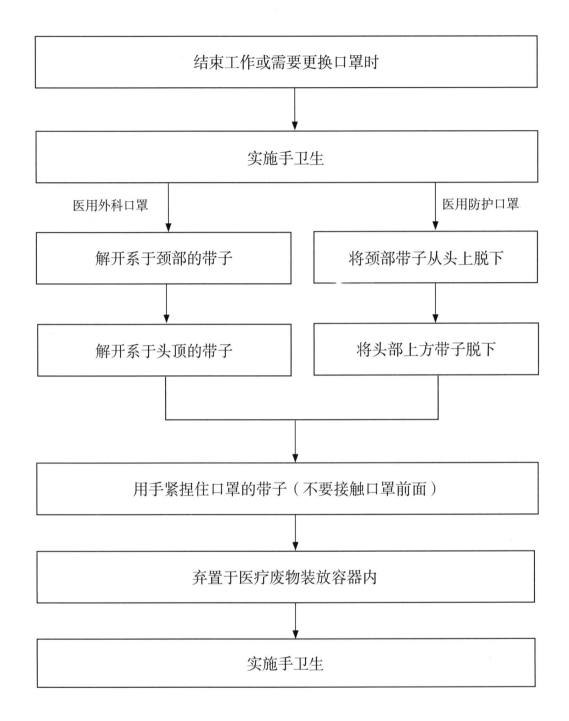

图 3-5-3　医用外科口罩、医用防护口罩摘除流程（参考）

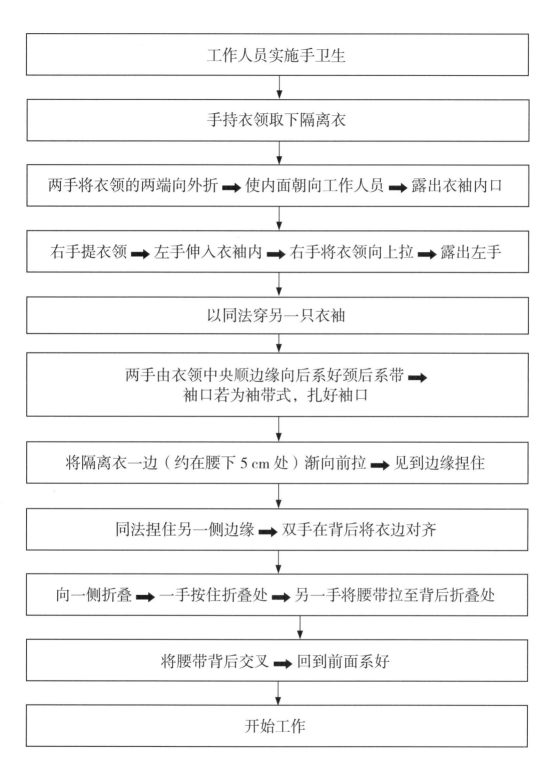

图 3-5-4　工作人员穿隔离衣流程（参考）

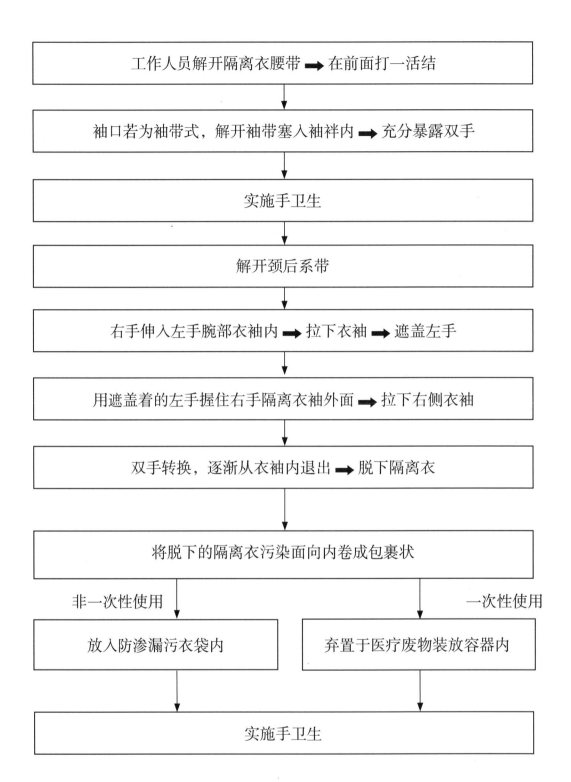

图 3-5-5　工作人员脱隔离衣流程（参考）

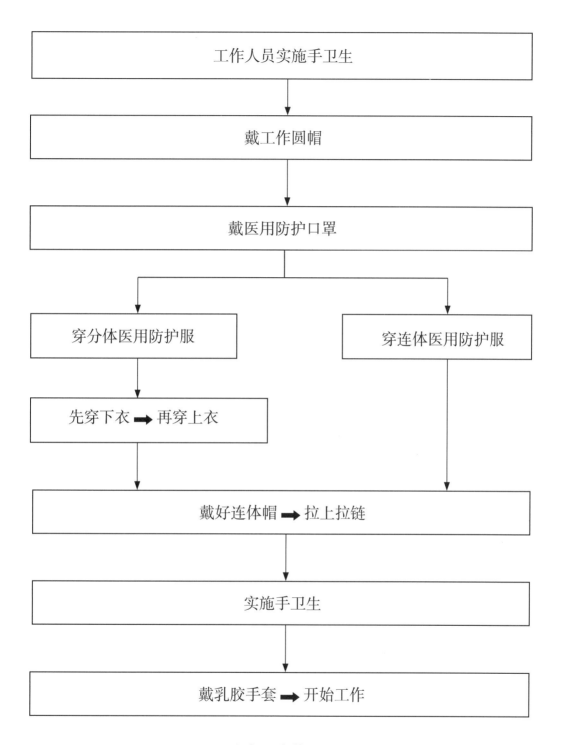

图 3-5-6 工作人员穿戴医用防护服流程（参考）

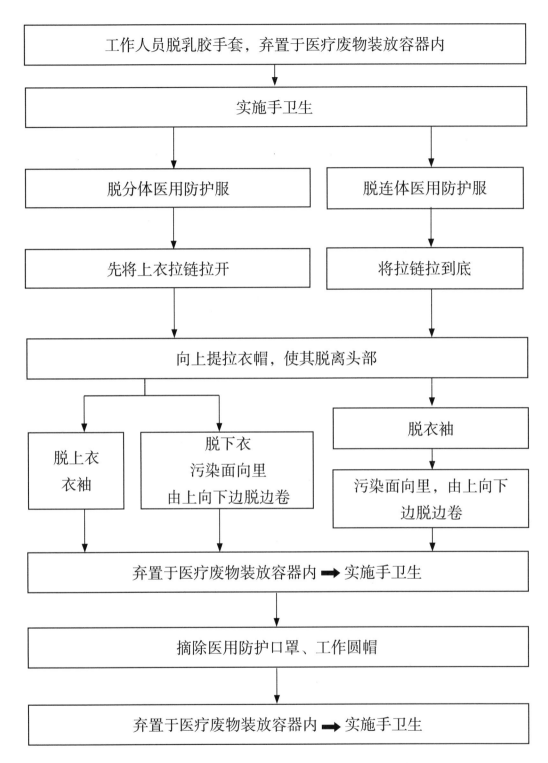

图 3-5-7 工作人员脱医用防护服流程（参考）

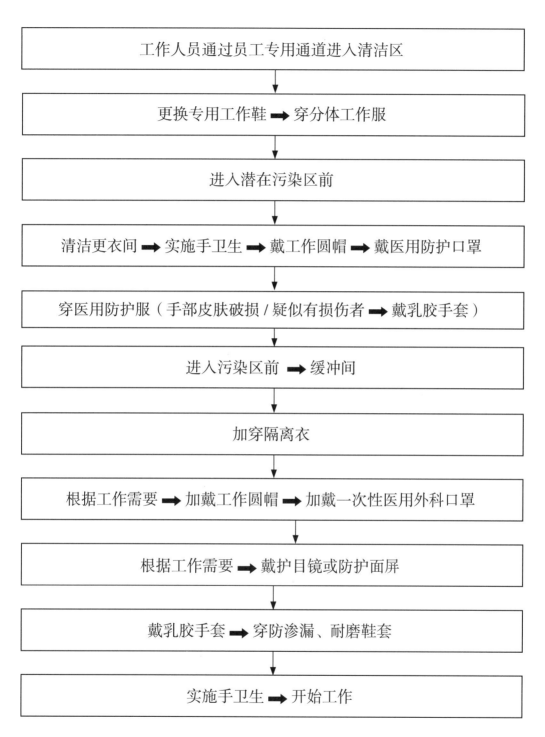

注：必要时戴呼吸头罩，戴第二层乳胶手套。

图3-5-8 隔离病区工作人员穿戴防护用品流程（参考）

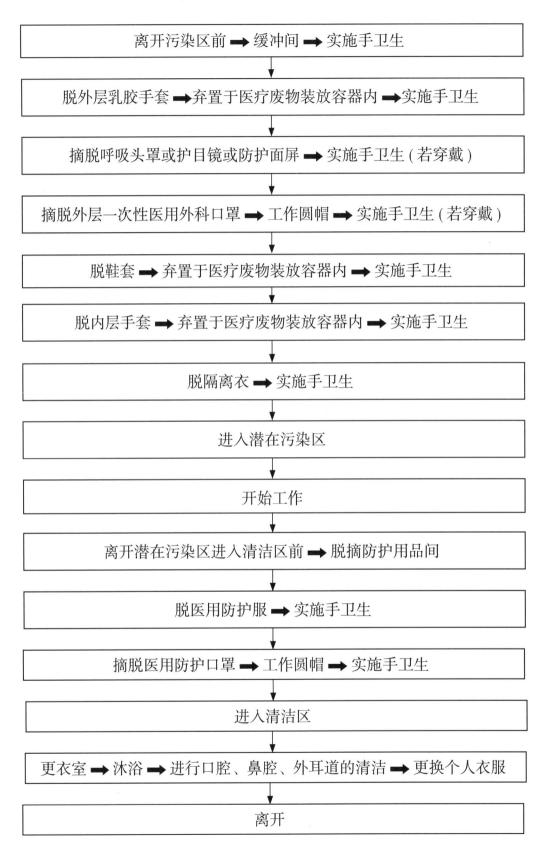

离开污染区前 ➡ 缓冲间 ➡ 实施手卫生

脱外层乳胶手套 ➡ 弃置于医疗废物装放容器内 ➡ 实施手卫生

摘脱呼吸头罩或护目镜或防护面屏 ➡ 实施手卫生（若穿戴）

摘脱外层一次性医用外科口罩 ➡ 工作圆帽 ➡ 实施手卫生（若穿戴）

脱鞋套 ➡ 弃置于医疗废物装放容器内 ➡ 实施手卫生

脱内层手套 ➡ 弃置于医疗废物装放容器内 ➡ 实施手卫生

脱隔离衣 ➡ 实施手卫生

进入潜在污染区

开始工作

离开潜在污染区进入清洁区前 ➡ 脱摘防护用品间

脱医用防护服 ➡ 实施手卫生

摘脱医用防护口罩 ➡ 工作圆帽 ➡ 实施手卫生

进入清洁区

更衣室 ➡ 沐浴 ➡ 进行口腔、鼻腔、外耳道的清洁 ➡ 更换个人衣服

离开

图 3-5-9　隔离病区工作人员脱防护用品流程（参考）

第六节　环境清洁与消毒

一、空气净化

空气净化是指降低室内空气中的微生物、颗粒物等使其达到无害化的技术或方法。

（一）常见的空气净化方法

空气净化方法包括：通风（包括自然通风和机械通风）、紫外线消毒、循环风紫外线空气消毒器、静电吸附式空气消毒器、集中空调通风系统、空气洁净技术等。

1.通风

（1）自然通风应根据季节、室外风力和气温，适时进行通风。

（2）机械通风是通过安装通风设备，利用风机、排风扇等运转产生的动力，使空气流动。机械通风方式又可分为：机械送风与自然排风、自然送风与机械排风、机械送风与机械排风。①机械送风与自然排风适用于污染源分散及室内空气污染不严重的场所，机械送风口宜远离门窗。②自然送风与机械排风适用于室内空气污染较重的场所，室内排风口宜远离门，宜安置于门对侧墙面上。③机械送风与机械排风适用于卫生条件要求较高的场所，根据通风的需要设定换气次数或保持室内的正压或负压。

2.紫外线消毒

（1）紫外线消毒适用于无人状态下室内空气的消毒。

（2）消毒方法：紫外线灯采取悬吊式或移动式直接照射。安装时紫外线灯（30 W紫外线灯，在1.0 m处的强度>70 μW/cm²）应≥1.5 W/m³，照射时间≥30 min。

3.循环风紫外线空气消毒器

（1）循环风紫外线空气消毒器适用于有人状态下的室内空气消毒。消毒器由高强度紫外线灯和过滤系统组成，可以有效杀灭进入消毒器空气中的微生物，并有效地滤除空气中的尘埃粒子。

（2）使用方法应遵循国家卫生健康行政主管部门消毒产品卫生许可批件批准的产品使用说明，在规定的空间内正确安装使用。

4.静电吸附式空气消毒器

（1）静电吸附式空气消毒器适用于有人状态下室内空气的净化。采用静电吸附和过滤材料，消除空气中的尘埃和微生物。

（2）使用方法：应遵循国家卫生健康行政主管部门消毒产品卫生许可批件批准的产品使用说明，在规定的空间内正确安装使用。

5.集中空调通风系统

（1）集中空调通风系统是指为使房间或封闭空间空气温度、湿度、洁净度和气流速度等参数达到设定的要求，而对空气进行集中处理、输送、分配的所有设备、管道及附件、仪器仪表的总和。

（2）医疗机构应定期对集中空调系统进行检查、检测和维护，定期对集中空调系统的开放式冷却塔、空气净化过滤材料、空气处理机组等进行清洗，开放式冷却塔每年清洗不少于一次。①空气净化过滤材料应每6个月清洗或更换一次。②空气处理机组、表冷器、加热（湿）器、冷凝水盘等每年清洗一次。③当集中空调系统冷却水、冷凝水中检出嗜肺军团菌，或送风质量、风管内表面积尘量、细菌总数、真菌总数不符合《公共场所集中空调通风系统卫生规范》相关要求时，应对相关部位进行清洗消毒。

（3）呼吸道传染病流行时，继续使用集中空调系统需达到下列条件之一：①集中空调系统采用全新风直流式方式运行的。②装有空气净化消毒装置，并保证该装置有效运行。③风机盘管加新风的空调系统，能确保各房间独立通风。④呼吸道传染病暴发流行期间使用集中空调系统，应每周对开放式冷却塔、过滤网、过滤器、净化器、风口、空气处理机组、表冷器、加热（湿）器、冷凝水盘等设备或部件进行清洗、消毒或者更换。

6.空气洁净技术

（1）洁净手术部（室）和其他洁净场所的设计应遵循《洁净手术部建筑技术规范》（GB 50333—2013）的要求。

（2）空气洁净技术的维护与保养要求：①空气处理机组、新风机组应定期检查，保持清洁。新风机组粗效滤网宜每2 d清洁一次；粗效过滤器宜1~2个月更换一次；中效过滤器宜每周检查，3个月更换一次；亚高效过滤器宜每年更换。发现污染和堵塞及时更换。②末端高效过滤器宜每年检查一次，当阻力超过设计初阻力160 Pa或已经使用>3年时宜更换。排风机组中的中效过滤器宜每年更换，发现污染和堵塞及时更换。③定期检查回风口过滤网，宜每周清洁一次，每年更换一次。如遇特殊污染，及时更换，并用消毒剂擦拭回风口内表面。④设专门维护管理人员，遵循设备的使用说明进行保养与维护；并制定运行手册，有检查和记录。

（二）空气净化注意事项

1.机械通风

（1）应充分考虑房间的功能要求、相邻房间的卫生条件和室内外的环境因素，选择通风方式及室内的正负压。

（2）应定期对机械通风设备进行清洁，遇污染及时清洁与消毒。

2.紫外线消毒

（1）应保持紫外线灯表面清洁，每周用70%～80%（体积比）乙醇棉球擦拭一次。发现灯管表面有灰尘、油污时，应及时擦拭。

（2）紫外线灯消毒室内空气时，房间内应保持清洁干燥，减少尘埃和水雾。温度<20 ℃或>40 ℃时，或相对湿度>60%时，应适当延长照射时间。

（3）室内有人时不应使用紫外线灯照射消毒。

3.循环风紫外线空气消毒器

（1）循环风紫外线空气消毒器消毒时应关闭门窗。

（2）进风口、出风口不应有物品覆盖或遮挡。

（3）用湿布清洁机器时，须先切断电源。

（4）消毒器的检修与维护应遵循产品的使用说明。

（5）消毒器应取得国家卫生健康主管部门消毒产品卫生许可批件。

4.静电吸附式空气消毒器

（1）静电吸附式空气消毒器消毒时应关闭门窗。

（2）进风口、出风口不应有物品覆盖或遮挡。

（3）消毒器的循环风量（m³/h）应大于房间体积的8倍以上。

（4）消毒器的检修与维护遵循产品的使用说明。

（5）消毒器应取得国家卫生健康主管部门消毒产品卫生许可批件。

（三）不同情况下空气净化方法

医疗机构可根据不同情况选用相应的空气消毒方法，不同情况下空气净化方法见表3-6-1。

表 3-6-1　不同情况下空气净化方法（参考）

患者类型	情形	通风	紫外线灯	循环风紫外线空气消毒器或静电吸附式空气消毒器	集中空调通风系统	空气洁净技术	其他符合国家要求的空气净化设备
普通患者	病室有人情况下	√		√	√	√	√（需对人体无害）
	病室无人情况下	√	√	√	√	√	√
	患者出院或死亡后病室	√	√	√			√
新发呼吸道传染病患者	患者所处场所	√		√	√（需安装空气净化消毒装置）		√
	患者出院或死亡后病室		√	√			√

注：使用其他符合国家要求的空气净化设备时，操作方法、注意事项等应遵循产品的使用说明。

（四）各类环境空气菌落总数卫生标准

Ⅰ类环境为采用空气洁净技术的诊疗场所，分洁净手术部和其他洁净场所。Ⅱ类环境为非洁净手术部（室）、产房、介入手术室、血液病病区及烧伤病区等保护性隔离病区、重症监护病区、新生儿室等。Ⅲ类环境为母婴同室、消毒供应中心的检查包装灭菌区和无菌物品存放区、血液透析中心（室）、其他普通住院病区等。Ⅳ类环境为普通门（急）诊及其检查、治疗准备室、感染性疾病科门诊和病区等。各类环境空气菌落总数卫生标准应符合表3-6-2。

表 3-6-2　各类环境空气菌落总数卫生标准

环境类别		空气平均菌落数[a]	
		CFU/皿	CFU/m³
Ⅰ类环境	洁净手术部	符合《洁净手术部建筑技术规范》（GB 50333）要求	≤150
	其他洁净场所	≤4.0（30 min）[b]	
Ⅱ类环境		≤4.0（15 min）	——
Ⅲ类环境		≤4.0（5 min）	
Ⅳ类环境		≤4.0（5 min）	——

[a] CFU/皿为平板暴露法，CFU/m³为空气采样器法。
[b] 平板暴露法检测时的平板暴露时间。

二、高频接触物体表面的清洁与消毒

（一）高频接触物体表面清洁消毒要求

（1）高频接触物体表面是指患者和工作人员手频繁接触的环境表面，如床栏、床边桌、呼叫按钮、监护仪、微量泵、床帘、门把手、计算机等。

（2）医疗机构内根据部门与科室按风险等级划分为低度风险区域、中度风险区域和高度风险区域。

1）低度风险区域是指基本没有患者或患者只作短暂停留的区域，如行政管理部门、图书馆、会议室、病案室等，每日湿式清洁1~2次，区域内环境干净、干燥、无尘、无污垢、无碎屑、无异味等。

2）中度风险区域是指有普通患者居住，患者体液、血液、排泄物、分泌物对环境表面存在潜在污染可能性的区域，如普通住院病区、门诊科室、功能检查室等。每日湿式清洁2次，区域内环境表面菌落总数≤10 CFU/cm^2。

3）高度风险区域是指有感染或定植患者居住的区域以及对高度易感患者采取保护性隔离措施的区域，如感染性疾病科、手术部（室）、产房、重症监护病区、移植病区、烧伤病区、早产儿室等。每日湿式清洁消毒≥2次，区域内环境表面菌落总数符合《医院消毒卫生标准》（GB 15982）要求。

（3）医疗机构应配备一定数量的清洁工具，满足病区或科室使用需求。

（4）新发呼吸道传染病疫情期间，应合理使用消毒剂，做到切断传播途径，控制传染病流行。对隔离病区进行随时消毒和终末消毒，对高频接触的门把手、电梯按钮等物体表面加强清洁消毒，增加消毒频次。

（二）高频接触物体表面清洁消毒方法

新发呼吸道传染病疫情期间，应加强对高频接触物体表面的清洁与消毒工作。高频接触环境物体表面应根据环境表面和污染程度选择适宜的清洁剂进行清洁。

1.普通诊疗区域

诊疗区域物体表面使用含有效氯500 mg/L的消毒液进行擦拭消毒，作用30 min，清水去除残留消毒液。

2.疑似或确诊新发呼吸道传染病患者诊疗区域

（1）诊疗区域物体表面可使用含有效氯≥1000 mg/L的消毒液进行擦拭消毒，作用30 min，清水去除残留消毒液。

（2）诊疗区域物体表面有明显污染物时，可使用含有效氯10000 mg/L的消毒液进行擦拭消毒，作用30 min，清水去除残留消毒液。

消毒产品亦可根据病原体抗力进行选择，常见消毒产品及其使用方法见表3-6-3。

表 3-6-3 环境表面常用消毒产品及其使用方法（参考）

消毒产品	使用浓度（有效成分）	作用时间	使用方法	适用范围	注意事项
含氯消毒剂	400~700 mg/L	>10 min	擦拭、拖地	细菌繁殖体、结核杆菌、真菌、亲脂类病毒	对人体有刺激作用；对金属有腐蚀作用；对织物、皮草类有漂白作用；有机物污染对其杀菌效果影响很大
	2000~5000 mg/L	>30 min	擦拭、拖地	所有细菌（含芽孢）、真菌、病毒	
二氧化氯	100~250 mg/L	30 min	擦拭、拖地	细菌繁殖体、结核杆菌、真菌、亲脂类病毒	对金属有腐蚀作用；有机物污染对其杀菌效果影响很大
	500~1000 mg/L	30 min	擦拭、拖地	所有细菌（含芽孢）、真菌、病毒	
过氧乙酸	1000~2000 mg/L	30 min	擦拭	所有细菌（含芽孢）、真菌、病毒	对人体有刺激作用；对金属有腐蚀作用；对织物、皮草类有漂白作用
过氧化氢	3%	30 min	擦拭	所有细菌（含芽孢）、真菌、病毒	对人体有刺激作用；对金属有腐蚀作用；对织物、皮草类有漂白作用
碘伏	0.2%~0.5%	5 min	擦拭	除芽孢外的细菌、真菌、病毒	主要用于采样瓶和部分医疗器械表面的消毒；对二价金属有腐蚀性；不能用于硅胶导尿管消毒
醇类	70%~80%	3 min	擦拭	细菌繁殖体、结核杆菌、真菌、亲脂类病毒	易挥发、易燃，不宜大面积使用
季铵盐类	1000~2000 mg/L	15~30 min	擦拭、拖地	细菌繁殖体、结核杆菌、真菌、亲脂类病毒	不宜与阴离子表面活性剂如肥皂、洗衣粉等合用
自动化过氧化氢喷雾消毒器	按产品说明书使用	按产品说明书使用	喷雾	环境表面耐药菌等病原微生物的污染	有人情况下不得使用
紫外线辐照	按产品说明书使用	按产品说明书使用	照射	环境表面耐药菌等病原微生物的污染	有人情况下不得使用
消毒湿巾	按产品说明书使用	按产品说明书使用	擦拭	依据病原微生物特点选择消毒剂，按产品说明使用	日常消毒；湿巾污染或擦拭时无水迹应丢弃

三、地面的清洁与消毒

工作人员应依据各区域管理要求，穿戴好个人防护用品。

1.普通诊疗区域

地面无明显污染时，可采用湿式清洁，亦可使用含有效氯500 mg/L的消毒液进行擦拭消毒，作用30 min，清水去除残留消毒液。当地面受到患者血液、体液等明显污染时，先用吸湿材料去除可见的污染物，再清洁与消毒。

2.疑似或确诊新发呼吸道传染病患者诊疗区域

（1）地面可使用含有效氯≥1000 mg/L的消毒液进行擦拭消毒，作用30 min，清水去除残留消毒液。

（2）地面受到血液、体液等明显污染时，先用吸湿材料去除可见的污染物，再进行清洁，可使用含有效氯≥2000 mg/L的消毒液进行擦拭消毒，作用30 min，清水去除残留消毒液。

消毒产品亦可根据病原体抗力进行选择，常见消毒产品及其使用方法见表3-6-3。

四、重复使用擦拭布巾的清洗消毒

医疗机构宜按病区或科室的规模设置污物间，用作擦拭布巾复用处理及暂存，房间应具备相应的处理设施和储存条件，并保持环境干燥、通风换气。擦拭布巾的数量、复用处理设施应满足病区或科室规模的需要。擦拭布巾使用后应及时清洁与消毒，干燥保存，其清洗消毒方式包括手工清洗和机械清洗。有条件的可采用集中处理方法。

1.手工清洗

（1）普通诊疗区域使用后擦拭布巾应先清洗干净，再使用含有效氯250 mg/L的消毒液（或其他有效消毒液）浸泡30 min，冲净消毒液后干燥备用。

（2）疑似或确诊新发呼吸道传染病患者诊疗区域使用后擦拭布巾，应根据病原体污染程度，适当增加含氯消毒液（或其他有效消毒液）浓度或作用时间，进行清洁消毒处理。

2.机械清洗

采用机械清洗、热力消毒、机械干燥、装箱备用的处理流程。热力消毒要求A_0值达到600及以上，相当于80 ℃持续时间10 min、90 ℃持续时间1 min，或93 ℃持续时间30 s。

五、重复使用地巾的清洗消毒

医疗机构宜按病区或科室的规模设置污物间，用作地巾复用处理及暂存，房间应具备相应的处理设施和储存条件，并保持环境干燥、通风换气。地巾的数量、复用处理设施应满足病区或科室规模的需要。地巾使用后应及时清洁与消毒，干燥保存，其处理方式包括手工清洗和机械清洗。

1.手工清洗

（1）普通诊疗区域使用后的地巾应先清洗干净，再使用有效氯500 mg/L的消毒液（或其他有效消毒液）浸泡30 min，冲净消毒液后干燥备用。

（2）疑似或确诊新发呼吸道传染病患者诊疗区域使用后的地巾应根据病原体污染程度，适当增加含氯消毒液或其他有效消毒液的浓度或作用时间，进行清洁消毒处理。

2.机械清洗

采用机械清洗、热力消毒、机械干燥、装箱备用的处理流程。热力消毒要求 A_0 值达到600及以上，相当于80 ℃持续时间10 min、90 ℃持续时间1 min，或93 ℃持续时间30 s。

第七节　医用织物的管理

一、基本概念

（1）医用织物是指医院内可重复使用的纺织品，包括患者使用的衣物、床单、被罩、枕套；工作人员使用的工作服、工作帽；手术衣、手术铺单；病床隔帘、窗帘以及环境清洁使用的布巾、地巾等。

（2）感染性织物是指医院内被隔离的感染性疾病（包括传染病、多重耐药菌感染/定植）患者使用后，或者被患者血液、体液、分泌物（不包括汗液）和排泄物等污染，具有潜在生物污染风险的医用织物。

（3）脏污织物是指医院内除感染性织物以外的其他所有使用后的医用织物。

（4）清洁织物是指经洗涤消毒等处理后，外观洁净、干燥的医用织物。

（5）洗衣房是指医院内专门洗涤消毒医用织物的场所。

（6）织物周转库房是指选择社会化洗涤服务机构的医院所设置的，洁、污分开，用于接收使用后医用织物和发放洗涤消毒后医用织物的场所。

（7）水溶性包装袋是指以高分子、多聚糖等为原材料，具有防透水和在特定温度水中自行分裂、溶解特性，用于盛装感染性织物，具有双层加强结构，并印有生物危害警告标志的一次性塑料包装袋。

二、管理要求

（一）医院管理

（1）医院应明确负责洗衣房管理工作的职能部门。

（2）将洗衣房医用织物洗涤消毒工作纳入医院质量管理，制定和完善洗衣房感染防控和医用织物洗涤消毒的各项规章制度并认真落实。

（3）应有专人从事医用织物洗涤消毒工作，从业人员数量应满足工作需要。

（4）医院如选择社会化洗涤服务机构，应对其资质（包括工商营业执照，并符合商务、生态环境等有关部门管理规定）、管理制度（含突发事件的应急预案）及医用织物运送、洗涤消毒操作流程等进行审核。

（5）对社会化洗涤服务机构进行风险评估，签订协议书，明确双方的职责。风险评估主要包括下列内容：①识别可能存在的生物污染风险，如与感染性织物混洗等；②确立、评估与生物污染风险相关的关键控制点，如医用织物分类收集、运送、洗涤（温度与时间）环节和相关洗涤设备、人员、环境，以及清洁织物质量标准等；③对生物污染风险识别和控制过程中存在的问题进行反馈，并提出可持续改进措施。

（6）应与社会化洗涤服务机构建立医用织物交接与质量验收制度。

（二）洗衣房管理

（1）洗衣房应建立医用织物洗涤消毒工作流程、分类收集、洗涤消毒、卫生质量检测检查、清洁织物储存管理、安全操作、设备与环境卫生保洁及从业人员岗位职责、职业防护等制度。

（2）应对工作人员进行岗前培训，使其熟练掌握洗涤、消毒技能；并了解洗涤和烘干等相关设备、设施及消毒、隔离与感染防控基础知识、常用消毒剂使用方法等。

（3）应有质量管理负责人和专（兼）职质检员，负责开展各工序的自检、抽检工作。

（4）污染废物处理与管理应符合《医疗废物管理条例》《医疗卫生机构医疗废物管理办法》等有关规定。

三、医用织物分类收集、运送操作要求

（一）分类收集

（1）应按照《医院医用织物洗涤消毒技术规范》（WS/T 508—2016）对感染性织物和脏污织物进行分类收集。收集时应减少抖动。

（2）感染性织物应在患者床边密闭收集，使用橘红色、有"感染性织物"标识收集袋（箱）或专用水溶性包装袋，专用水溶性包装袋的装载量不应超过2/3，并应在洗涤、消毒前持续保持密封状态。

（3）脏污织物宜采用重复使用的专用布袋或包装箱（桶）收集，也可用一次性专用塑料包装袋盛装；其包装袋和包装箱（桶）应有文字或颜色标识

（4）盛装使用后医用织物的包装袋应扎带封口，包装箱（桶）应加盖密闭。

（5）用于盛装使用后医用织物的专用布袋和包装箱（桶）应一用一清洗消毒；医用织物周转库房或病区暂存场所内使用的专用存放容器应至少一周清洗一次，如遇污染应随时进行消毒处理。使用后的一次性专用塑料包装袋应按医疗废物处理。

（二）运送

（1）洗衣房应分别配置运送使用后医用织物和清洁织物的专用运输工具，不应交叉使用。专用运输工具应根据污染情况定期清洗消毒；运送感染性织物的运输工具应一用一清洗消毒。

（2）社会化洗涤服务机构应分别配置运送使用后医用织物和清洁织物的专用车辆和容器，采取封闭方式运送，不应与非医用织物混装混运。专用运输车辆和容器应根据污染情况定期清洗消毒。运送感染性织物的运输车辆和容器应一用一清洗消毒。

四、医用织物洗涤、消毒的原则

（一）脏污织物

（1）应遵循先洗涤后消毒原则。

（2）根据医用织物使用对象和污渍性质、程度不同，应分机或分批洗涤、消毒。

（3）新生儿、婴儿的医用织物应专机洗涤、消毒，不应与其他医用织物混洗。

（4）手术部（室）的医用织物（如手术衣、手术铺单等）宜单独洗涤。

（5）擦拭布巾、地巾宜单独洗涤、消毒。清洗消毒方法见第三章第四节相关要求。

（6）宜选择热洗涤方法，选择热洗涤方法时可不作化学消毒处理。

（7）所有脏污织物的洗涤方法应按洗涤设备操作说明书执行。

（8）若选择化学消毒，消毒方法应按消毒剂使用说明书和WS/T 367执行。

（二）感染性织物

洗涤消毒应在符合脏污织物洗涤、消毒的原则上，满足以下要求：

（1）不宜手工洗涤。宜采用专机洗涤、消毒，首选热洗涤方法；有条件的宜使用卫生隔离式洗涤设备。

（2）机械洗涤消毒时可采用洗涤与消毒同时进行的程序。

（3）采用水溶性包装袋盛装感染性织物的，应在密闭状态下直接投入洗涤设备内。

（4）被新发呼吸道传染病病原体污染的感染性织物，应先消毒后洗涤。

五、医用织物洗涤、消毒的方法

（一）洗涤周期与消毒过程的选择

（1）医用织物洗涤周期包括预洗、主洗、漂洗、中和等四个步骤。

（2）对需实施消毒处理的医用织物宜选择在预洗环节完成。在选择含氯消毒剂等腐蚀性较强的化学消毒剂进行消毒时，为尽量减少对织物的损害，应预先确定最大可接受水平即适宜的有效浓度。

（3）对耐热的感染性织物，应首选热洗涤消毒方法，并根据需要设定适宜的温度和时间。

（4）使用后医用织物的消毒处理可在预洗或主洗中的一个环节进行，不需做重复处理。

（二）装载程度

医用织物洗涤时的装载量不应超过洗涤设备最大洗量的90%，即每100 kg洗涤设备的洗涤量≤90 kg织物。

（三）预洗

（1）用温度不超过40 ℃的水进行预洗；可根据冲洗污垢需要加入适量的洗涤剂。

（2）脏污织物的预洗应采用低温、高水位方式，一般洗涤时间为3～5 min。

对新发呼吸道传染病病原体污染的感染性织物，应遵循先消毒后洗涤的原则。消毒方法应针对病原体的抗力选择有效的消毒剂，若病原体不明时，可使用含有效氯2000～5000 mg/L的消毒液或500～1000 mg/L的二氧化氯消毒液或相当剂量的其他消毒剂，洗涤消毒应≥30 min。

（四）主洗

主洗可分为热洗涤和冷洗涤两种洗涤方法。根据被洗涤医用织物的污染情况可加入碱、清洁剂或乳化剂、消毒洗涤原料。洗涤、消毒方法和程序应按下列要求选择进行：

（1）热洗涤方法：应采用高温（70~90℃）、低水位方式。对耐热的医用织物首选热洗涤方法。消毒温度75℃，时间≥30 min或消毒温度80℃，时间≥10 min或A_0值≥600；洗涤时间可在确保消毒时间的基础上，根据医用织物脏污程度的需要而延长。

（2）冷洗涤方法：应采用中温（40~60℃）、低水位方式。对不耐热的医用织物如受热易变形的特殊织物（化纤、羊毛类织物），应选用水温≤60℃的冷洗涤方法处理。若在该环节选择对感染性织物实施消毒（灭菌）处理的，方法应按预洗环节感染性织物的预洗与消毒方法执行。

（五）去污渍

（1）局部的污渍处理应遵循"先干后湿，先碱后酸"的原则。

（2）不能确定污渍种类时，其局部的污渍处理可采取下列程序：

1）使用有机溶剂，如丙酮或75%乙醇。

2）使用洗涤剂。

3）使用酸性溶液，如氟化氢钠、氟化氢氨；若为小块斑渍，可使用氢氯酸溶液。

4）使用还原剂或脱色剂的温溶液（<40℃)，如连二亚硫酸钠或亚硫酸氢钠。

5）使用氧化剂，如次氯酸钠（液体漂白剂）或过氧化氢。

该洗涤程序应按顺序进行，每一步程序之间均应将被洗涤的织物充分过水。

（六）漂洗

（1）通过用水稀释的方法进行，为主洗去污的补充步骤。

（2）漂洗方法：应采用低水位方式，一般温度为65~70℃，每次漂洗时间不应低于3 min，每次漂洗间隔应进行一次脱水，漂洗次数应不低于3次。

（七）中和

（1）对最后一次漂洗时的水应进行中和；此过程应投放适量的中和剂。

（2）中和方法：应采用中、低水位方式，一般温度为45~55℃，时间为5 min；每次中和剂（包括中和酸剂、柔软剂等）的投放量应根据洗涤织物在脱水出机后用pH值试剂测试水中的结果而定，pH值偏高则加量，偏低则减量，中和后水中的pH值应为5.8~6.5。

六、医用织物储存要求

（1）使用后医用织物和清洁织物应分别存放于使用后医用织物接收区（间）和清洁织物储存发放区(间）的专用盛装容器、柜架内，并有明显标识；清洁织物存放架或柜应距地面高度20~25 cm，离墙5~10 cm，距天花板≥50 cm。

（2）使用后医用织物的暂存时间不应超过48 h；清洁织物存放时间过久，如发现有污渍、异味等感官问题应重新洗涤。

（3）使用后的医用织物每次移交后，应对其接收区（间）环境表面、地面进行清洁，并根据工作需要进行物表、空气消毒。

（4）清洁织物储存发放区（间）环境受到污染时应进行清洁、消毒。

第八节　医疗废物管理

一、医疗废物的定义

医疗废物是指医疗机构在医疗、预防、保健以及其他相关活动中产生的具有直接或者间接感染性、毒性以及其他危害性的废物。

二、医疗废物的分类

医疗废物分为五大类：感染性废物、病理性废物、损伤性废物、药物性废物、化学性废物。各类医疗废物的特征和常见组分见表3-8-1。

表 3-8-1　医疗废物分类目录

类别	特征	常见组分或者废物名称
感染性废物	携带病原微生物具有引发感染性疾病传播危险的医疗废物。	1.被患者血液、体液、排泄物污染的物品，包括： （1）棉球、棉签、引流棉条、纱布及其他各种敷料； （2）一次性使用卫生用品、一次性使用医疗用品及一次性使用医疗器械； （3）废弃的被服； （4）其他被患者血液、体液、排泄物污染的物品。
		2.医疗机构收治的隔离传染病患者或者疑似传染病患者产生的生活垃圾。
		3.病原体的培养基、标本和菌种、毒种保存液。
		4.各种废弃的医学标本。
		5.废弃的血液、血清。
		6.使用后的一次性使用医疗用品及一次性使用医疗器械视为感染性废物。

类别	特征	常见组分或者废物名称
病理性废物	诊疗过程中产生的人体废弃物和医学实验动物尸体等。	1.手术及其他诊疗过程中产生的废弃的人体组织、器官等。
		2.医学实验动物的组织、尸体。
		3.病理切片后废弃的人体组织、病理蜡块等。
损伤性废物	能够刺伤或者割伤人体的废弃的医用锐器。	1.医用针头、缝合针。
		2.各类医用锐器，包括：解剖刀、手术刀、备皮刀、手术锯等。
		3.载玻片、玻璃试管、玻璃安瓿等。
药物性废物	过期、淘汰、变质或者被污染的废弃的药品。	1.废弃的一般性药品，如抗菌药物、非处方类药品等。
		2.废弃的细胞毒性药物和遗传毒性药物，包括： （1）致癌性药物，如硫唑嘌呤、苯丁酸氮芥、萘氮芥、环孢霉素、环磷酰胺、苯丙氨酸氮芥、司莫司汀、三苯氧氨、硫替派等； （2）可疑致癌性药物，如顺铂、丝裂霉素、阿霉素、苯巴比妥等； （3）免疫抑制剂。
		3.废弃的疫苗、血液制品等。
化学性废物	具有毒性、腐蚀性、易燃易爆性的废弃的化学物品。	1.医学影像室、实验室废弃的化学试剂。
		2.废弃的过氧乙酸、戊二醛等化学消毒剂。
		3.废弃的汞血压计、汞温度计。

说明：

1.一次性使用卫生用品是指使用一次后即丢弃的，与人体直接或者间接接触的，并为达到人体生理卫生或者卫生保健目的而使用的各种日常生活用品。

2.一次性使用医疗用品是指临床用于患者检查、诊断、治疗、护理的指套、手套、吸痰管、阴道窥镜、肛镜、印模托盘、治疗巾、皮肤清洁巾、擦手巾、压舌板、臀垫等接触完整黏膜、皮肤的各类一次性使用医疗、护理用品。

3.一次性使用医疗器械指《医疗器械管理条例》及相关配套文件所规定的用于人体的一次性仪器、设备、器具、材料等物品。

4.医疗机构废弃的麻醉、精神、放射性、毒性等药品及其相关的废物的管理，依照有关法律、行政法规和国家有关规定、标准执行。

5.使用后的输液瓶不属于医疗废物。使用后的各种玻璃（一次性塑料）输液瓶（袋），未被患者血液、体液、排泄物污染的，不属于医疗废物，不必按照医疗废物进行管理，但这类废物回收利用时不能用于原用途，用于其他用途时应符合不危害人体健康的原则。

三、医疗废物的规范化管理

（一）医疗废物管理要求

（1）医疗机构应当建立、健全医疗废物管理责任制，其法定代表人或者主要负责人为第一责任人，切实履行职责，确保医疗废物的安全管理。

（2）医疗机构应当依据国家有关法律、法规、部门规章和规范性文件的规定，制定并落实医疗废物管理的规章制度、工作流程和要求、有关人员的工作职责及发生医疗机构内医疗废物流失、泄漏、扩散和意外事故的应急方案。

（3）医疗机构应当设置负责医疗废物管理的监控部门或者专（兼）职人员，负责指导、检查医疗废物分类收集、运送、暂时贮存及机构内处置过程中各项工作的落实情况；指导、检查医疗废物分类收集、运送、暂时贮存及机构内处置过程中的职业卫生安全防护工作；组织医疗废物流失、泄漏、扩散和意外事故发生时的紧急处理工作；组织有关医疗废物管理的培训工作；管理有关医疗废物登记和档案资料；及时分析和处理医疗废物管理中的其他问题。

（4）医疗机构应当根据医疗废物分类收集、运送、暂时贮存及机构内处置过程中所需要的专业技术、职业卫生安全防护和紧急处理知识等，制定相关工作人员的培训计划并组织实施。

（二）医疗废物的分类和收集要求

（1）医疗机构应当根据《医疗废物分类目录》，对医疗废物实施分类管理。按照以下要求，及时分类收集医疗废物：

1）根据医疗废物的类别，将医疗废物分别弃置于符合《医疗废物专用包装物、容器的标准和警示标识的规定》的包装物或者容器内，在盛装医疗废物前，应当对医疗废物包装物或者容器进行认真检查，确保无破损、渗漏和其他缺陷。

2）感染性废物、病理性废物、损伤性废物、药物性废物及化学性废物不能混合收集。少量的药物性废物可以混入感染性废物，但应当在标签上注明；废弃的麻醉、精神、放射性、毒性等药品及其相关的废物的管理，依照有关法律、行政法规和国家有关规定、标准执行；化学性废物中批量的废化学试剂、废消毒剂以及批量的含有汞的体温计、血压计等医疗器具报废时，应当交由获得省级生态环境部门"危险废物经营许可证"的危险废物集中处置单位处置。

3）医疗废物中病原体的培养基、标本和菌种、毒种保存液等高危险废物，应当首先在产生地点进行压力蒸汽灭菌或者化学消毒处理，然后按感染性废物收集处理。

4）隔离的传染病患者或者疑似传染病患者产生的医疗废物应当使用双层包装物，并及时分层密封；隔离的传染病患者或者疑似传染病患者产生的具有传染性的排泄物，应当按照国家规定严格消毒，达到国家规定的排放标准后方可排入污水处理系统。

5）弃置于黄色医疗废物专用包装袋或者容器内的感染性废物、病理性废物、损伤性废物不得取出。

（2）医疗机构内医疗废物产生地点应当有医疗废物分类收集方法的示意图或者文字说明。

（3）盛装的医疗废物达到包装物或者容器的3/4时，应当使用有效的封口方式，使包装物或者容器的封口紧实、严密。

（4）医疗废物包装物或者容器的外表面被感染性废物污染时，应当对被污染处进行消毒处理或者增加一层包装袋。

（5）盛装医疗废物的每个包装物、容器外表面应当有警示标识，在每个包装物、容器上应当系中文标签，标签内容包括：医疗废物产生单位、产生部门、产生日期、类别及需要的特别说明等。

（6）新发呼吸道传染病疫情期间，医疗机构根据届时国家发布的规定要求，加强医疗废物管理。

（三）医疗废物的转运和贮存要求

（1）运送人员每天从医疗废物产生地点将分类包装的医疗废物按照规定的时间和路线运送至内部指定的暂时贮存地点。在运送医疗废物前，应当检查包装物或者容器的标识、标签及封口是否符合要求，不得将不符合要求的医疗废物运送至暂时贮存地点。运送医疗废物时，应当防止造成包装物或容器破损和医疗废物的流失、泄漏和扩散，并防止医疗废物直接接触身体。

（2）运送医疗废物应当使用防渗漏、防遗撒、无锐利边角、易于装卸和清洁的专用运送工具。每天运送结束后，对运送工具进行清洁和消毒。

（3）医疗机构应当建立医疗废物暂时贮存设施、设备，不得露天存放医疗废物；医疗废物暂时贮存的时间不得超过2 d。

（4）医疗机构建立的医疗废物暂时贮存设施、设备应达到以下要求：①远离医疗区、食品加工区、人员活动区和生活垃圾存放场所，方便医疗废物运送人员及运送工具、车辆的出入；②有严密的封闭措施，设专（兼）职人员管理，防止非工作人员接触医疗废物；③有防鼠、防蚊蝇、防蟑螂的安全措施；④防止渗漏和雨水冲刷；⑤易于清洁和消毒；⑥避免阳光直射；⑦设有明显的医疗废物警示标识和"禁止吸烟、饮食"的警示标识。

（5）医疗废物暂存处暂时贮存病理性废物，应当具备低温贮存或者防腐条件。

（6）医疗机构应当对医疗废物进行登记，登记内容应当包括医疗废物的来源、种类、重量或者数量、交接时间、最终去向以及经办人签名等项目。登记资料至少保存3年（河南省保存4年）。

（7）新发呼吸道传染病患者产生的医疗废物宜在暂存间单独设置区域存放，尽快交由取得县级以上人民政府生态环境保护行政主管部门许可的医疗废物集中处置单位处置。依照危险废物转移联单制度填写和保存转移联单，医疗废物产生部门、运送人员、暂存处工作人员以及医疗废物处置单位转运人员之间，要分别进行登记交接。新发呼吸道传染病疫情期间应增加医疗废物暂存间地面清洁消毒频次，医疗废物转交出去后，应当及时对医疗废物暂存间、设备、设施及时进行再次清洁和消毒处理。

（8）禁止医疗机构及其工作人员转让、买卖医疗废物。禁止在非收集、非暂时贮存地点倾倒、堆放医疗废物，禁止将医疗废物混入其他废物和生活垃圾。

第四章
相关诊疗区域布局与管理

第一节　门急诊预检分诊管理

预检分诊是医疗机构门诊和急诊科（以下简称门急诊）对就诊患者进行初筛，合理引导就医，及时发现传染病风险，控制传染病疫情，防止医疗机构感染的有效手段。

一、设置与配置

（1）医疗机构应当严格落实《医疗机构传染病预检分诊管理办法》等有关要求，在靠近门诊、急诊科入口处规范设置预检分诊点（处）。必要时，设立相对独立的针对特定传染病的预检分诊点（处），引领就诊患者首先到预检分诊点（处）进行预检，初步排除呼吸道传染病后，再到相应的普通科室就诊。

（2）预检分诊点（处）应做到标识明确、相对独立、通风良好和流程合理，具备消毒隔离条件。不得采用导医台代替预检分诊点（处）。

（3）预检分诊点（处）应配备红外线测温仪（枪）/体温计，手卫生设施与用品，个人防护用品（医用外科口罩等）和消毒产品、医疗废物装放容器等。

二、管理要求

（1）落实《医疗机构传染病预检分诊管理办法》《互联网诊疗管理办法（试行）》《医疗机构门急诊医院感染管理规范》等相关要求，做好患者的分流和风险管控。

（2）依据国家相关要求，根据本机构的服务特性制定并严格执行门（急）诊传染病预检分诊、感染防控、清洁消毒、隔离等相关制度、流程、措施、应急预案和流程等。

（3）应根据传染病的流行季节、周期和流行趋势，或者在接到国家卫生健康委和省人民政府发布的特定传染病预警信息后，按照当地卫生健康行政部门的要求，加强特定传染病的预检分诊工作，并对所有进入医疗机构人员实施"健康扫码"。

（4）加强预检分诊点（处）能力建设，指派有专业能力和经验的感染性疾病科或相关专业的医师，充实预检分诊力量，对就诊人员进行初筛，将发热患者引领到呼吸道发热门诊就诊，及时发现传染病风险，有效利用医疗资源，提高工作效率。

（5）有条件的可结合预约诊疗工作，开展先线上后现场的两次预检分诊。

（6）门诊预检分诊点（处）医护人员承担正常工作时间的预检分诊工作，急诊科预检分诊点（处）医护人员应实行24 h负责制。亦可通过预约挂号、挂号时询问、咨询台咨询、急诊接诊询问等多种方式对患者开展传染病的预检分诊。合理分流患者，避免预检分诊点（处）人群聚集。

（7）严格落实首诊负责制。

（8）医师在接诊过程中，应当注意询问患者的流行病学史、职业史，结合患者的主诉、病史、症状和体征等，对就诊患者预检分诊，判断其罹患传染病的可能性。

（9）医护人员做好预检分诊患者基本情况登记，有条件的可实施信息系统录入。应做到登记项目齐全、内容翔实。登记内容见表4-1-1。

（10）对预检分诊点（处）检出的发热患者，应立即为患者及陪同人员提供医用外科口罩，并指导其正确佩戴。详细追问流行病学史，判断其罹患呼吸道传染病的可能性。对可能罹患呼吸道传染病的患者，应立即由专人陪同，并按照指定路线（室外距离最短、接触人员最少的原则）引领至呼吸道发热门诊就诊。对虽无发热症状但呼吸道等症状明显、罹患传染病可能性大的患者，也要进一步详细追问其流行病学史，引领至呼吸道发热门诊就诊。未设呼吸道发热门诊的医疗机构应安排专人、专车将患者转运至设有呼吸道发热门诊的医疗机构就诊。同时应对预检分诊点（处）采取必要的消毒措施。

（11）对无发热和（或）呼吸道症状、无流行病学史的患者，指引其到普通门诊就诊。

（12）对呼吸道等特殊传染病患者或者疑似患者，应当依法采取隔离或者控制传播措施，并按照规定对患者的陪同人员和其他密切接触人员采取医学观察和其他必要的预防措施。转诊传染病患者或疑似传染病患者时，应当按照当地卫生健康行政部门的规定使用专用车辆。

（13）预检分诊点（处）与呼吸道发热门诊，在诊疗流程上应当有效衔接。

应制定并张贴或摆放患者就诊流程及门急诊预检分诊流程图。患者就诊流程见图4-1-1。门诊预检分诊流程见图4-1-2。急诊检诊（预检）分诊流程见图4-1-3。

（14）医护人员在预检分诊工作的全过程中，应严格执行标准预防措施，应规范着装，正确选择和穿戴医用防护用品、医用外科（防护）口罩，正确实施手卫生。根据传染病的流行季节、周期及国家卫生健康委和省人民政府发布特定传染病预警信息，规范穿戴个人防护用品。门诊预检分诊医护人员着装流程见图4-1-4、图4-1-5。

（15）工作结束后，对预检分诊点（处）及周边环境等进行终末清洁消毒处理。

（16）急诊科应制定并执行急诊预检分诊流程，除上述要求外，还应参照"急诊检诊（分诊）流程"做到：

1）急诊科可设立缓冲区域，按要求合理设置隔离病室或隔离区域，对需要急诊急救治疗且不能排除新冠肺炎的患者可按照疑似患者就地隔离、救治和防护，保证患者和医务人员安全。

2）检诊分诊护士应根据患者病情危重程度及需要急诊救治情况，分别安置患者在不同区域救治。①Ⅰ级（濒危）、Ⅱ级（危重）患者、无发热和（或）呼吸道症状、无流行病学史的，立即送入抢救室进行抢救。有发热和（或）呼吸道症状、有流行病学史的，将患者安置于急诊隔离病室或隔离区域进行抢救。②Ⅲ级（急症）、Ⅳ级（非急症）患者、无发热和（或）呼吸道症状、无流行病学史的，按照分诊级别给予相应救治。有发热和（或）呼吸道症状、有流行病学史的，指导患者（含陪同人员）正确戴医用外科口罩。Ⅲ级（急症）患者，将其安置于隔离病室或隔离区域进行治疗，病情稳定后，安排专人按照指定路线将患者引领至呼吸道发热门诊就诊；Ⅳ级（非急症）患者，安排专人按照指定路线将患者引领至呼吸道发热门诊就诊。

3）医护人员严格执行标准预防措施，应规范着装、正确选择和佩戴医用外科（防护）口罩、正确实施手卫生。在标准预防的基础上，根据诊疗操作的风险高低实施额外防护。实施急诊气管插管等职业暴露风险较高的诊疗措施时，应根据疾病的传播途径（飞沫传播、空气传播、接触传播），在标准预防的基础上，采取相应传播途径的隔离与预防。

4）采取设置等候区、患者排队候诊、缴费设置"一米线"的方式，保持患者间距，避免人群聚集。

5）合理安排每位患者就诊时间，严格执行"一人一诊一室"，并做好内部消毒、环境卫生，防止交叉感染。

6）诊疗区域应当保持良好的通风，并定时清洁消毒。

表 4-1-1 _____ 医院预检分诊患者基本情况登记表 202__ 年

序号	日期	时间	姓名	性别	年龄	体温（℃）	流行病学史	症状	初诊	复诊	初步诊断	现住址	联系方式	身份证号	来院方式	去向	分诊人员	引领人员

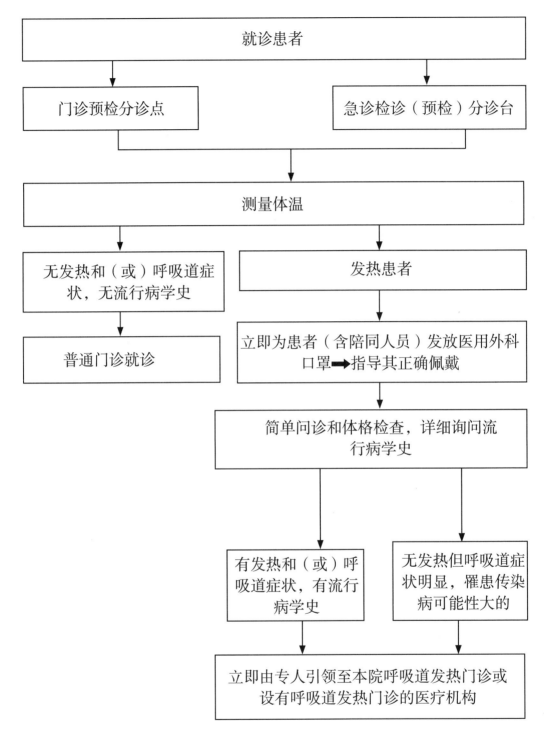

图 4-1-1　患者就诊流程（参考）

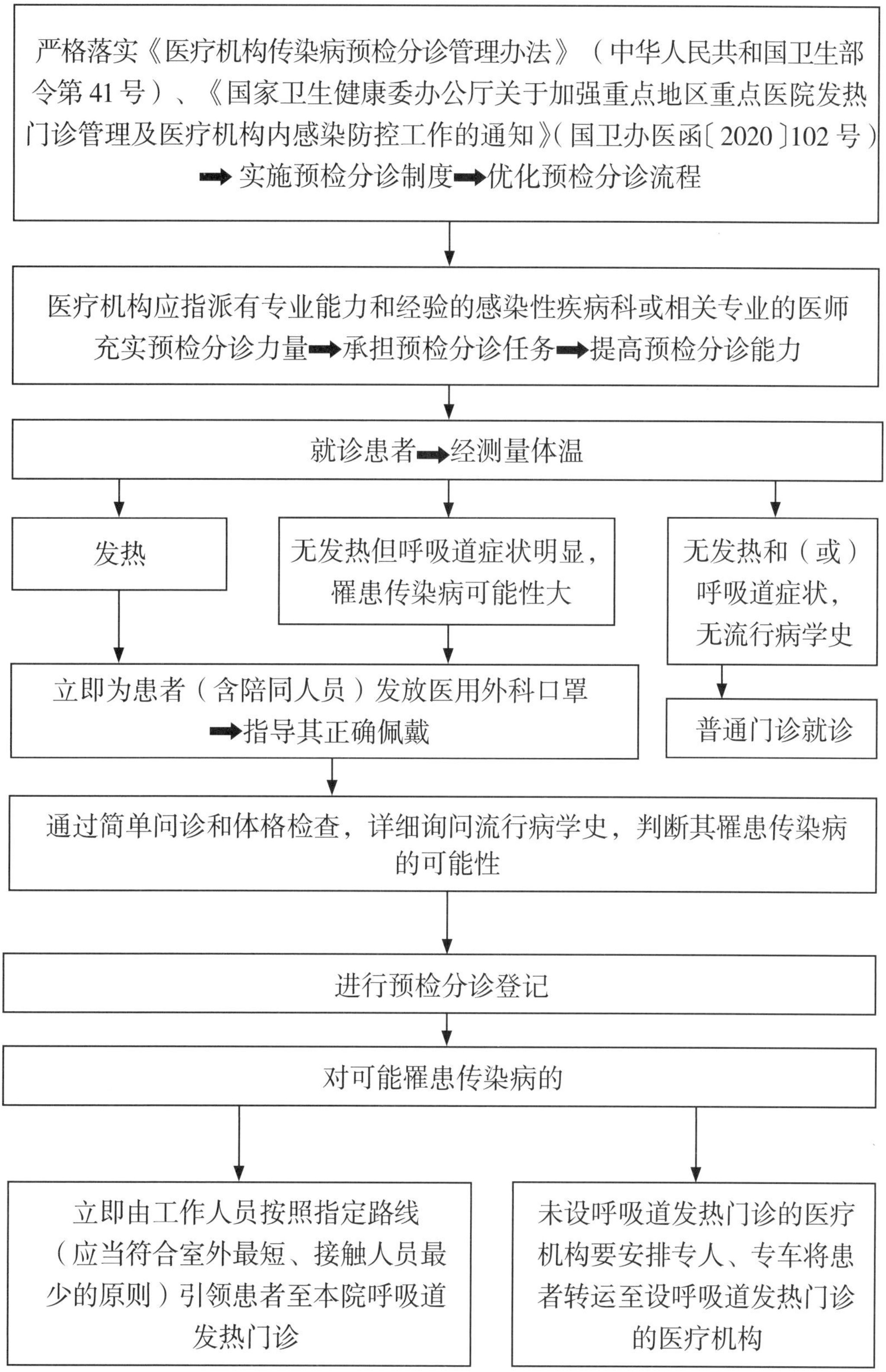

严格落实《医疗机构传染病预检分诊管理办法》（中华人民共和国卫生部令第41号）、《国家卫生健康委办公厅关于加强重点地区重点医院发热门诊管理及医疗机构内感染防控工作的通知》(国卫办医函〔2020〕102 号) ➡ 实施预检分诊制度➡优化预检分诊流程

医疗机构应指派有专业能力和经验的感染性疾病科或相关专业的医师充实预检分诊力量➡承担预检分诊任务➡提高预检分诊能力

就诊患者➡经测量体温

发热

无发热但呼吸道症状明显，罹患传染病可能性大

无发热和（或）呼吸道症状，无流行病学史

立即为患者（含陪同人员）发放医用外科口罩➡指导其正确佩戴

普通门诊就诊

通过简单问诊和体格检查，详细询问流行病学史，判断其罹患传染病的可能性

进行预检分诊登记

对可能罹患传染病的

立即由工作人员按照指定路线（应当符合室外最短、接触人员最少的原则）引领患者至本院呼吸道发热门诊

未设呼吸道发热门诊的医疗机构要安排专人、专车将患者转运至设呼吸道发热门诊的医疗机构

图 4-1-2　门诊预检分诊流程（参考）

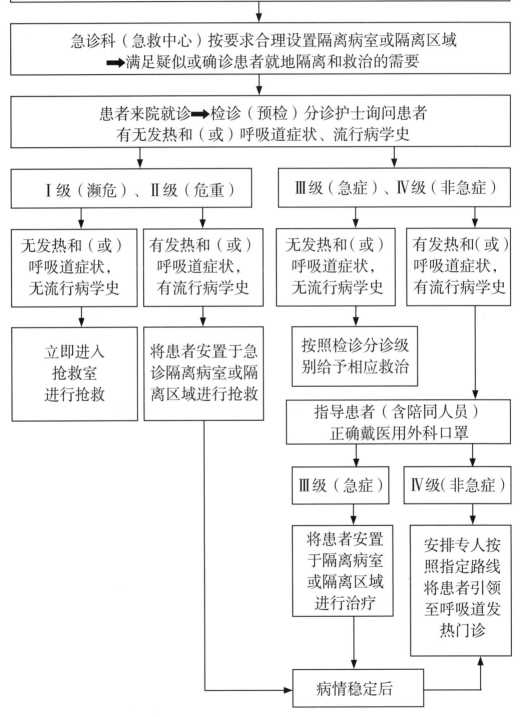

图 4-1-3　急诊检诊（预检）分诊流程（参考）

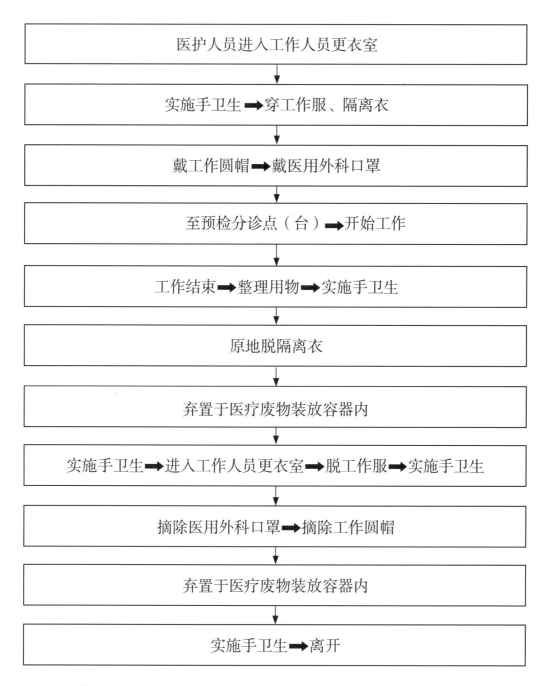

注：门诊预检分诊医护人员可使用手套，但须正确佩戴和脱摘，注意及时更换手套。戴手套不能取代手卫生。

图 4-1-4　门诊预检分诊医护人员着装流程（参考）

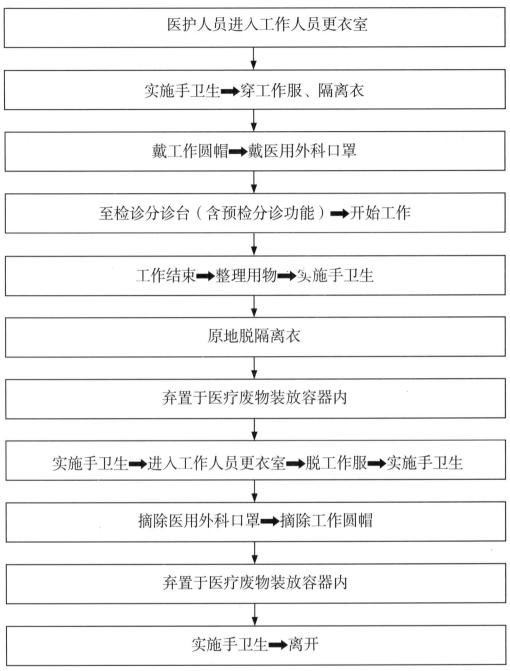

注：急诊检诊（预检）分诊医护人员可使用手套，须正确佩戴和脱摘，注意及时更换手套。禁止戴手套离开诊疗区域。戴手套不能取代手卫生。

图 4-1-5　急诊检诊（预检）分诊医护人员着装流程（参考）

第二节 门诊诊室管理

一、普通门诊

（一）设置与配置

（1）应设置候诊区及分诊台，合理分诊，避免候诊区人群聚集。保持候诊区通风良好，环境清洁卫生。

（2）分诊台应配备体温计（枪）、个人防护用品（医用外科口罩）、手消毒剂和消毒产品等，以便随时取用。

（3）可采用电子叫号、预约挂号、分层挂号收费等方式。

（4）宜设置传染病相关防治知识宣传专栏或电子显示屏等，开展对候诊患者（含陪同人员）的宣教，提升其防控意识。

（5）单人间诊室的开间净尺寸≥2.5 m，使用面积≥8.0 m^2。各诊室物品、仪器、设备、设施等配置应满足本专业诊疗工作需要。

（6）每间诊室应设置流动水洗手池、非触摸式水龙头开关，配置洗手液、干手纸巾、内衬生活垃圾袋的脚踏式带盖生活垃圾桶等，粘贴手卫生流程示意图等。

（二）管理要求

（1）依据国家相关要求，制定或修订并严格执行门诊分诊、感染防控、清洁消毒、隔离等相关制度、流程、措施和应急预案等。

门诊分诊感染防控流程见图4-2-1。

门诊分诊护士、导医导诊人员感染防控流程见图4-2-2。

门诊候诊患者感染防控流程见图4-2-3。

门诊诊室感染防控流程见图4-2-4。

（2）医院应根据各科室实际工作需要安排门诊分诊、导诊护士。疫情防控期间，增加分诊护士、导医导诊人员或志愿者，实行弹性排班制。

（3）医护人员严格执行标准预防措施，应规范着装，正确选择和佩戴医用外科口罩，正确实施手卫生。在标准预防的基础上，根据诊疗操作的风险高低实施额外防护。

（4）医护人员进入更衣室，实施手卫生，穿工作服，戴工作圆帽和医用外科口罩。分诊护士到达分诊区开始工作前，戴好乳胶手套，分别对分诊台及周边环境进行清洁、消毒。脱去乳胶手套，弃置于医疗废物装放容器内。实施手卫生，开始工作。

（5）候诊区应建立并执行患者检诊分诊工作要求。分诊护士详细询问就诊患者有无发热和（或）有无呼吸道症状、流行病学史。无发热和（或）呼吸道症状、无流行病学史的患者，在候诊区候诊；有发热和（或）有呼吸道症状、有流行病学史的患者，指导其（含陪同人员）正确佩戴医用外科口罩，立即安排专人（导医导诊人员或志愿者等）将患者引领至预检分诊点（处）或呼吸道发热门诊。

（6）可通过互联网在线咨询，重点询问是否存在发热、咳嗽等呼吸道疾病症状、体征，以及流行病学史，为患者提供分时段预约诊疗，减少现场挂号就诊人数。有条件的可结合预约诊疗工作，开展先线上、后现场的两次预检分诊。

（7）加强门诊候诊区域管控，严格控制诊间加号，指导患者错峰就诊，优先安排预约诊疗患者就诊，指导候诊患者（含陪同人员）正确佩戴口罩，按序候诊，做到候诊患者之间保持≥1 m的间距。候诊患者若突发心慌、胸闷等不适，立即优先安排就诊或转急诊科。

（8）严格执行"一人一诊一室"。

（9）医师详细询问就诊患者有无发热和（或）呼吸道症状、流行病学史。应做好患者相关信息登记，确保项目齐全、内容翔实，见表4-2-1。听诊器每次使用后，其胸件采用75%乙醇棉片或棉球擦拭消毒。诊疗每位患者后，规范实施手卫生。

（10）呼吸道传染病疫情期间，对于符合条件的慢性病、老年病患者，视病情可适当延长处方时间，鼓励互联网医院开展线上复诊，鼓励医疗机构开展线上咨询和就医指导，并做好药品的供应保障，减少患者来院就诊次数。

（11）保持候诊区、诊室空气新鲜。根据季节、室外风力和气温，适时进行通风。保持环境物体表面、地面清洁。采用湿式清洁法定时进行清洁、消毒，被污染时及时清洁并消毒。当被患者的呼吸道分泌物、排泄物、呕吐物污染地面或物体表面时，应及时清除污染物，并进行清洁消毒处理。

（12）工作结束后，对候诊区、分诊台及周边环境等进行终末清洁消毒处理。实施手卫生，摘除医用外科口罩、工作圆帽，弃置于医疗废物装放容器内。进入更衣室，脱工作服，实施手卫生。

空气消毒流程见图4-2-5。

环境、物体表面清洁消毒流程见图4-2-6。

二、呼吸内科门诊

（一）设置与配置

（1）候诊区应设置分诊台，合理分诊，避免候诊区人群聚集。保持候诊区通风良好，环境清洁卫生。

（2）分诊台应配备体温计（枪）、手消毒剂、个人防护用品（医用外科口罩等）和消毒产品等，以便随时取用。

（二）管理要求

（1）依据国家相关要求，制定或修订并严格执行呼吸科门诊的分诊、感染防控、清洁消毒、隔离等相关制度、流程、措施、应急预案等。

呼吸内科门诊感染防控流程见图4-2-7。

（2）应落实《医疗机构传染病预检分诊管理办法》《互联网诊疗管理办法》等要求，做好患者的分流和风险管控。

（3）可通过互联网在线咨询，重点询问是否存在发热、咳嗽等呼吸道疾病症状体征，以及流行病学史，为患者提供分时段预约诊疗，减少现场挂号就诊人数。

（4）严格控制诊间加号，指导患者错峰就诊，优先安排预约诊疗患者就诊，指导候诊患者（含陪同人员）正确佩戴口罩，按序候诊，做到候诊患者之间保持≥1 m的间距。候诊患者若突发心慌、胸闷等不适，立即优先安排就诊或转急诊科。

（5）对有呼吸道症状的患者，病情允许时，应指导其佩戴医用外科口罩。指导患者呼吸道卫生及咳嗽礼仪等相关知识。

（6）对候诊患者中怀疑罹患呼吸道传染病的，应当立即引领至呼吸道发热门诊就诊。对虽无发热症状，但呼吸道等症状明显，罹患传染病可能性大的，也要经医师进一步详细追问流行病学史，并引领至呼吸道发热门诊就诊。同时对候诊区及诊室采取必要的消毒措施。

（7）合理安排患者就诊，执行"一人一诊一室"，医护人员应与患者保持≥1 m的间距。

（8）医师详细询问就诊患者有无发热和（或）呼吸道症状、流行病学史。呼吸道传染病疫情期间，对于符合条件的慢性病、老年病患者，处方用量可以适当延长，减少患者来院就诊次数。听诊器每次使用后，其胸件采用75%乙醇棉片或棉球擦等有效消毒剂擦拭消毒。

（9）应建立并执行门诊患者基本情况登记工作，做到登记项目齐全、内容翔实。

（10）医务人员严格执行标准预防措施，根据标准预防的原则选用个人防护用品，规范着装，正确选择和佩戴医用外科（防护）口罩，正确实施手卫生。疫情期间，根据诊疗操作的风险高低实施额外防护。

（11）疫情防控期间，结合实际增加医师、分诊护士等。

（12）当被患者的呼吸道分泌物、排泄物、呕吐物污染地面或物体表面时，及时清除污染物，并进行清洁消毒处理。

（13）工作结束后，对候诊区、分诊台及周边环境等进行终末清洁消毒处理。

三、口腔科门诊

除满足普通门诊科室要求外，还应符合以下要求：

（一）设置与配置

（1）口腔诊疗区域和口腔诊疗器械清洗、消毒区域应当分开，布局合理，能够满足诊疗工作和口腔诊疗器械清洗、消毒工作的基本需要。

（2）设1台口腔综合治疗台的，建筑面积≥30 m²；设2台以上口腔综合治疗台的，每台建筑面积≥25 m²。

（3）诊查单元每椅中距≥1.8 m，椅中心距墙≥1.2 m。

（4）诊室中每张口腔综合治疗台净使用面积≥9 m²。

（5）房屋设置应符合卫生学布局及流程。镶复室应有良好的通风。

（二）管理要求

（1）医务人员根据风险级别合理选用防护用品，实施手卫生，戴工作圆帽、医用外科口罩或医用防护口罩，穿隔离衣或医用防护服，戴护目镜或防护面屏，戴医用无菌乳胶手套。

（2）疫情期间，对每位急诊就诊患者测量体温，详细询问就诊患者有无发热和（或）呼吸道症状、流行病学史。

1）无发热和（或）呼吸道症状、无流行病学史，按常规诊疗操作。

2）有发热和（或）呼吸道症状、有流行病学史，指导患者（含陪同人员）正确佩戴医用外科口罩，实施急诊操作。

3）急诊诊疗操作结束后：①安排专人将患者引领至预检分诊点（处）或呼吸道发热门诊。②重复使用的口腔科诊疗器械、器具、物品等经预处理后，交由CSSO统一回收处理；本科室负责处理的，严格执行《口腔器械消毒灭菌技术操作规范》（WS 506—2016）相关要求。③保洁人员穿隔离衣，戴工作圆帽、医用外科口罩、乳胶手套对牙椅、物体表面及周边环境进行终末清洁消毒。诊室牙椅、物体表面、地面用浸有含有效氯1000 mg/L的消毒液擦拭布巾、地巾擦拭（一块布巾只能擦拭一个物体表面），作用30 min后，使用清水擦拭干净。④诊室开窗通风30 min后，关闭门窗，采用循环风空气消毒器或紫外线等进行空气消毒。

口腔科门诊感染防控流程见图4-2-8。

四、儿科门诊

除满足普通门诊科室要求外，还应符合分区域设置普通儿童门诊（诊室）和发热诊室要求。

儿科门诊感染防控流程见图4-2-9。

五、产科门诊

除满足普通门诊科室要求外，还应符合以下要求：

（1）结合实际为产科门诊等设置独立进出通道，必要时适当调整产检时间。

（2）利用宣传专栏、电子显示屏等对孕产妇开展疫情防控知识宣教，积极开展"线上问诊"等互联网服务在线咨询及指导，避免人员聚集。

产科门诊感染防控流程见图4-2-10。

表 4-2-1　_____医院预检分诊患者基本情况登记表　　202__ 年

序号	日期	时间	就诊卡号	姓名	性别	年龄	体温（℃）	职业	流行病学史	主要症状	初诊	复诊	辅助检查结果	初步诊断	现住址	联系方式	身份证号	患者来源	去向	接诊医师

注：患者来源是指由本院预检分诊、急诊预检分诊，自行来院或者由其他医疗机构转人（请注明医疗机构名称，如 × × 医院，× × 乡镇卫生院，× × 社区卫生服务中心）。

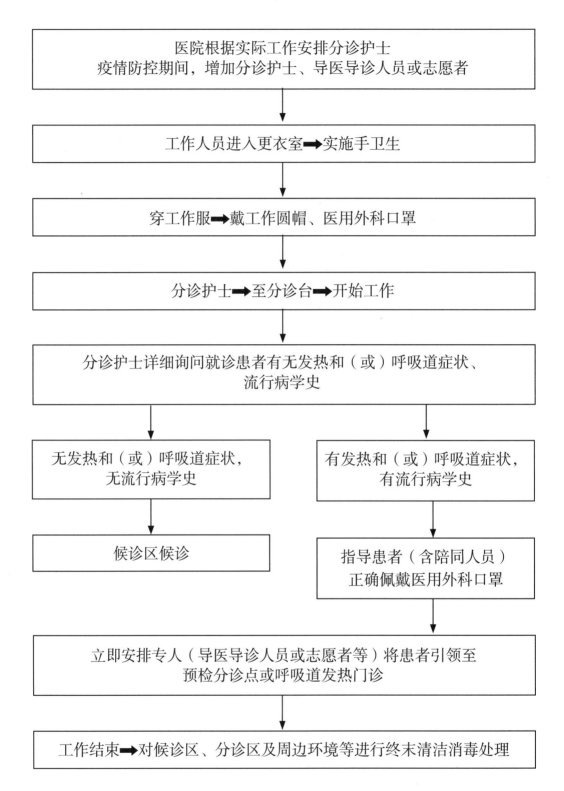

医院根据实际工作安排分诊护士
疫情防控期间，增加分诊护士、导医导诊人员或志愿者

工作人员进入更衣室➡实施手卫生

穿工作服➡戴工作圆帽、医用外科口罩

分诊护士➡至分诊台➡开始工作

分诊护士详细询问就诊患者有无发热和（或）呼吸道症状、流行病学史

无发热和（或）呼吸道症状，无流行病学史

有发热和（或）呼吸道症状，有流行病学史

候诊区候诊

指导患者（含陪同人员）正确佩戴医用外科口罩

立即安排专人（导医导诊人员或志愿者等）将患者引领至预检分诊点或呼吸道发热门诊

工作结束➡对候诊区、分诊区及周边环境等进行终末清洁消毒处理

图 4-2-1　门诊分诊感染防控流程（参考）

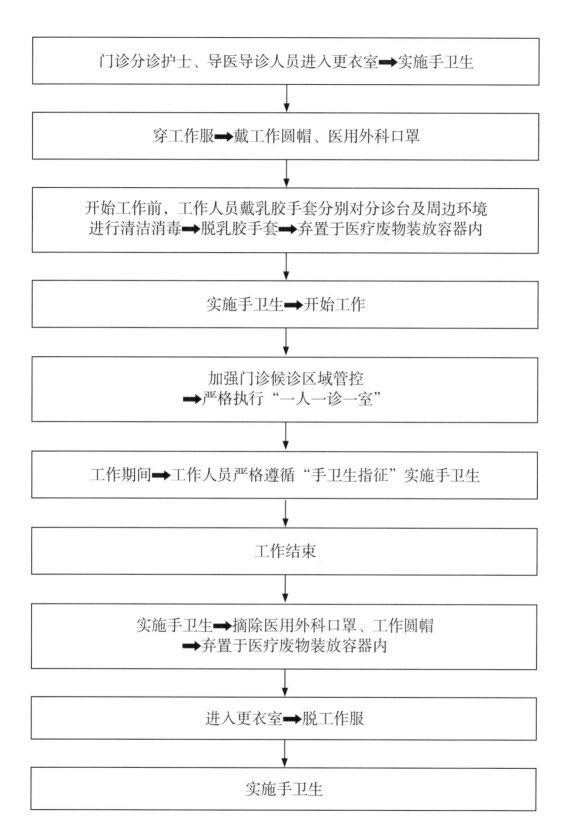

图 4-2-2 门诊分诊护士、导医导诊人员感染防控流程（参考）

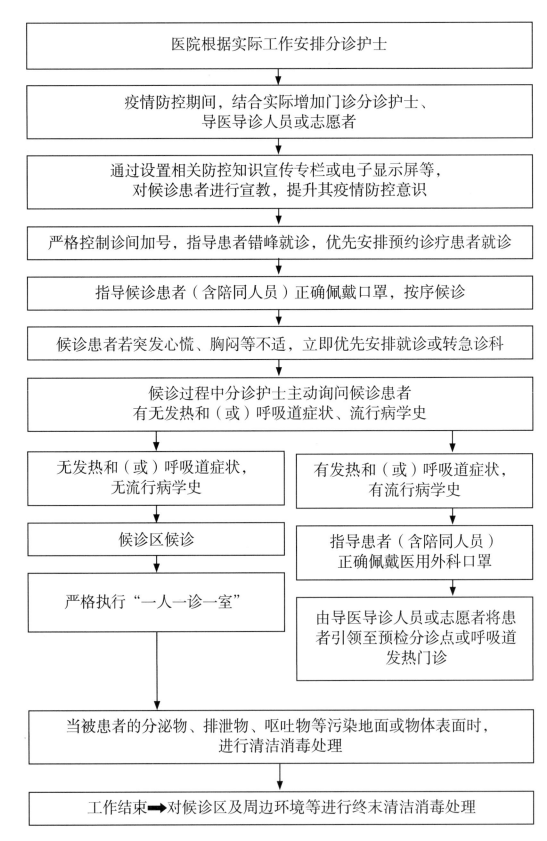

图4-2-3 门诊候诊患者感染防控流程（参考）

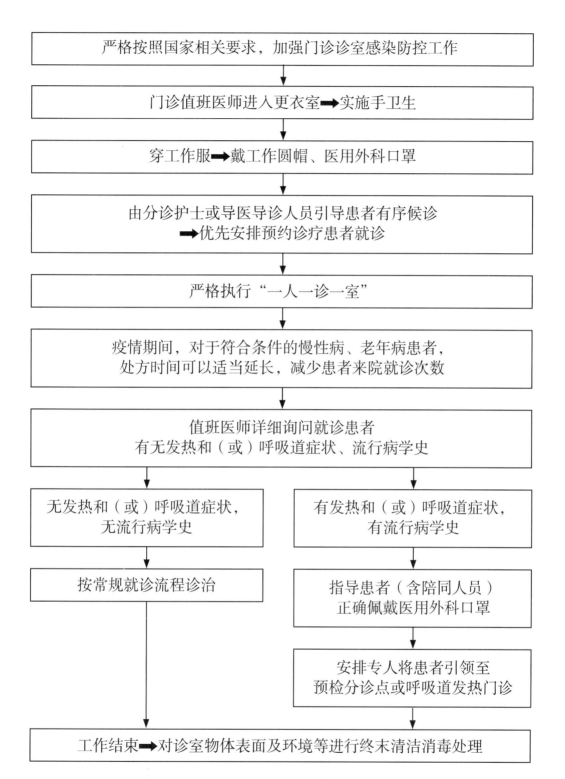

图 4-2-4　门诊诊室感染防控流程（参考）

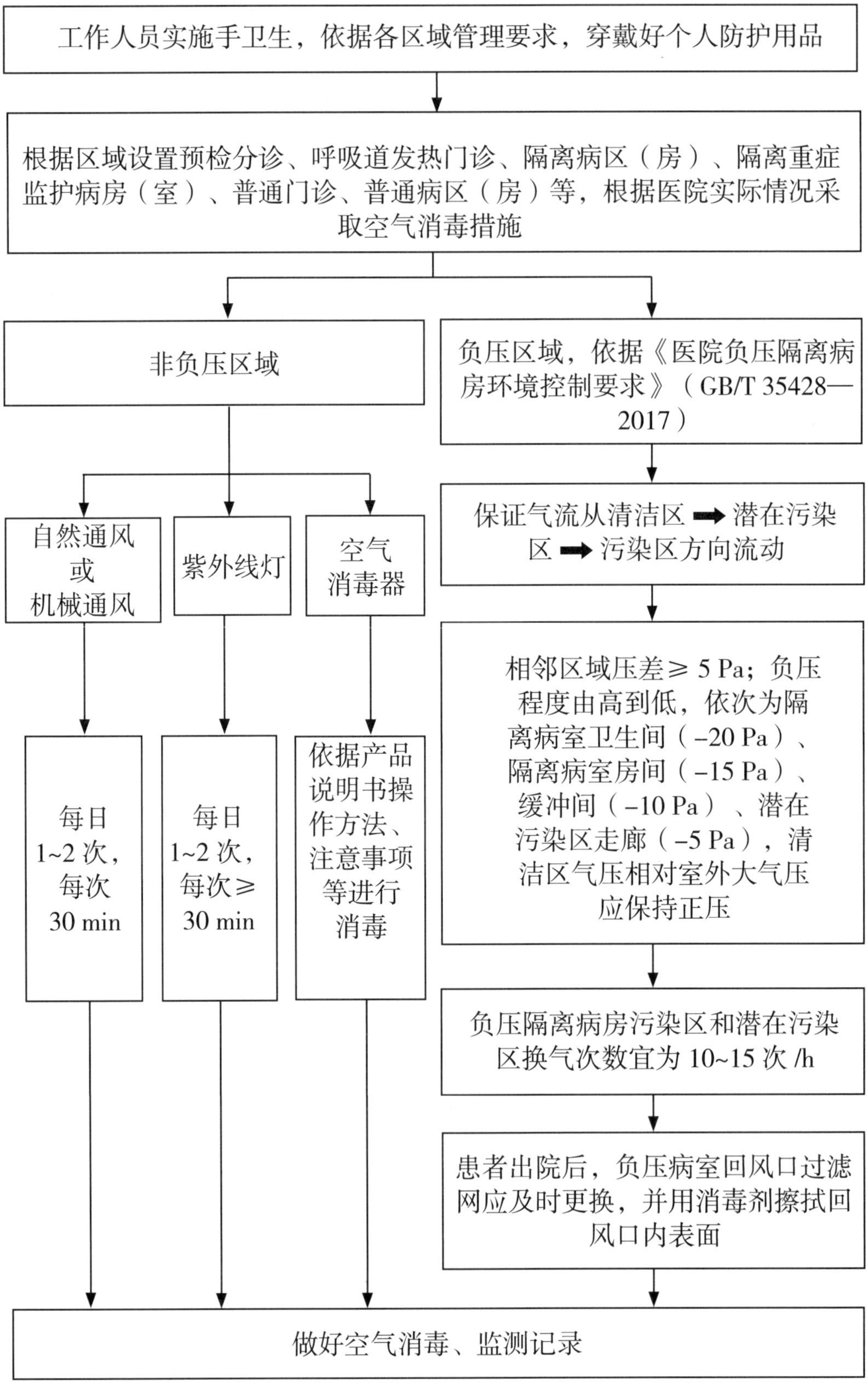

工作人员实施手卫生，依据各区域管理要求，穿戴好个人防护用品

↓

根据区域设置预检分诊、呼吸道发热门诊、隔离病区（房）、隔离重症监护病房（室）、普通门诊、普通病区（房）等，根据医院实际情况采取空气消毒措施

┌─────────────────────────┬─────────────────────────┐

非负压区域

负压区域，依据《医院负压隔离病房环境控制要求》（GB/T 35428—2017）

↓

保证气流从清洁区 ➡ 潜在污染区 ➡ 污染区方向流动

┌──────────┬──────────┬──────────┐

| 自然通风或机械通风 | 紫外线灯 | 空气消毒器 |

↓

相邻区域压差 ≥ 5 Pa；负压程度由高到低，依次为隔离病室卫生间（-20 Pa）、隔离病室房间（-15 Pa）、缓冲间（-10 Pa）、潜在污染区走廊（-5 Pa），清洁区气压相对室外大气压应保持正压

| 每日1~2次，每次30 min | 每日1~2次，每次≥30 min | 依据产品说明书操作方法、注意事项等进行消毒 |

↓

负压隔离病房污染区和潜在污染区换气次数宜为 10~15 次/h

↓

患者出院后，负压病室回风口过滤网应及时更换，并用消毒剂擦拭回风口内表面

↓

做好空气消毒、监测记录

图 4-2-5 空气消毒流程（参考）

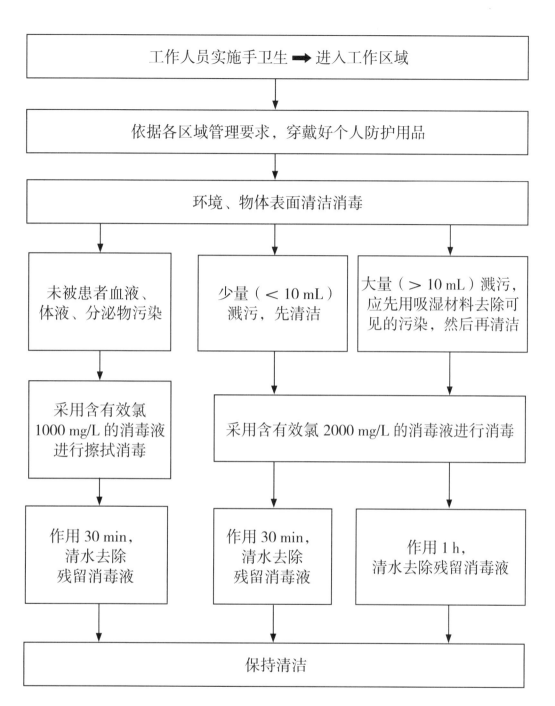

注：1.一块擦拭布巾只能擦拭一个物体表面。
    2.消毒剂使用方法参照产品使用说明书。

图 4-2-6 环境、物体表面清洁消毒流程（参考）

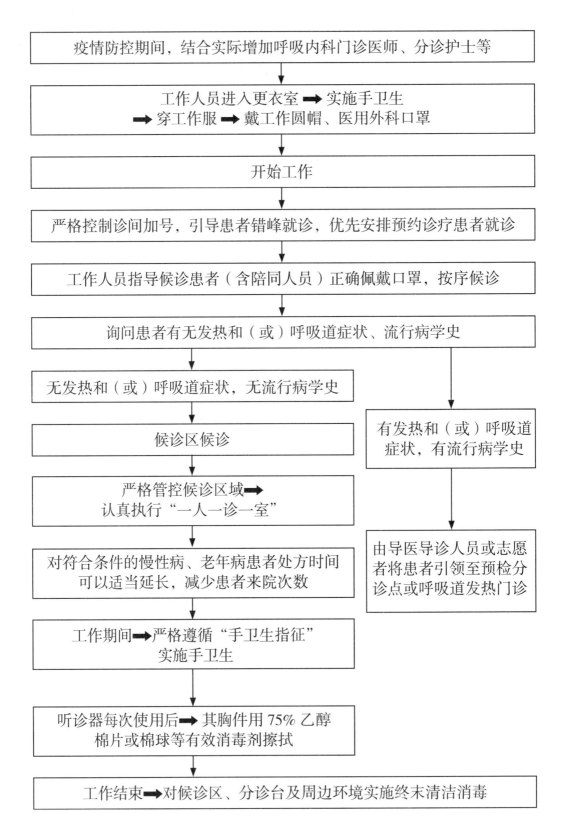

图 4-2-7　呼吸内科门诊感染防控流程（参考）

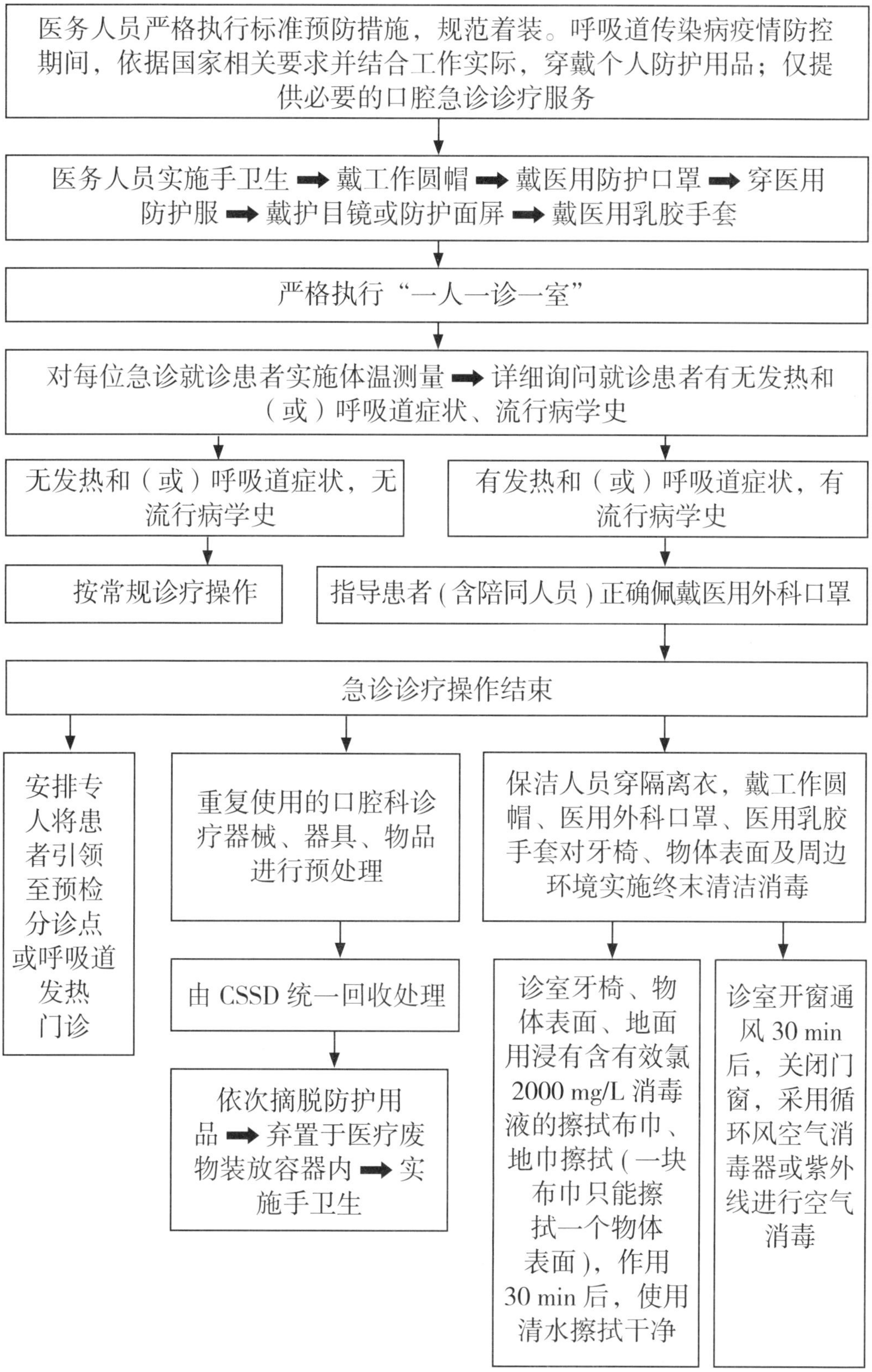

医务人员严格执行标准预防措施，规范着装。呼吸道传染病疫情防控期间，依据国家相关要求并结合工作实际，穿戴个人防护用品；仅提供必要的口腔急诊诊疗服务

↓

医务人员实施手卫生 ➡ 戴工作圆帽 ➡ 戴医用防护口罩 ➡ 穿医用防护服 ➡ 戴护目镜或防护面屏 ➡ 戴医用乳胶手套

↓

严格执行"一人一诊一室"

↓

对每位急诊就诊患者实施体温测量 ➡ 详细询问就诊患者有无发热和（或）呼吸道症状、流行病学史

无发热和（或）呼吸道症状，无流行病学史	有发热和（或）呼吸道症状，有流行病学史
按常规诊疗操作	指导患者（含陪同人员）正确佩戴医用外科口罩

↓

急诊诊疗操作结束

↓

安排专人将患者引领至预检分诊点或呼吸道发热门诊	重复使用的口腔科诊疗器械、器具、物品进行预处理	保洁人员穿隔离衣，戴工作圆帽、医用外科口罩、医用乳胶手套对牙椅、物体表面及周边环境实施终末清洁消毒
	由 CSSD 统一回收处理	诊室牙椅、物体表面、地面用浸有含有效氯 2000 mg/L 消毒液的擦拭布巾、地巾擦拭（一块布巾只能擦拭一个物体表面），作用 30 min 后，使用清水擦拭干净
	依次摘脱防护用品 ➡ 弃置于医疗废物装放容器内 ➡ 实施手卫生	诊室开窗通风 30 min 后，关闭门窗，采用循环风空气消毒器或紫外线进行空气消毒

图 4-2-8　口腔科门诊感染防控流程（参考）

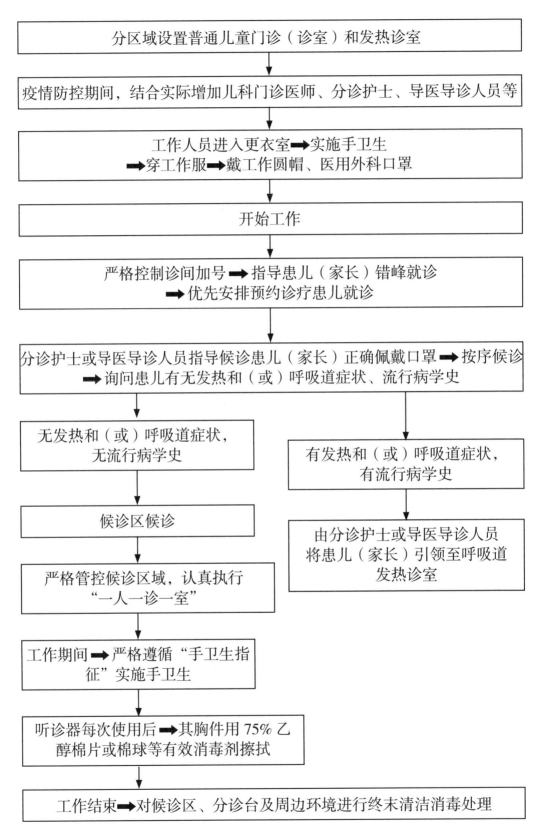

图 4-2-9 儿科门诊感染防控流程（参考）

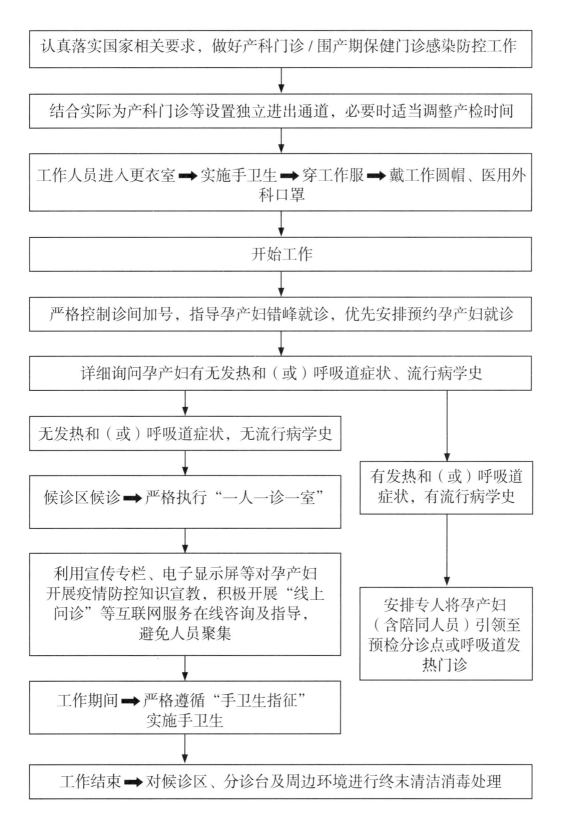

认真落实国家相关要求，做好产科门诊 / 围产期保健门诊感染防控工作

结合实际为产科门诊等设置独立进出通道，必要时适当调整产检时间

工作人员进入更衣室 ➡ 实施手卫生 ➡ 穿工作服 ➡ 戴工作圆帽、医用外科口罩

开始工作

严格控制诊间加号，指导孕产妇错峰就诊，优先安排预约孕产妇就诊

详细询问孕产妇有无发热和（或）呼吸道症状、流行病学史

无发热和（或）呼吸道症状，无流行病学史

候诊区候诊 ➡ 严格执行"一人一诊一室"

利用宣传专栏、电子显示屏等对孕产妇开展疫情防控知识宣教，积极开展"线上问诊"等互联网服务在线咨询及指导，避免人员聚集

工作期间 ➡ 严格遵循"手卫生指征"实施手卫生

有发热和（或）呼吸道症状，有流行病学史

安排专人将孕产妇（含陪同人员）引领至预检分诊点或呼吸道发热门诊

工作结束 ➡ 对候诊区、分诊台及周边环境进行终末清洁消毒处理

图 4-2-10　产科门诊感染防控流程（参考）

第三节　感染性疾病科门诊
——呼吸道发热门诊管理

感染性疾病科是临床业务科室，二级及以上综合医院应当设置独立的感染性疾病科，具体负责本医疗机构的传染病诊疗工作，包括门诊和病区。门诊包括呼吸道发热门诊、肠道门诊等。

一、设置与配置

（一）设置

（1）呼吸道发热门诊是筛查、鉴别诊断和隔离观察疑似呼吸道传染病患者的高危险区域。应依据国家相关要求科学合理设置，并与预检分诊、感染性疾病科建设及管理统筹考虑、同步部署，应尽量将其布置在城市常年主导风向的下风向，避免对医院其他区域造成二次污染。

（2）新建的呼吸道发热门诊应当设置在医疗机构内相对独立的区域，路线便捷，与普通门、急诊等区域有实际物理隔离屏障，远离儿科等区域；与其他建筑、公共场所保持一定距离，避免呼吸道传染病患者与其他患者相交叉。具有独立出入口，便于患者转运。

（3）独立设置时，其周边应设置≥20 m宽的安全隔离区，并以绿化作为卫生隔离带。如选址临近城市道路，疫情发生时该道路需要封闭交通，且留出≥20 m宽的安全隔离区；如条件不允许，应将呼吸道发热门诊集中设置在建筑的尽端或选择独立的区域，便于独立管理，不影响其他区域医疗工作正常开展。

（4）呼吸道发热门诊应当满足"三区两通道"设置的要求。

（二）设备配置

应当按照填平补齐的原则，配置以下设备：

1.基础类设备

病床、转运平车、晨间护理车、治疗车、抢救车、污物车、转运氧气瓶等。

2.抢救及生命支持类设备

输液泵、注射泵、电子血压计、电子体温计、血糖仪、手持脉搏血氧饱和度测定仪、心电监护仪、心电图机、除颤仪、无创呼吸机、心肺复苏仪、有创呼吸机、雾化泵、负压担架等。

3.检验类设备

生化分析仪、血细胞分析仪、尿液分析仪、全自动尿沉渣分析仪、全自动粪便分析仪、血气分析仪、生物安全柜、全自动血凝分析仪、特定蛋白分析仪等。

4.放射类设备

CT、DR检查室仅服务于呼吸道发热门诊患者。

5.其他

空气消毒、通风排风、空调、办公类设备。

二、布局及功能分区

（一）总体要求

（1）呼吸道发热门诊应当满足"三区两通道"设置的要求，做到建筑布局合理、区域划分明确；区域内房间设置，人物、洁污、医患和气流组织流向、功能流程等符合国家相关要求。合理划分清洁区、缓冲区和污染区，标识清楚。应设有患者、工作人员专用通道，各通道设有醒目标识，便于患者就诊，并符合医疗机构感染预防与控制（简称感染防控）要求。

（2）应结合新发呼吸道传染病疫情防控和实际情况，将呼吸道发热门诊划分为特殊诊区（室）和普通诊区（室）。特殊诊区（室）一般选择相对独立的区域，专门用于接诊患新发呼吸道传染病可能性较大的患者。普通诊区（室）用于接诊病因明确的呼吸道发热患者或患新发呼吸道传染病可能性较小的患者。

（二）区域划分

1.清洁区

清洁区是指进入呼吸道发热门诊，不易受到患者的血液、体液、分泌物、排泄物和病原微生物等污染及传染病患者不应进入的区域，包括工作人员更衣室、卫生间、淋浴间、值班室、库房、配餐间、多功能室及污物间等。应当设独立的出入口。

2.缓冲区

缓冲区是指位于清洁区与污染区之间的区域，有可能被患者的血液、体液、分泌物、排泄物和病原微生物等污染，包括治疗准备室、消毒物资储备库房（柜）、患者配餐间、工作人员卫生通过间（缓冲间）等。

3.污染区

污染区是指传染病患者和疑似传染病患者候诊、接受诊疗、隔离留观的区域，以及被患者血液、体液、分泌物、排泄物污染的物品等暂存和处理的场所，包括挂号缴费室、药品调剂室、检验室、候诊区、诊室、治疗室、标本采集室、抢救室、医学影像检查室及控制室（CT、DR室铅衣清洁消毒存放间宜单设）、卫生间、污物间和隔离观察室（病区）等医疗功能区。

（三）房间设置

1.挂号缴费室

挂号缴费室可以合并设置，宜设置双门互锁密闭式传递窗。挂号和缴费宜采用自助设备。

2.药品调剂室

取药窗口应采用双门互锁密闭式传递窗，有条件的可配置自动取药机。

3.检验室

应分设血液、大（小）便标本的双门互锁密闭式传递窗，标识清晰。

4.治疗准备室

治疗准备室为就诊患者和隔离留观患者实施治疗前的药液配置、暂时存放无菌物品、药品等物品的场所。应设置双门互锁密闭式传递窗，便于将配制好的各种注射药液、药品等传递至隔离留观室（病区）。

5.治疗室

为患者实施肌内注射等操作的场所。

6.标本采集室

为呼吸道发热患者采集咽拭子标本等操作的场所。

7.诊室

应当至少设置3间（成年人、儿童及备用）诊室。每间诊室的开间净尺寸≥2.5 m，使用面积≥8 m^2。

8.隔离留观室（病区）

主要用于暂时收治可疑呼吸道传染病患者，其房间数量应本着数量适当、布局合理、条件合格、工作规范的原则，依据呼吸道发热门诊的诊疗量、疫情防控需要确定，根据变化进行调整。宜设置于呼吸道发热门诊的尽端，为一相对独立的区域，满足有效地防止疾病传播隔离和单人、单间及独立卫生间的要求。

感染性疾病科门诊建筑布局及区域划分示意图，见图4-3-1（1）。

感染性疾病科门诊建筑布局及流程示意图，见图4-3-1（2）。

呼吸道发热门诊及隔离留观病区建筑布局及区域划分示意图，见图4-3-2（1）。

呼吸道发热门诊及隔离留观病区建筑布局及流程示意图，见图4-3-2（2）。

基层医疗机构感染性疾病科门诊建筑布局及区域划分示意图，见图4-3-3（1）。

基层医疗机构感染性疾病科门诊建筑布局及流程示意图，见图4-3-3（2）。

基层医疗机构呼吸道发热门诊建筑布局及区域划分示意图，见图4-3-4（1）。

基层医疗机构呼吸道发热门诊建筑布局及流程示意图，见图4-3-4（2）。

各区域、房间的手卫生设施及用物配置应符合《医务人员手卫生规范》要求，粘贴手卫生流程示意图和医疗废物装放容器等。保持各室内清洁卫生，洁、污物品应分开放置。呼吸道发热门诊的各类功能用房应当具备良好的灵活性和可扩展性。

三、通风要求

（一）加强通风

应加强诊疗区域及各房间的通风，各区域和诊室内部应保持空气新鲜、通风良好。

1.自然通风

根据季节、室外风力和气温，适时进行通风。应注意保持清洁区域位于上风侧。

2.机械通风

要控制气流方向由清洁侧流向污染侧。有条件的医疗机构、呼吸道发热门诊及隔离留观病区宜采用全新风直流式空调系统。

（二）机械通风系统设置

（1）机械通风系统应区域化，防止区域间空气交叉污染。

（2）应当控制气流方向，按不同压力梯度由清洁区向潜在污染区、污染区单向流动，房间气流组织应防止送、排风短路，送风口位置应使清洁空气首先流过房间中工作人员工作区域，然后流过传染源进入排风口。送风口应设置在房间的上部，房间排风口底部距地面≥100 mm。

（3）清洁区每个房间送风量应＞排风量150 m³/h，污染区每个房间排风量应＞送风量150 m³/h。

（4）诊室、抢救室、处置间、隔离留观室及卫生间、污物间房间应设排风。

（5）同一个通风系统，房间到总送风、排风系统主干管道之间的支风道上应设置电动密闭阀，并可单独关断，进行房间消毒。

（6）有条件的医疗机构可设置负压系统。

四、管理要求

（一）加强科室管理

（1）医院门口和门诊大厅应设立醒目的感染性疾病科门诊——呼吸道发热门诊告示，内容应包括接诊范围、方位、行走线路及注意事项等，院区内应有引导患者到达呼吸道发热门诊的明确指示标识，标识应有连续性，以指引患者抵达呼吸道发热门诊就诊。呼吸道发热门诊应设立醒目的标识，普通门（急）诊的显著位置也应有引导标识，方便患者根据标识指引抵达呼吸道发热门诊。

（2）依据国家相关要求，呼吸道发热门诊应当建立健全并严格执行各项制度（感染防控、清洁消毒、隔离、传染病上报、职业安全防护、医疗废物管理等）、岗位职责和相关诊疗技术规范、操作规程，保证医疗服务质量及医疗安全。强化对不同区域的工作流程和行为规范的监督管理。

呼吸道发热门诊感染防控流程见图4-3-5。

（3）应加强和落实本科室清洁区、缓冲区和污染区的分区管理要求，应强化对不同区域的管理，注重工作流程和行为规范的监督。采取有效措施，保证医务人员诊疗行为、防护措施和相关诊疗流程等符合区域管理要求，避免各个分区的交叉污染。

（4）设立呼吸道发热门诊的医疗机构，原则上急性呼吸道发热患者首诊地点应为呼吸道发热门诊。呼吸道发热门诊就诊患者采取全封闭就诊流程，原则上挂号、就诊、缴费、检验、医学影像检查（CT、DR）、取药等诊疗活动全部在该区域完成；CT、DR仅服务于呼吸道发热门诊患者。

（5）要充分发挥医疗机构呼吸道发热门诊、基层医疗机构及急救中心的"发热哨点"作用，严格落实首诊负责制。实现及时发现、快速处置、精准管控、有效救治，做好常态化疫情防控工作。各医疗机构要全面落实预检分诊制度，对有发热、咳嗽、乏力等症状的患者，在做好防护条件下由专人陪同按规定路径前往设有呼吸道发热门诊的医疗机构就医。

（6）呼吸道发热门诊实行24 h接诊，严格实行首诊负责制，医师不得拒诊、拒收发热患者。

（7）医疗功能区应当充分利用信息化手段和自助便捷服务技术，宜设置自助挂号缴费机、自动取药机等，实现患者自助服务，减少诊疗环节交叉感染的风险。

（二）加强诊疗过程管理

（1）新发呼吸道传染病疫情期间，所有到呼吸道发热门诊就诊的患者，均应佩戴医用外科口罩；必须扫"健康码"，并进行核酸检测。

（2）合理安排患者就诊，有明确流行病学史的患者应单独分区候诊。认真执行"一人一诊一室"就诊制度，医护人员应与患者保持≥1 m的间距。

（3）加强治疗室和标本采集室管理，做到一室一患，降低感染风险。

（4）应建立呼吸道发热门诊患者分诊登记表，见表4-3-1；呼吸道发热门诊患者就诊信息登记表和就诊信息登记表，见表4-3-2。医师在接诊过程中要全面了解患者临床症状，特别要询问流行病学史，并安排必要的检查。对诊断为呼吸道传染病患者、疑似患者、呼吸道发热患者、密切接触者等，医护人员应当按照有关规定进行登记、报告和隔离处理，不得擅自允许患者自行离院或转院。

（三）加强诊疗环境管理

（1）呼吸道发热门诊入口处应当设有手消毒剂等手卫生设施，做好患者及陪同人员手卫生宣教并指导实施手卫生。应为患者及陪同人员提供医用外科口罩，指导其正确佩戴，做好就诊须知、传染病防治及感染防控基本知识宣教。

（2）呼吸道发热门诊各室内应配置流动水洗手池、非触摸式水龙头开关、洗手液、干手纸巾、手消毒剂等用品，手卫生流程示意图，医疗废物装放容器等。工作人员应严格执行手卫生。

（3）应保持环境、物体表面及地面清洁。采用湿式清洁法对物体表面及地面进行清洁消毒，遇污染时及时清洁并消毒。患者诊疗结束后或隔离留观患者转出后，应实施终末消毒。重复使用的清洁用品如擦拭布巾、地巾等分区、分室使用，使用后清洁、消毒。有条件的医疗机构可配置擦拭布巾清洗消毒器和地巾清洗消毒器。

重复使用擦拭布巾清洁消毒流程见图4-3-6。

重复使用布巾清洁消毒流程见图4-3-7。

（4）空气消毒方法可选用紫外线消毒、空气消毒器消毒（循环风紫外线或静电吸附式等）、化学消毒剂喷雾消毒、安装空气净化消毒装置的集中空调通风系统等。应依据房间体积合理配置并正确使用。所使用的空气消毒设备、化学消毒剂等消毒产品相关证件齐全且在有效期内。

（四）医务人员配备符合要求

（1）呼吸道发热门诊应当配有固定的感染性疾病科专业医师和固定的护士。

（2）综合医院呼吸道发热门诊应根据患者数量及隔离留观床位数量配备相应数量的护理人员，疫情期间根据实际患者数量酌情增加医护人员数量。

（3）医院还应当配备重症医学、内科、感染防控、急诊、儿科、影像、临床检验等相关专科医务人员组建的院内专家组和多学科团队，对呼吸道发热门诊筛查发现的可疑传染病患者进行专家会诊，对疑难危重患者开展多学科、精细化诊疗。

（五）强化培训 落实安全防护措施

（1）呼吸道发热门诊医务人员需经过传染病相关法律、法规规范，常见传染病和新发呼吸道传染病的流行病学特点与临床特征、诊疗常规，传染病防治和感染防控等知识与技能培训，并经考核合格；应规范开展相关标本采集、运送、保存和检测等工作。

（2）呼吸道发热门诊非感染性疾病科专业医师和护士应当具备一定临床经验，并经过传染病防治相关法律法规和传染病诊治知识培训。

（3）要加强对全体工作人员传染病防治、感染防控知识与技能的培训，工作人员应经穿、脱个人防护用品和手卫生培训并经考核合格后方可上岗。

（4）应配备符合国家相关标准要求、数量充足、方便可及的医用防护用品。应严格执行标准预防各项措施，进出不同区域、不同房间、实施不同操作时，正确佩戴医用外科口罩或医用防护口罩，正确穿、脱防护用品。从事诊疗活动时要采取三级防护。

呼吸道发热门诊工作人员穿戴防护用品流程见图4-3-8。

呼吸道发热门诊工作人员脱摘防护用品流程见图4-3-9。

（5）工作人员严格执行标准预防措施，根据标准预防的原则选用个人防护用品，规范着装、正确选择和佩戴医用外科（防护）口罩、正确实施手卫生。疫情期间，在呼吸道发热门诊从事诊疗活动时要采取三级防护，根据诊疗操作的风险高低实施额外防护。

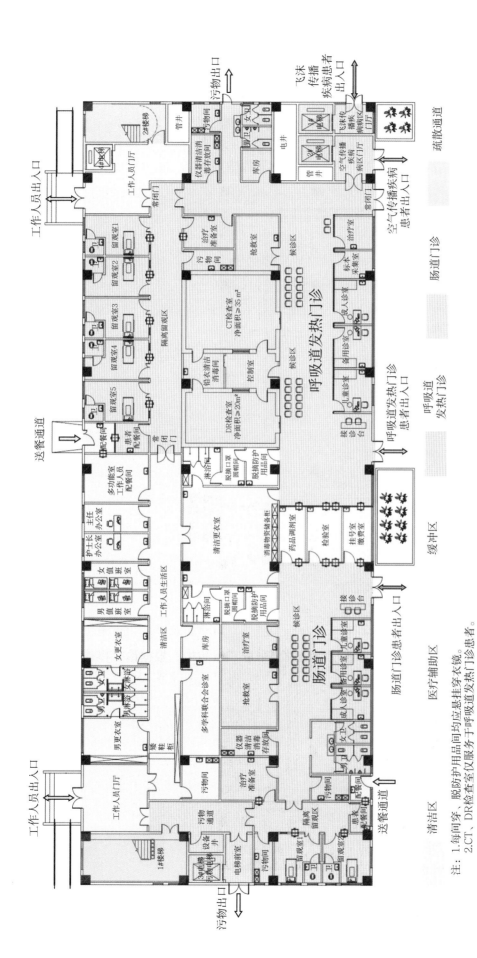

图 4-3-1（1）　感染性疾病科门诊建筑布局及区域划分示意图

注：1.每间与"脱防护用品间"均应悬挂穿衣镜。
2.CT、DR检查室仅服务于呼吸道发热门诊患者。

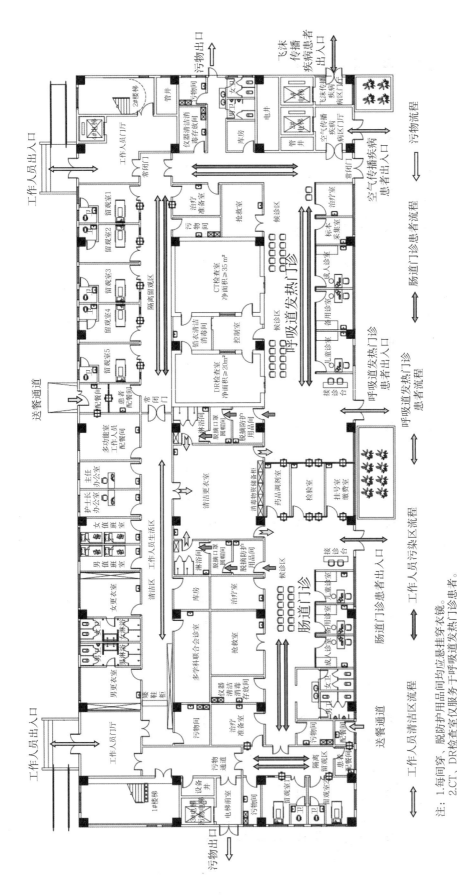

图 4-3-1（2）　感染性疾病科门诊建筑布局及流程示意图

注：1.每间同室、脱防护用品间均应悬挂穿衣镜。
　　2.CT、DR检查室仅服务于呼吸道发热门诊患者。

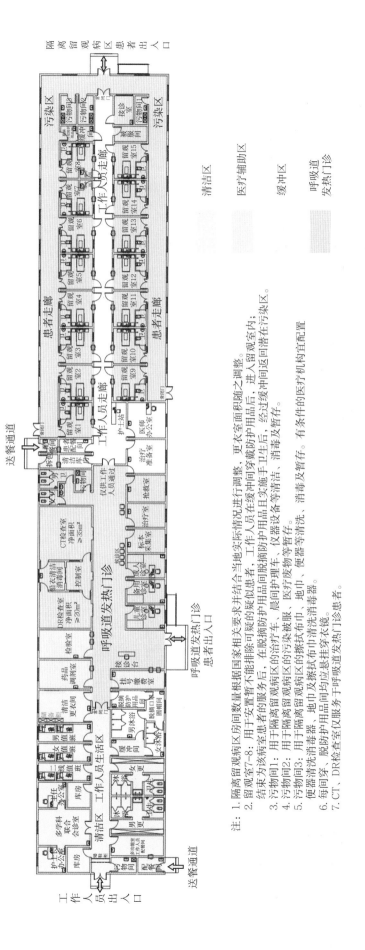

图 4-3-2（1） 呼吸道发热门诊及隔离留观病区建筑布局及区域划分示意图

注：1. 隔离留观病区房间数量根据国家相关要求并结合当地实际情况进行调整，更衣室面积随之调整。

2. 留观室7-8：用于安置暂不能排除可疑似患者，工作人员在缓冲间穿戴防护用品后，进入留观室内；结束为该病室患者的服务后，在脱摘防护用品间脱摘防护用品且实施手卫生后，经过缓冲间返回潜在污染区。

3. 污物间1：用于隔离留观病区的治疗车、晨间护理车、医疗废物等暂存。

4. 污物间2：用于隔离留观病区的污染被服、地巾、便器等清洗、消毒及暂存。有条件的医疗机构宜配置

5. 污物间3：用于隔离留观病区的擦拭布巾、地巾及便器清洗消毒器，地巾、便器清洗消毒器。

6. 每间病区脱防护用品间均应悬挂穿衣镜。

7. CT、DR检查室仅服务于呼吸道发热门诊患者。

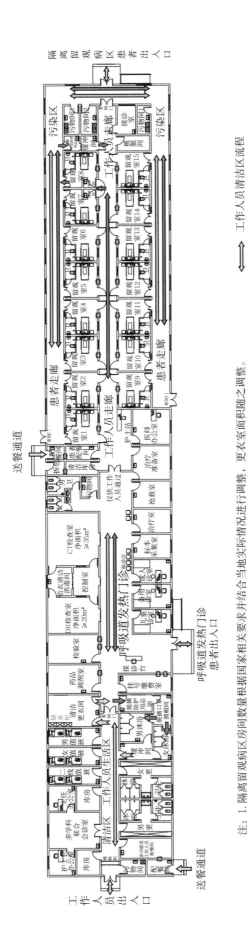

图 4-3-2（2） 呼吸道发热门诊及隔离留观病区建筑布局及流程示意图

注：
1. 隔离留观病区房间数量根据国家相关要求并结合当地实际情况进行调整，更衣室面积随之调整。
2. 留观室 7~8：用于安置暂不能排除可疑似患者，工作人员在缓冲间内戴防护用品后，进入留观室内；工作人员脱摘防护用品且实施手卫生后，经过缓冲间返回清洁在污染区。
   结束为该病室患者的服务后，在脱摘防护用品间脱摘防护用品且实施手卫生后，仪器设备等清洁、消毒及暂存。
3. 污物间 1：用于隔离留观病区的治疗车，晨间护理车，医疗废物等暂存。
4. 污物间 2：用于隔离留观病区的污染被服，地巾、便器等清洗、消毒及暂存。有条件的医疗机构配置。
5. 污物间 3：用于隔离留观病区的擦拭布巾，地巾及擦拭布巾清洗消毒器。
   便器清洗消毒器，地巾及擦拭布巾清洗消毒器。
6. 每间穿、脱防护用品间均应悬挂穿衣镜。
7. CT、DR 检查室仅服务于呼吸道发热门诊患者。

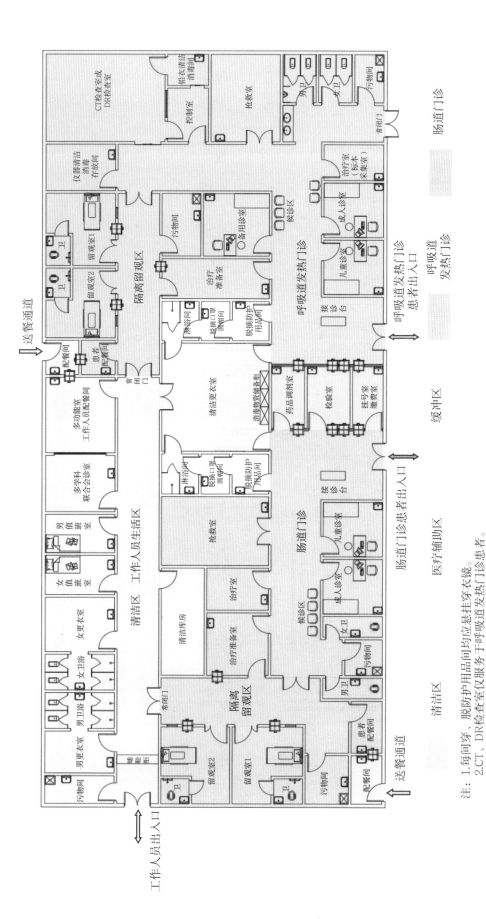

图 4-3-3 (1)　基层医疗机构感染性疾病科门诊建筑布局及区域划分示意图

注：1. 每间诊、脱防护用品间均应悬挂穿衣镜。
2. CT、DR检查室仅服务于呼吸道发热门诊患者。

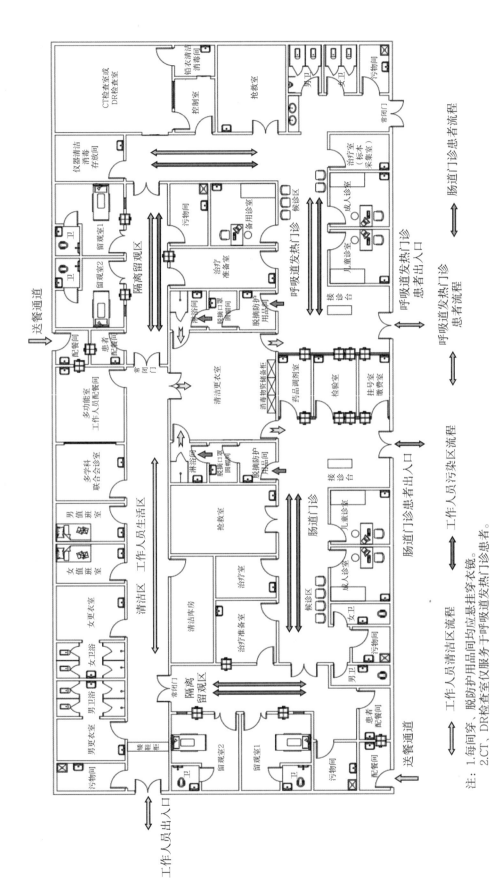

图 4-3-3（2）　基层医疗机构感染性疾病科门诊建筑布局及流程示意图

注：1. 每间诊、脱防护用品间应悬挂穿衣镜。
2. CT、DR检查室仅服务于呼吸道发热门诊患者。

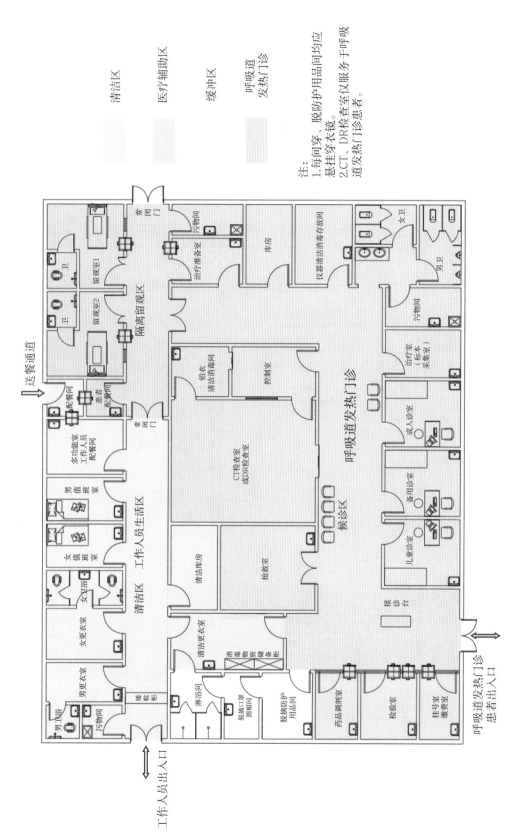

注：
1.每间间诊、脱防护用品间均应悬挂穿衣镜。
2.CT、DR检查室仅服务于呼吸道发热门诊患者。

清洁区

医疗辅助区

缓冲区

呼吸道
发热门诊

图 4-3-4（1）　基层医疗机构呼吸道发热门诊建筑布局及区域划分示意图

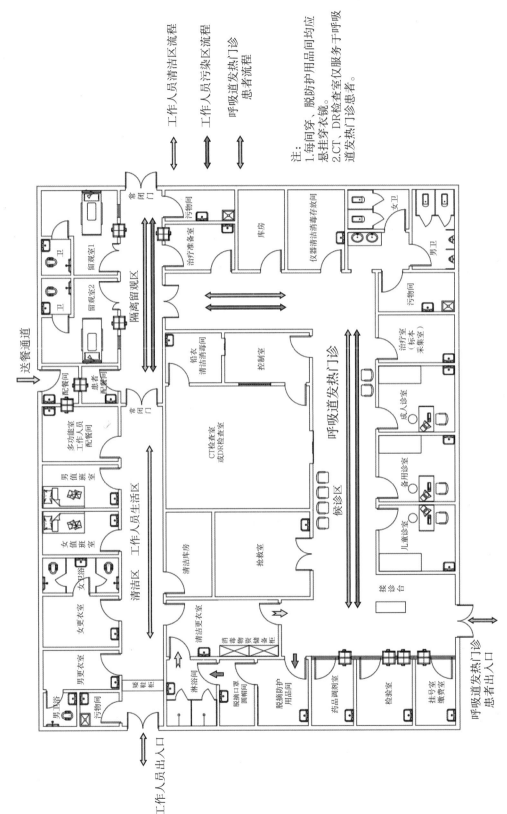

图 4-3-4（2） 基层医疗机构呼吸道发热门诊建筑布局及流程示意图

表 4-3-1　　_____医院呼吸道发热门诊患者分诊登记表　　202＿ 年

序号	日期	时间	姓名	性别	年龄	体温（℃）	职业	流行病学史	主要症状	初诊	复诊	辅助检查结果	初步诊断	现住址	联系方式	身份证号	患者来源	去向	分诊护士

注：患者来源是指由本院预检分诊、急诊预检分诊、自行来院或者由其他医疗机构转入（请注明医疗机构名称，如×× 医院，×× 乡镇卫生院，×× 社区卫生服务中心）。

表 4-3-2 _____ 医院呼吸道发热门诊患者就诊信息登记表 202_ 年

序号	日期	时间	姓名	性别	年龄	体温（℃）	职业	流行病学史	主要症状	初诊	复诊	辅助检查结果	初步诊断	现住址	联系方式	身份证号	患者来源	去向	接诊医师

注：患者来源是指由本院预检分诊、急诊预检分诊、自行来院或者由其他医疗机构转入（请注明医疗机构名称，如××医院、××乡镇卫生院、××社区卫生服务中心）。

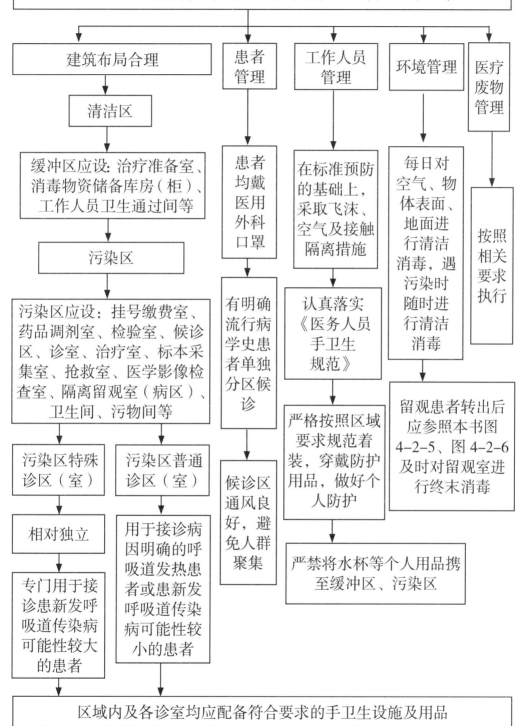

依据《关于加强重点地区重点医院发热门诊管理及医疗机构内感染防控工作的通知》（国卫办医函〔2020〕102号）等要求，加强呼吸道发热门诊感染防控管理。呼吸道发热门诊建筑布局、区域划分流程及人、物、洁、污流向符合传染病防控、感染防控及环境卫生学要求

建筑布局合理

清洁区

缓冲区应设：治疗准备室、消毒物资储备库房（柜）、工作人员卫生通过间等

污染区

污染区应设：挂号缴费室、药品调剂室、检验室、候诊区、诊室、治疗室、标本采集室、抢救室、医学影像检查室、隔离留观室（病区）、卫生间、污物间等

污染区特殊诊区（室）

污染区普通诊区（室）

相对独立

用于接诊病因明确的呼吸道发热患者或患新发呼吸道传染病可能性较小的患者

专门用于接诊患新发呼吸道传染病可能性较大的患者

患者管理

患者均戴医用外科口罩

有明确流行病学史患者单独分区候诊

候诊区通风良好，避免人群聚集

工作人员管理

在标准预防的基础上，采取飞沫、空气及接触隔离措施

认真落实《医务人员手卫生规范》

严格按照区域要求规范着装，穿戴防护用品，做好个人防护

严禁将水杯等个人用品携至缓冲区、污染区

环境管理

每日对空气、物体表面、地面进行清洁消毒，遇污染时随时进行清洁消毒

留观患者转出后应参照本书图4-2-5、图4-2-6及时对留观室进行终末消毒

医疗废物管理

按照相关要求执行

区域内及各诊室均应配备符合要求的手卫生设施及用品

图4-3-5 呼吸道发热门诊感染防控流程（参考）

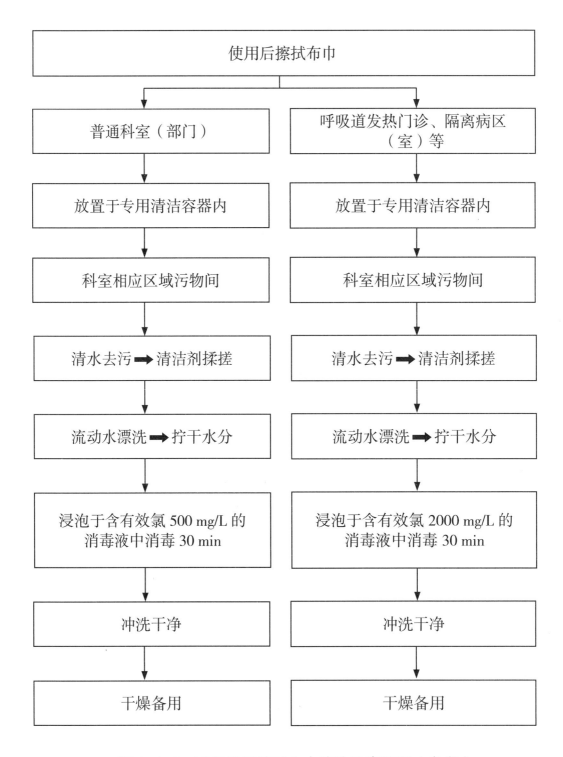

图 4-3-6　重复使用擦拭布巾清洗消毒流程（参考）

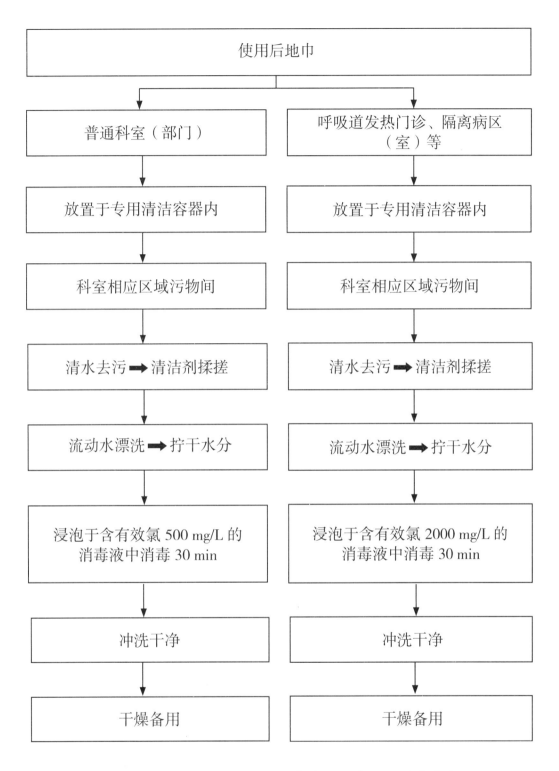

图 4-3-7 重复使用地巾清洗消毒流程（参考）

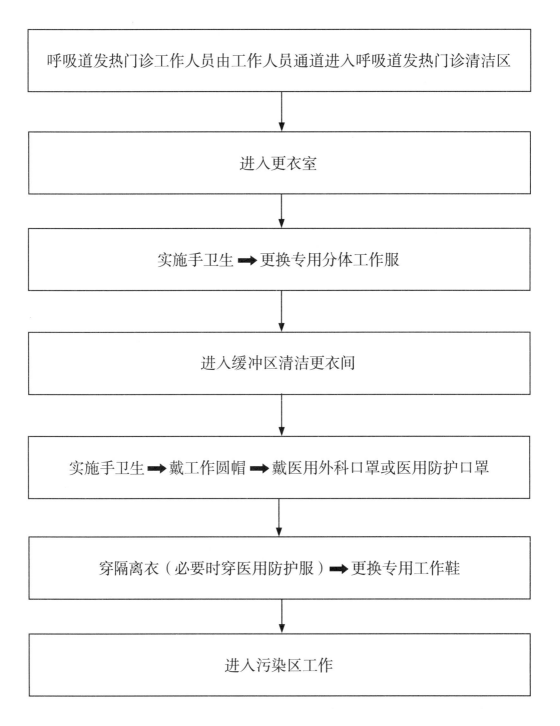

呼吸道发热门诊工作人员由工作人员通道进入呼吸道发热门诊清洁区

进入更衣室

实施手卫生 ➡ 更换专用分体工作服

进入缓冲区清洁更衣间

实施手卫生 ➡ 戴工作圆帽 ➡ 戴医用外科口罩或医用防护口罩

穿隔离衣（必要时穿医用防护服）➡ 更换专用工作鞋

进入污染区工作

图 4-3-8　呼吸道发热门诊工作人员穿戴防护用品流程（参考）

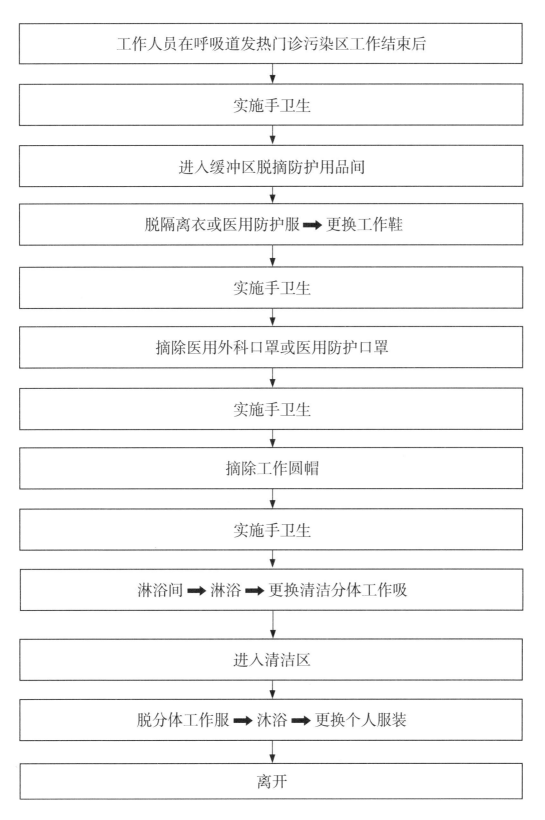

图 4-3-9　呼吸道发热门诊工作人员脱摘防护用品流程（参考）

第四节　隔离病区管理

一、隔离病区

隔离病区用于收治经飞沫传播的急性呼吸道传染病患者。

（一）设置与配置

（1）隔离病区应设在医院相对独立的区域，宜设置在感染性疾病科门诊的楼上，或毗邻感染性疾病科门诊。环境应安静，相对独立。便于患者到达和物品转运。

（2）隔离病区应尽量设置在城市常年主导风向的下风向，避免对医院其他区域造成二次污染。隔离病区应与应急救治设施外周边建筑之间，应设置≥20 m绿化隔离卫生间距。具有独立的出入口。

（3）应结合当地和本单位实际情况，本着数量适当、布局合理、条件合格、工作规范的原则，依据国家相关要求规范设置隔离病区，病区床位配置宜为32～42张床。

（4）隔离病区分为清洁区、潜在污染区和污染区，分别设立工作人员和患者专用通道及三区之间的缓冲间，各区域应相对集中布置，应安装适量的流动水洗手池、非手触式开关水龙头，配置洗手液、干手纸巾、内衬黄色医疗废物包装袋的脚踏式医疗废物桶，粘贴手卫生流程图；并有阻断飞沫传播的物理屏障和明显的警示标志。

（5）隔离病区配备餐间宜划分为两间，分别开门于潜在污染区的清洁配餐开水间和污染区的餐具清洗消毒间，两室之间应设实际分隔及双门互锁密闭式传递窗。采用一次性餐具时，配餐间可设于清洁区，不设实际分隔，并应在污染区的污物间内放置残食收集容器。

（6）隔离病区应设置单人间、双人间或三人间。病室设置应符合下列要求：

1）病室内应有良好的通风设施，病床的排列应平行于有采光窗的墙面。

2）平行的两床间净距≥0.8 m，靠墙病床床沿与墙面的净距≥0.6 m。病床通道净宽≥1.1 m。

3）病室内应设置独立卫生间，室内卫生间应设大便器、流动水洗手设施、淋浴器、洗手池等基本设施，大便器旁侧墙上应设输液袋挂钩和无障碍扶手，应设报警按钮，配备淋浴器的宜设座凳。

4）病室的门应直接开向患者走廊；门净宽≥1.1 m，门扇应设观察窗。

5）抢救室宜靠近护士站。

（7）二层及以上的隔离病区宜设电梯，应分别设置工作人员（清洁物品）、患者及污物电梯；患者电梯应采用专用病床规格。应加强电梯管理，避免医患洁污交叉。受条件限制无法设置电梯时，宜设置输送患者及物品的坡道，坡道应按照无障碍要求设计，并应采用防滑等安全措施。

（8）患者走廊应满足无障碍要求，走廊宽度和坡道应满足转运患者推床和带有防护罩推床的要求，净宽≥2.4 m。

（9）污物间应设于病区污染区尽端，宜靠近污物外运出口或污物电梯。有条件的医疗机构宜在污物间（湿）内配置便器清洗消毒器、地巾及擦拭布巾清洗消毒器。

（10）每间穿、脱防护用品间均应悬挂穿衣镜。

（二）布局及功能分区

1.清洁区

清洁区是指工作人员辅助区域（生活区），包括：男女更衣室（含卫生间及沐浴间）、男女值班室、多功能室（会诊）、配餐间、库房、缓冲间、污物间等用房。

2.潜在污染区

潜在污染区是指工作人员工作区域，包括：治疗准备室、医师办公室、护士站、库房、缓冲间、患者配餐兼开水间、污物间以及与隔离病室相连的工作人员走廊（潜在污染区）等。

3.污染区

污染区是指安置确诊和疑似经飞沫传播的呼吸道传染病患者接受诊疗的区域，包括：出入院管理室、患者卫生通过间（出、入院沐浴和更衣）、病室（内设卫生间）、抢救室、缓冲间、走廊（污染区）、污物间、患者餐具清洗消毒间等用房。

4.两通道

两通道是指进入呼吸道传染病病区的工作人员和患者的通道。工作人员通道、出入口设在清洁区一端，患者通道、出入口设在污染区一端。

5.缓冲间

缓冲间是指进、出呼吸道传染病病区的清洁区与潜在污染区之间，潜在污染区与污染区之间设立的两侧均有门的小室，也称之为工作人员卫生通过间。

（1）一间位于清洁区与潜在污染区之间，包括清洁更衣间、脱摘防护用品间及沐浴间。清洁更衣间用于工作人员穿戴相应的防护用品后，进入潜在污染区或返回清洁区；脱摘防护用品间及沐浴间用于工作人员结束潜在污染区工作，脱摘污染防护用品，经沐浴后进入清洁更衣间。

（2）一间位于潜在污染区与污染区之间，用于工作人员根据操作时可能发生暴露的风险不同穿戴防护用品后，准备进入污染区开展诊疗、护理等工作。不允许工作人员结束工作后经该室直接返回潜在污染区。

（3）一间位于污染区与潜在污染区之间，分别包括用于工作人员结束工作后自污染区返回潜在污染区之前脱摘污染防护用品间、实施手卫生等操作间，以及防护面屏（护目镜）的清洗消毒间、存放间。

感染性疾病科飞沫传播疾病病区建筑布局及区域划分示意图，见图4-4-1（1）。

感染性疾病科飞沫传播疾病病区建筑布局及流程示意图，见图4-4-1（2）。

（三）管理要求

（1）应严格执行飞沫传播隔离病区感染防控制度、清洁消毒制度、隔离制度，落实标准预防的各项措施。

（2）应严格服务流程和三区的管理。各区域之间界线清楚，标识明显。

（3）不同种类病原体所致的飞沫传播患者应分室安置。

（4）疑似患者应单人、单间安置，独立的卫生间。

（5）同种病原体所致的飞沫传播患者可安置于一室，两病床之间距离≥1.1 m；独立的卫生间。

（6）缓冲间两侧的门不应同时开启，以减少区域之间的空气流通。

二、负压（隔离）病区

负压病区用于收治经空气传播的确诊呼吸道传染病患者；负压隔离病区用于收治经空气传播的疑似呼吸道传染病患者。应分别设置独立的病区且应设置于飞沫传播疾病病区的上层。

（一）设置与配置

（1）功能设置应合理，建筑布局及区域划分，人流、物流，医患、洁污流向和气流组织，应符合医院院区整体布局，做到有序、安全、高效。应分设于感染性疾病科的顶部楼层。

（2）应按传染病医疗流程进行布局，且应根据救治流程需要细化功能分区，分为清洁区、潜在污染区和污染区。

（3）负压病区床位配置宜为30张左右。由若干间负压病室及其配套用房、辅助用房和相应室内空间组成。

（4）负压病区可根据实际需求设置单人间、双人间或三人间，每间病室应设置缓冲前室（独立或两间病室共用）。

（5）污染区内围护结构的所有缝隙和贯穿处的接缝均应可靠密封。

（6）负压隔离病区独立设置的，病室应设置为单人、单间、独立的缓冲前室及卫生间。

（7）每间穿、脱防护用品间均应悬挂穿衣镜。

（8）有条件的医疗机构宜在污物间（湿）内配置便器清洁消毒器、地巾及擦拭布巾清洗消毒器。

（二）布局及功能分区

除满足隔离病区三区（清洁区、潜在污染区和污染区）、两通道（医务人员和患者）和缓冲间外，还应符合以下要求：

（1）各区域应相对集中布置，并能有效阻隔经空气传播的物理屏障和明显的警示标志。

（2）潜在污染区走廊与负压（隔离）病室之间墙壁上应设置观察窗和物品传递窗；观察窗应采用固定窗扇，物品传递窗应采用双门互锁密闭式传递窗，双窗间内壁或外墙附近设紫外线消毒灯插座。

（3）潜在污染区走廊与负压（隔离）病室之间设置缓冲间：

1）与潜在污染区走廊相连的门可为平开门，宜配闭门器；与病室相连的门下边宜留有10 mm缝隙。

2）缓冲间的门应具有互锁功能，并有应急解锁功能。

3）通向病室和潜在污染区走廊的门不得同时开启，通向潜在污染区一侧的门关闭1 min后，方允许开启进入隔离病室一侧的门。

4）应采取措施防止患者误入。

5）手卫生设施及用物配置齐全，便于实施手卫生。

6）防护用品配备齐全，取用便捷。

（4）病室设置还应做到：

1）房门应直接开向污染区（患者）走廊，净宽应满足病床出入的要求。设置开向患者走廊或室外的窗户，应由医护人员控制开启。

2）应设置内外通话系统、视频监控系统；应增设门禁系统，限制患者的活动范围。

3）宜设置不可开启的密闭门窗。有条件的可设置夹层为百叶窗的玻璃窗。

4）应设置独立的卫生间，设有流动水洗手、卫浴设施及用品。

感染性疾病科负压隔离病区建筑布局及区域划分示意图，见图4-4-2（1）。

感染性疾病科负压隔离病区建筑布局及流程示意图，见图4-4-2（2）。

感染性疾病科负压病区建筑布局及区域划分示意图，见图4-4-3（1）。

感染性疾病科负压病区 建筑布局及区域划分示意图，见图4-4-3（2）。

（三）气流组织与压差控制

（1）负压（隔离）病室的送风口与排风口布置应符合定向气流组织原则，送风口应设置在房间上部，排风口应设置在病床床头附近，应利于污染空气就近尽快排出。

（2）不同污染等级区域压力梯度的设置应符合定向气流组织原则，应保证气流从清洁区→潜在污染区→污染区方向流动。

（3）相邻相通不同污染等级房间的压差（负压）≥5 Pa，负压程度由高到低依次为病室卫生间、病室、缓冲间与潜在污染区走廊。潜在污染区走廊与负压（隔离）病室的压力梯度，见图4-4-4。清洁区气压相对室外大气压应保持正压。

如采用不同于图4-4-4的单走廊设计，应加注明"如需要可在病室与内走廊相对的另一侧设置污物走廊，该走廊相对于室外气压维持5~10 Pa的负压差"。

（4）有压差的区域，应在外侧人员目视区域设置微压差计，并标志明显的安全压差范围指示。

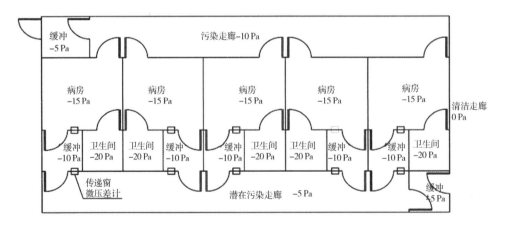

图 4-4-4 潜在污染区走廊与负压（隔离）病室的压差梯度

（5）对设置的微压差计，应定期检查校正并记录。

（四）供暖通风及空调系统设计

1.一般规定

（1）负压病区各功能房间的室内设计温度宜为冬季18~20 ℃，夏季24~26 ℃。

（2）负压病区应设置机械通风系统，并控制各区域空气压力梯度，使空气从清洁区向潜在污染区、污染区单向流动。

（3）机械送风、排风系统应按清洁区、潜在污染区、污染区分区域设置独立系统，并设计联锁。清洁区应先启动送风机，再启动排风机；潜在污染区、污染区应先启动排风机，再启动送风机；各区域之间风机启动先后顺序为污染区、潜在污染区、清洁区。

（4）送风机组出口及排风机出口应设置与风机联动的电动密闭风阀。

（5）送风机组宜采用具有过滤、加热及冷却等功能的空气处理机组，其冷热源应根据应急救治设施现场条件确定。

（6）清洁区送风至少应经过粗效、中效两级过滤，过滤器的设置应符合《综合医院建筑设计规范》GB 51039—2014的相关规定。潜在污染区、污染区的送风至少应经过粗效、中效、亚高效三级过滤，排风应经过高效过滤。

（7）送风系统、排风系统内的各级空气过滤器应设压差检测、报警装置。设置在排风口部的过滤器，每个排风系统最少应设置1个压差检测、报警装置。

（8）潜在污染区、污染区的排风机应设置在室外，并应设在排风管路末端，使整个管路为负压。

（9）清洁区送风、排见口宜上送下排，潜在污染区送风、排风口宜上送下排。送风、排风口应保持一定距离，使清洁空气首先流经工作人员区域。

（10）潜在污染区、污染区排风系统的排出口不应邻近工作人员活动区，排风口与送风系统取风口的水平距离≥20 m；当水平距离不足20 m时，排风口应高出进风口，并≥6 m。排风口应高于屋面≥3 m，风口应设锥形风帽高空排放。

（11）清洁区最小新风量3次/h，潜在污染区、污染区最小新风量6次/h。

（12）负压隔离病室应采用全新风直流式空调系统；其他区域在设有送排风的基础上宜采用热泵型分体空调机、风机盘管等各室独立空调形式，各室独立空调机安装位置应注意减小其送风对室内气流的影响。

（13）潜在污染区、污染区空调的冷凝水应集中收集，并应采用间接排水的方式排入污水排水系统统一处理。

（14）固体医疗废弃物暂存间等污染房间只设排风，不送风，排风经高效过滤后高空排放。

2.负压病室和负压隔离病室

（1）送风至少应经过粗效、中效、亚高效三级过滤，排风应经过高效过滤。

（2）负压病室及其卫生间排风的高效空气过滤器宜安装在排风口部；负压隔离病室及其卫生间排风的高效空气过滤器应安装在排风口部。排风采用的高效过滤器的效率应不低于《高效空气过滤器》GB/T 13554—2020的B类。

（3）双人间病室送风口应设于病室工作人员入口附近顶部，排风口应设于与送风口相对远侧的床头下侧。单人间送风口宜设在床尾的顶部，排风口设在与送风口相对的床头下侧。排风口下边沿应高于地面0.1 m，上边沿不应高于地面0.6 m。

（4）病室送风口应采用双层百叶风口，排风口采用单层竖向百叶风口。送风口、排风口风速均≤1 m/s。

（5）负压病室最小新风量应按 6次/h或60 L/s·床计算，取两者中较大者。负压病室宜设置微压差显示装置。与其相邻相通的缓冲间、缓冲间与潜在污染区走廊宜保持≥5 Pa的负压差。

（6）负压隔离病室最小新风量应按12次/h或160 L/s·床计算，取两者中较大者。每间负压隔离病室应在潜在污染区走廊门口视线高度安装微压差显示装置，并标示出安全压差范围。与其相邻相通的缓冲间、缓冲间与潜在污染区走廊应保持5~15 Pa的负压差。

（7）病室内卫生间不做更低负压要求，只设排风，保证病室向卫生间的定向气流。

（8）每间病室及其卫生间的送风、排风管上应安装电动密闭阀，电动密闭阀宜设置在病室外。

（五）管理要求

（1）应严格执行负压隔离病区感染防控制度、清洁消毒制度、隔离制度，落实标准预防的各项措施。定期检查与督导落实情况，发现问题及时改进。

（2）做好患者安置工作：

1）疑似患者应单人安置于负压（隔离）病室内，病床与平行墙面的净距≥1.2 m，病床通道净宽≥1.4 m。

2）确诊患者可2~3人安置在同一负压病室内，两床间净距≥1.2 m，靠墙病床床沿与墙面的净距≥0.6 m。病床通道净宽≥1.1 m。

（3）对疑似或确诊患者，若需到院内其他科室做辅助检查或病情需要转至上级医院诊治时，应告知接诊科室或上级医院相关科室的医务人员。患者病情容许时应戴医用外科口罩，负责陪检或转运工作人员应做好个人防护，转运中避免进行产生气溶胶的操作。工作人员转运呼吸道传染病穿、脱防护用品流程，分别见图4-4-5、图4-4-6。转运过程中若使用转运车辆，应通风良好，有条件的医疗机构可采用负压转运车（舱）。转运完成后，应及时对转运车（舱）、物品及物体表面进行终末消毒。专用转运车辆清洁消毒流程，见图4-4-7。

（4）患者出院所带物品应消毒处理后方可带出。患者死亡后，应使用防渗漏的尸体袋双层装放，必要时应消毒尸体袋表面，并尽快火化。患者转出、出院或死亡后，应进行终末消毒。呼吸道传染病出院患者床单元终末清洁消毒流程，见图4-4-8。

（5）严格执行环境清洁消毒制度，做好空气、物体表面、地面等环境清洁消毒工作。

（6）严格执行重复使用的诊疗器械、器具和物品的清洗、消毒或灭菌等相关规定，使用后及时做好预处理再交由CSSD集中处理。医疗设施设备、医疗器械（如听诊器、体温计、血压计等）实行专人专用，保持清洁、定期消毒，遇污染时及时消毒；用于其他患者前应进行彻底清洁和消毒。

（7）工作人员应掌握经呼吸道传染病防治、感染防控知识与技能，认真执行标准预防各项措施。

（8）应为工作人员配备符合国家相关标准、数量充足的防护用品。按照不同区域、不同暴露风险、不同操作，规范穿、脱防护用品；为工作人员提供方便的淋浴等清洁条件。

（9）应根据疫情防控需要，开展工作人员的症状监测，必要时应为高风险人群接种经空气传播疾病的疫苗。工作人员发生经空气传播疾病职业暴露时，应采用相应的免疫接种和（或）预防用药等措施。

（10）采取飞沫隔离、接触隔离和空气隔离防护措施，根据不同情形，做到以下防护：

1）应当制定工作人员穿脱防护用品的流程；制作流程图，配置穿衣镜。配备熟练感染防控技术的专（兼）职人员督导工作人员防护用品的穿脱，防止污染。

2）进出负压（隔离）病室，应当严格执行负压（隔离）病区感染防控相关制度，正确实施手卫生及穿脱防护用品。

3）用于诊疗疑似或确诊患者的听诊器、体温计、血压计等医疗器具及护理物品应当专人专用。若条件有限，不能保障医疗器具专人专用时，每次使用后应进行规范的清洁消毒。

4）接触患者血液、体液、分泌物、排泄物、呕吐物及污染物品时，规范戴乳胶手套，脱去手套后应洗手。

5）可能受到患者血液、体液、分泌物等喷溅时：规范戴医用防护口罩或护目镜、乳胶手套和穿防渗透隔离衣等个人防护用品。

6）为疑似患者或确诊患者实施可能产生气溶胶的操作（如气管插管、无创通气、气管切开、心肺复苏、插管前手动通气和支气管镜检查等）时：①采取空气隔离措施。②戴医用防护口罩，并进行密闭性能检测。③眼部防护（如护目镜或面罩）。④穿防体液渗透长袖隔离衣，戴乳胶手套。⑤应当在通风良好的房间内进行操作。⑥房间中人数限制在患者所需诊疗、护理和支持等工作的最低数量。

7）医用外科口罩、医用防护口罩、护目镜、隔离衣等防护用品被患者血液、体液、分泌物等污染时，应及时更换。

（11）应加强患者管理，病情允许情况下，指导其佩戴医用外科口罩；劝告患者尽量减少携带个人物品及餐具、杯子等日用品，所用物品应置于患者伸手可及之处；一切诊疗护理工作和患者生活活动均在病室内完成。

（12）负压（隔离）病区内不设陪护，原则上不允许探视；若患者病情危重必须探视时，严格探视制度，探视者必须严格按照规定做好个人防护。特殊情况确需陪护的，陪护人员应相对固定；除外出检查等特殊情况，患者及陪护人员不得随意进出病区。

（13）生活垃圾按照医疗废物处理。医疗废物处理应执行本单位《医疗废物管理制度》的有关规定。

（六）卫生和环境参数

（1）空气细菌菌落总数应符合WS/ T 368—2012的要求。

（2）物体表面微生物应≤10 CFU/cm^2。

（3）负压（隔离）病室污染区和潜在污染区的换气次数宜为10~15次/h，人均新风量不应<40 m^3/ h；负压（隔离）病室清洁区的换气次数宜为6~10次/h。

（4）负压（隔离）病室的温度宜控制在20~26 ℃范围内。

（5）负压（隔离）病室的相对湿度宜控制在30%~70%范围内。

（6）负压（隔离）病室的噪声应不>50 dB(A)。

（7）负压（隔离）隔离病室的照度应不<50 1x。

三、负压重症监护病室

负压重症监护病室是收治经空气传播呼吸道传染病重症及急危重症患者的场

所，负责为患者提供全面、系统、持续、严密的监护和救治工作。

（一）设置及配置

（1）负压重症监护病室可根据医院救治工作的需要设置在负压病区内，可设置一间或多间病室，宜自成一区，应在其出入口处设置缓冲间。房间设置的要求参照负压（隔离）病室。

（2）若设置独立的负压重症监护病区，其布局及管理参照《传染病医院建筑设计规范》《重症监护病房医院感染预防与控制规范》《经空气传播疾病医院感染预防与控制规范》等相关要求执行，设置病床数量参照《关于印发公共卫生防控救治能力建设方案的通知》（发改社会〔2020〕735号）相关要求。

（二）布局及功能

（1）单人间病室使用面积≥18 m²，双人间每床使用面积应≥15 m²，病床与平行墙面的净距≥1.2 m，病床通道净宽不宜<1.4 m。

（2）缓冲间应配置抢救车及相关物品，个人防护用品等，取用便捷。

（3）缓冲间及病室应设置流动水洗手池、非触摸式水龙头开关、干手及手消毒等设施、物品，手卫生流程示意图、医疗废物装放容器等。

（4）应有良好的采光条件，室内温度应维持在24±1.5 ℃，相对湿度应维持在30%~60%。

（5）负压重症监护病室最小送风量应按12次/h或160 L/s·床计算，取两者中较大值。每间负压病室应在医护走廊门口视线高度安装微压差显示装置，并标示出安全压差范围。与其相邻相通的缓冲间、缓冲间与医护走廊应保持5~15 Pa的负压差。

感染性疾病科负压病室及负压重症病室建筑布局及区域划分示意图，见图4-4-9（1）。

感染性疾病科负压病室及负压重症病室建筑布局及流程示意图，见图4-4-9（2）。

（三）气流组织与压差控制、通风空调系统、管理要求

同负压（隔离）病区管理要求。

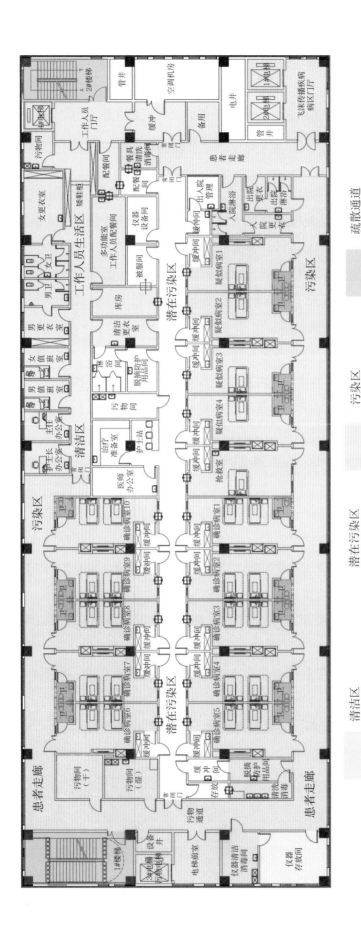

注：1. 每间房间内均应悬挂穿衣镜。

2. 1#电梯仅供飞沫传播疾病患者乘坐，2#电梯木层禁停。

3. 有条件的医疗机构宜在污物间（湿）内配置便器清洗消毒器、地巾及擦拭布巾清洗消毒器。

图4-4-1（1） 感染性疾病科飞沫传播疾病病区建筑布局及区域划分示意图

清洁区　　　　　潜在污染区　　　　　污染区　　　　　疏散通道

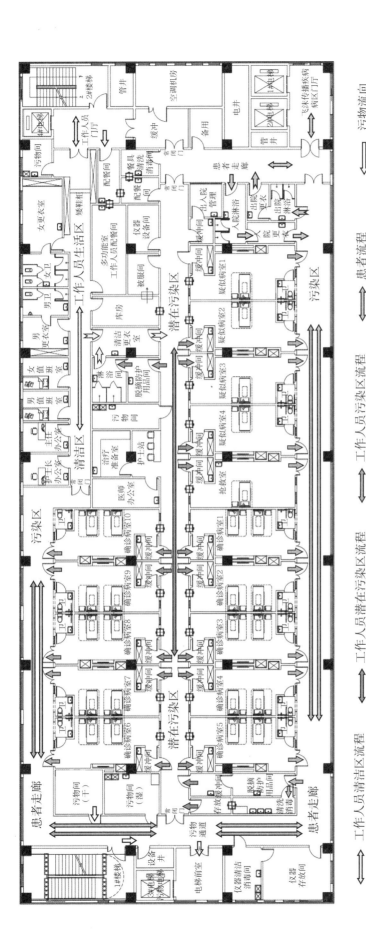

图 4-4-1（2） 感染性疾病科飞沫传播疾病病区建筑布局及流程示意图

注：1. 每间病房均应悬挂穿衣镜。
2. 1#电梯仅供飞沫传播疾病患者乘坐，2#电梯本层禁停。
3. 有条件的医疗机构宜在污物间（湿）内配置便器清洗消毒器、地巾及擦拭布巾清洗消毒器。

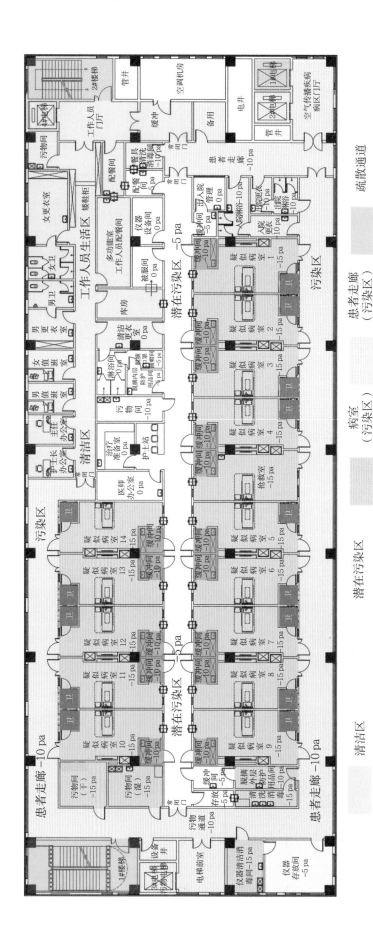

图 4-4-2（1）　感染性疾病科负压隔离病区建筑布局及区域划分示意图

注：1. 每间穿、脱防护用品间均应悬挂穿衣镜。
　　2. 2#电梯仅供空气传播疾病患者乘坐，1#电梯木层禁停。
　　3. 有条件的医疗机构宜在污物间（湿）内配置便器清洗消毒器。地巾及擦拭布巾清洗消毒器。
　　4. 卫生间气压为-20 pa。

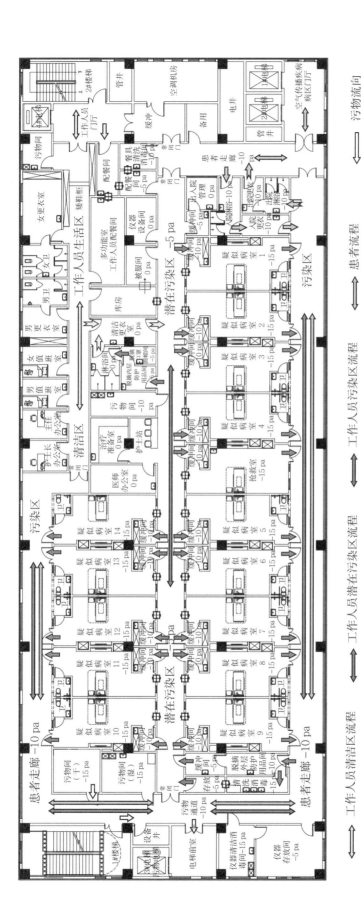

图 4-4-2（2） 感染性疾病科负压隔离病区建筑布局及流程示意图图意图

注：1. 每间同穿，脱防护用品间均应悬挂穿衣镜。
2. 2#电梯仅供空气传播疾病患者乘坐，1#电梯木层禁停。
3. 有条件的医疗机构宜在污物间（湿）内配置便便器清洗消毒器，地巾及擦扶布巾清洗消毒器。
4. 卫生间气压为-20 pa。

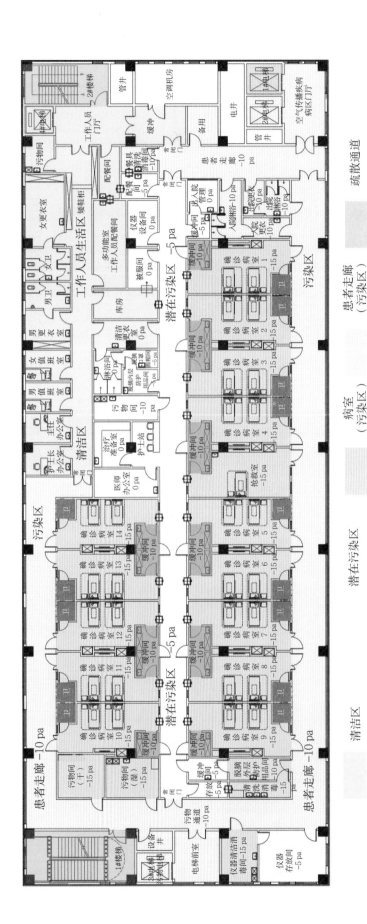

注：1. 每间房内用品间均应悬挂穿衣镜。
2. 2#电梯仅供空气传播疾病患者乘坐，1#电梯本层禁停。
3. 有条件的医疗机构宜在污物间（湿）内配置便器清洗消毒器、地巾及擦拭布巾清洗消毒器。
4. 卫生间气压为-20 pa。

清洁区 ☐　潜在污染区 ☐　病室（污染区）☐　患者走廊（污染区）☐　疏散通道 ☐

图 4-4-3（1）　感染性疾病科负压病区建筑布局及区域划分示意图

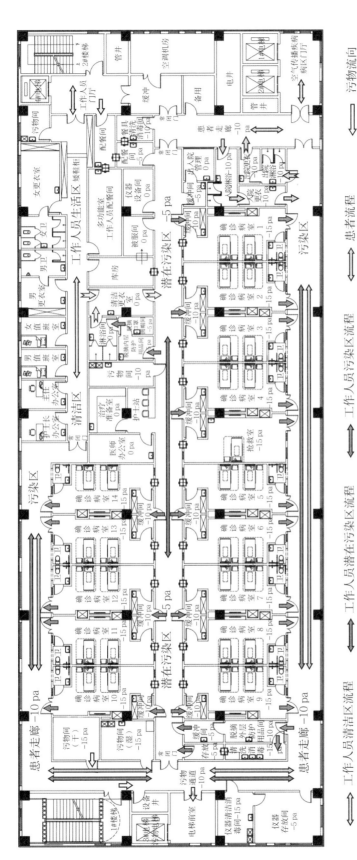

图 4-4-3（2）　感染性疾病科负压病区建筑布局及流程示意图

注：1. 每间内，脱防护用品间内均应悬挂穿衣镜。
　　2. 2#电梯仅供空气传播疾病患者乘坐，1#电梯本层禁停。
　　3. 有条件的医疗机构宜在污物间（湿）内配置便器清洗消毒器，地巾及擦拭布巾清洗消毒器。
　　4. 卫生间气压为-20 pa。

⟹ 工作人员清洁区流程　　⟺ 工作人员潜在污染区流程　　⟺ 工作人员污染区流程

⟺ 工作人员清洁区流程　　⟹ 患者流程　　⟹ 污物流向

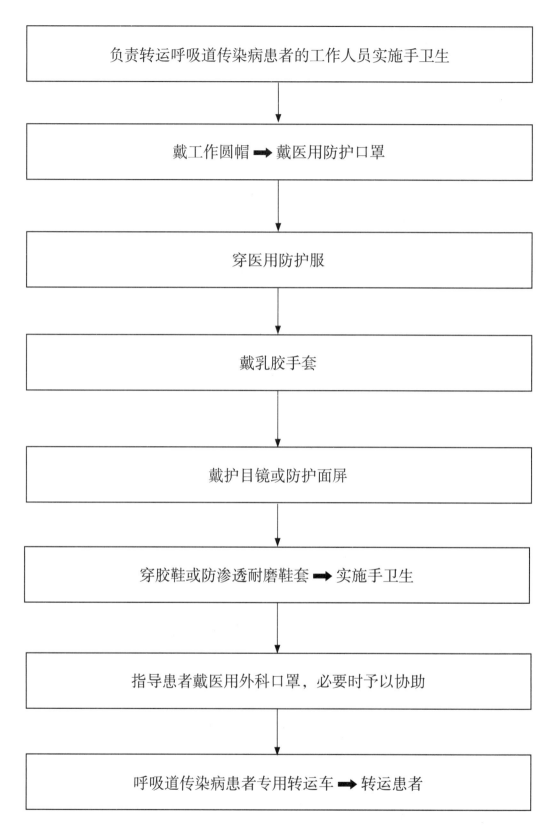

图 4-4-5 工作人员转运呼吸道传染病患者穿戴防护用品流程（参考）

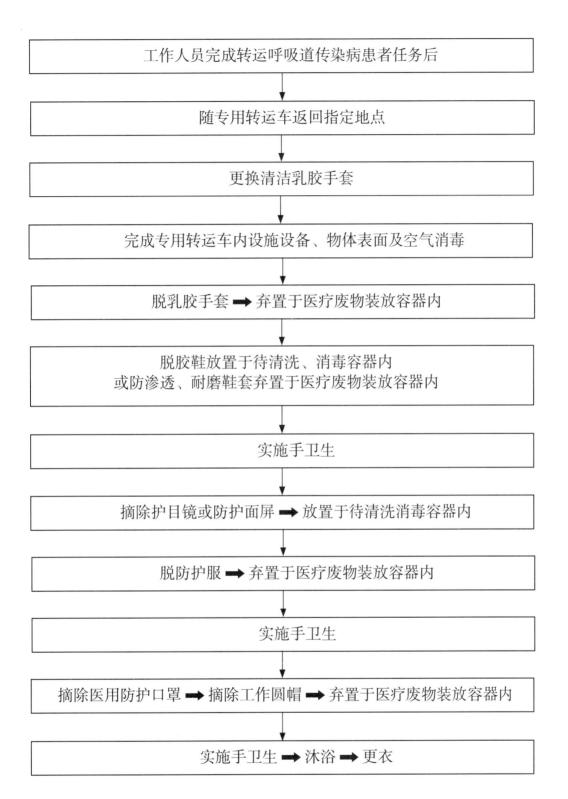

图 4-4-6　工作人员转运呼吸道传染病患者脱摘防护用品流程（参考）

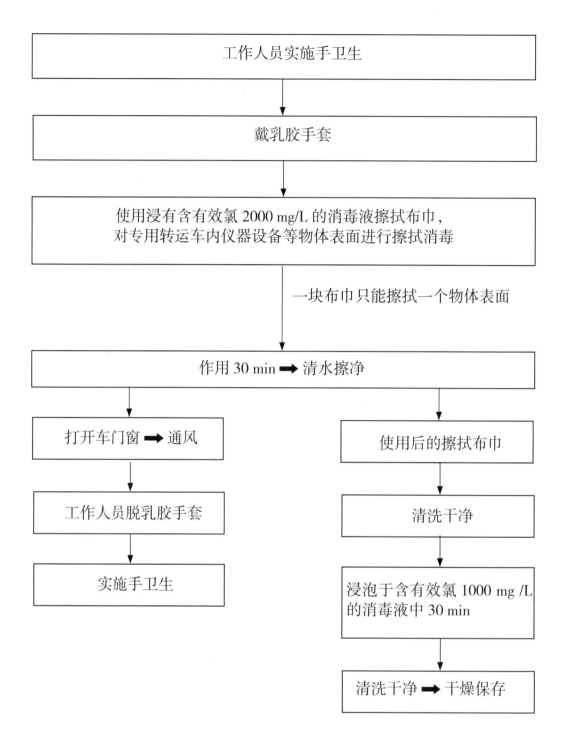

工作人员实施手卫生

戴乳胶手套

使用浸有含有效氯 2000 mg/L 的消毒液擦拭布巾，
对专用转运车内仪器设备等物体表面进行擦拭消毒

一块布巾只能擦拭一个物体表面

作用 30 min ➡ 清水擦净

打开车门窗 ➡ 通风

工作人员脱乳胶手套

实施手卫生

使用后的擦拭布巾

清洗干净

浸泡于含有效氯 1000 mg /L
的消毒液中 30 min

清洗干净 ➡ 干燥保存

图 4-4-7　呼吸道传染病患者专用转运车辆清洁消毒流程（参考）

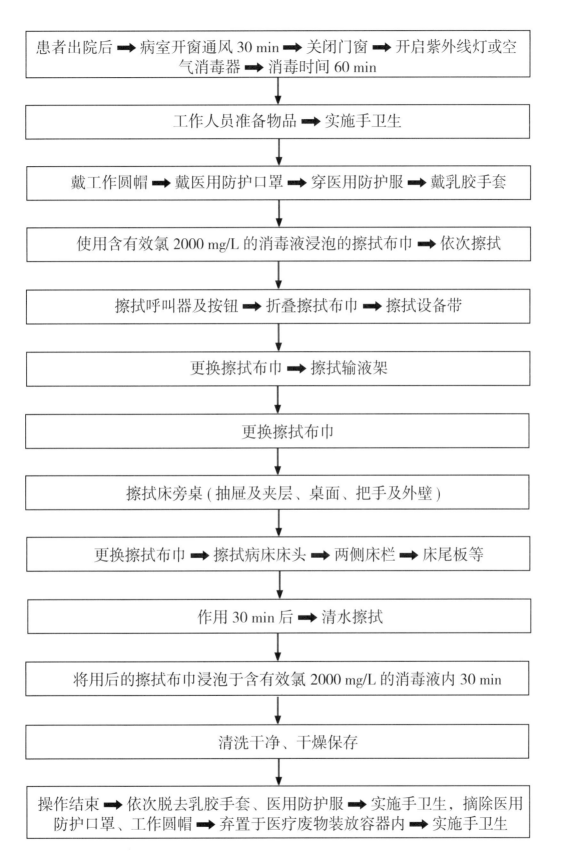

患者出院后 ➡ 病室开窗通风 30 min ➡ 关闭门窗 ➡ 开启紫外线灯或空气消毒器 ➡ 消毒时间 60 min

工作人员准备物品 ➡ 实施手卫生

戴工作圆帽 ➡ 戴医用防护口罩 ➡ 穿医用防护服 ➡ 戴乳胶手套

使用含有效氯 2000 mg/L 的消毒液浸泡的擦拭布巾 ➡ 依次擦拭

擦拭呼叫器及按钮 ➡ 折叠擦拭布巾 ➡ 擦拭设备带

更换擦拭布巾 ➡ 擦拭输液架

更换擦拭布巾

擦拭床旁桌（抽屉及夹层、桌面、把手及外壁）

更换擦拭布巾 ➡ 擦拭病床床头 ➡ 两侧床栏 ➡ 床尾板等

作用 30 min 后 ➡ 清水擦拭

将用后的擦拭布巾浸泡于含有效氯 2000 mg/L 的消毒液内 30 min

清洗干净、干燥保存

操作结束 ➡ 依次脱去乳胶手套、医用防护服 ➡ 实施手卫生，摘除医用防护口罩、工作圆帽 ➡ 弃置于医疗废物装放容器内 ➡ 实施手卫生

图 4-4-8 呼吸道传染病出院患者床单元终末清洁消毒流程（参考）

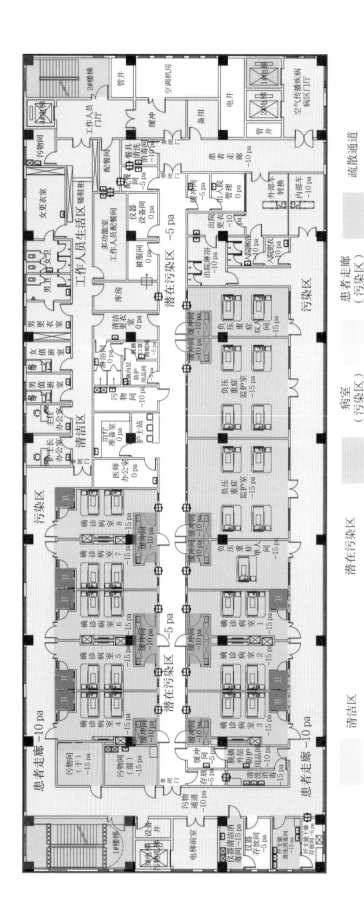

图 4-4-9（1） 感染性疾病科负压病区及负压重症病区建筑布局及区域划分示意图

注：1. 每间同、脱防护用品间均应悬挂穿衣镜。
2. 2#电梯仅供空气传播疾病患者乘坐，1#电梯本层禁停。
3. 有条件的医疗机构宜在污物间（湿）内配置便器清洗消毒器，地巾及擦拭布巾清洗消毒器。
4. 卫生间气压为−20 pa。

清洁区　　　潜在污染区　　　病室（污染区）　　　患者走廊（污染区）　　　疏散通道

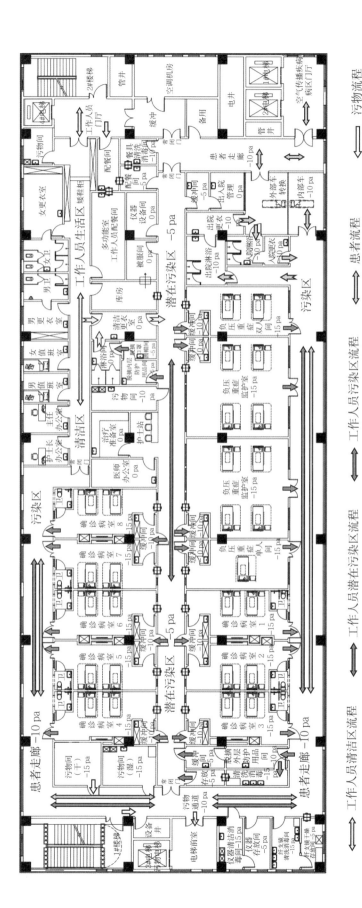

图 4-4-9（2） 感染性疾病科负压病区及负压重症病区建筑布局及流程示意图

注：1. 每间穿、脱防护用品间均应悬挂穿衣镜。
2. 2#电梯仅供空气传播疾病患者乘坐，1#电梯本层禁停。
3. 有条件的医疗机构宜在污物间（湿）内配置便器清洗消毒器，地巾及擦拭布巾清洗消毒器。
4. 卫生间气压为-20 pa。

→ 工作人员清洁区流程　　→ 工作人员潜在污染区流程　　→ 工作人员污染区流程

→ 患者流程　　→ 污物流程

第五节　新建、改扩建负压（隔离）病区

一、设置与配置

（一）新建负压（隔离）病区

新建负压（隔离）病区应根据新发呼吸道传染病的医疗特性，应急救治设施应当严格按照传染病医院的流程进行布局。应分别设置独立的病区，且设置于该建筑的上层。应结合应急救治设施的整体规划和流程布局，并符合以下条件：

（1）地质条件良好、市政配套设施齐全，交通便利且远离人口密集区域，地势较高且不受水淹威胁的地段。

（2）环境应安静，相对独立。

（3）便于患者到达和物品运输。

（4）与应急救治设施外周边建筑应设置≥20 m的绿化隔离卫生间距。

（5）具有独立的出入口。

（6）可根据《关于印发公共卫生防控救治能力建设方案的通知》（发改社会〔2020〕735号）等文件要求、新发呼吸道传染病疫情防控情况和医院实际情况，设置负压（隔离）病区床位数。

（二）既有普通病区或病室改造为负压（隔离）病区或病室

既有普通病区或病室改造为负压病区或病室时，应选择院区内相对独立的建筑或区域，并符合以下要求：

（1）应具备改造医疗流程的条件，并满足结构安全要求。

（2）应能满足机电系统改造的要求。

（3）在楼内局部改造时，宜布置在建筑物的尽端或选择独立的区域，并应设置独立的出入口及必要的垂直交通条件。

负压病室改建方案一建筑布局及区域划分示意图，见图4-5-1（1）。

负压病室改建方案一建筑布局及流程示意图，见图4-5-1（2）。

负压病室改建方案二建筑布局及区域划分示意图，见图4-5-2（1）。

负压病室改建方案二建筑布局及流程示意图，见图4-5-2（2）。

负压隔离病室改建方案一建筑布局及区域划分示意图，见图4-5-3（1）。

负压隔离病室改建方案一建筑布局及流程示意图，见图4-5-3（2）。

负压隔离病室改建方案二建筑布局及区域划分示意图，见图4-5-4（1）。

负压隔离病室改建方案一建筑布局及流程示意图，见图4-5-4（2）。

（三）建造方式

宜优先采用装配式建造方式。新建工程项目宜采用整体式、模块化结构，特殊功能区域和连接部位可采用成品轻质板材，现场组装。

（四）建筑材料

应当选用耐擦洗、防腐蚀、防渗漏，便于清洁、消毒和维护的建筑材料。

（五）设施设备的安装

机电专业设施设备的安装位置和布线应当与建筑功能及结构布置相匹配，利于快速安装，保证医疗使用效果。机电管道穿越房间墙处应当采取密封措施。

（六）给水排水

（1）既有建筑改造时，其给水排水、污水处理应当按照《建筑与工业给水排水系统安全评价标准》（GB 51188—2016）进行安全评估，并根据安全评估结果进行改造。

（2）生活给水泵房和集中生活热水机房应设置在清洁区，严禁设置在隔离区内。

（3）给水系统宜采用断流水箱供水，并应当符合以下要求：

1）供水系统断流水箱加水泵的给水方式。

2）当改造项目采用断流水箱供水确有困难时，应当分析供水系统产生回流污染的可能性，如果产生回流的风险较低，既有供水系统应当增设减压型倒流防止器；如果风险较高，应当采用断流水箱供水。

（4）生活热水系统宜采用集中供应系统，南方地区宜采用空气源热泵；当采用单元式电热水器时，水温宜稳定且便于调节。

（5）排水系统应当采取防止水封破坏的措施。

（6）污染区空调的冷凝水应当集中收集，采用间接排水的方式进入医院污水排水系统，并排到污水处理站统一处理。

（7）当改建、扩建项目污水处理无法满足《传染病医院建筑设计规范》（GB 50849—2014）规定的二级生化处理时，应当采用强化消毒处理工艺，并符合下列规定：

1）污水处理应当采用预消毒工艺，并应当设置在化粪池前。

2）污水处理从预消毒工艺至消毒工艺的全流程水力停留时间 ≥ 2 d。

3）消毒剂的投加应当根据具体情况确定，但 pH 值 ≤ 6.5。

（8）污水处理应当采用密闭系统，尾气应当进行消毒处理。

二、布局及功能分区、气流组织与压差控制、通风空调系统及管理要求

布局及功能分区、气流组织与压差控制、通风空调系统及管理要求同负压（隔离）病区。

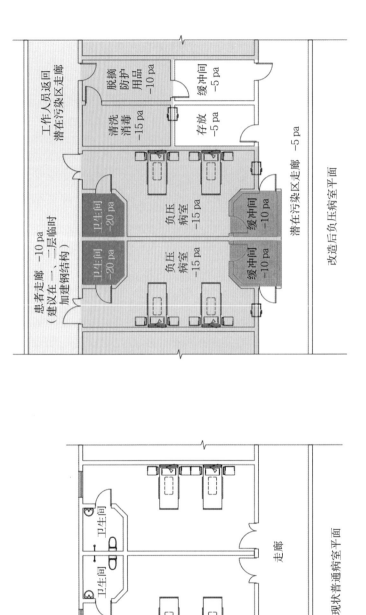

现状普通病室平面

改造后负压病室平面

患者走廊
（建议在一、二层临时
加建钢结构）
-10 pa

卫生间
-20 pa

卫生间
-20 pa

负压
病室
-15 pa

负压
病室
-15 pa

缓冲间
-10 pa

缓冲间
-10 pa

潜在污染区走廊　-5 pa

工作人员返回
潜在污染区走廊

脱病
防护
用品
-10 pa

清洗
消毒
-15 pa

缓冲间
-5 pa

存放
-5 pa

走廊

卫生间

卫生间

潜在污染区

病室
（污染区）

患者走廊
（污染区）

图 4-5-1（1）　负压病室改造方案一建筑布局及区域划分示意图

注：1. 负压病室与潜在污染区走廊应设有双门互锁密闭式传递窗，缓冲间门应错开布置避免气流倒灌。
　　2. 缓冲间内应设置流动水洗手池，非触摸式水龙头开关，干手纸巾等，供工作人员实施手卫生。
　　3. 工作人员工作结束后，应从卫生间通过间脱摘污染防护用品，实施手卫生后更换清洁隔离衣等防护用品。
　　4. 每间穿、脱防护用品间均应悬挂穿衣镜。

170

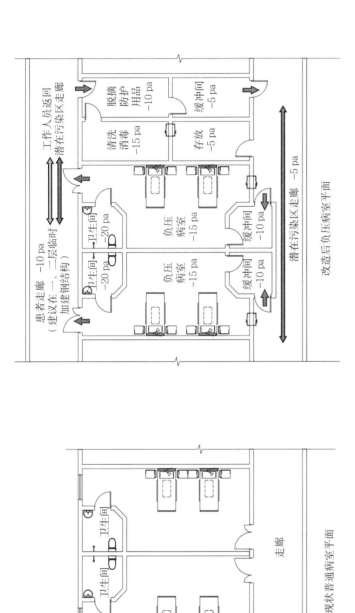

改造后负压病室平面

现状普通病室平面

<————> 工作人员潜在污染区流程　　<————> 工作人员污染区流程　　——> 患者流程

图 4-5-1（2）　负压病室改造方案一建筑布局及流程示意图

注：1. 负压病室与潜在污染区走廊应设有双门互锁密闭式传递窗，并设缓冲间，缓冲间门应错开布置避免气流倒灌。
　　2. 缓冲间内应设置流动水洗手池，非触摸式水龙头开关、手消毒剂、干手纸巾等，供工作人员实施手卫生，备齐个人防护用品。
　　3. 工作人员工作结束后，应从卫生通过间脱摘污染防护用品，实施手卫生后更换清洁隔离衣等防护用品。
　　4. 每间穿、脱防护用品间均应具挂穿衣镜。

171

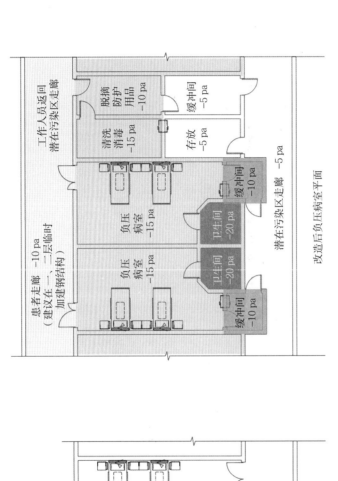

现状普通病室平面

走廊

卫生间　卫生间

潜在污染区

改造后负压病室平面

患者走廊 −10 pa
（建议在一、二层临时
加建钢结构）

负压
病室
−15 pa

卫生间
−20 pa

缓冲间
−10 pa

负压
病室
−15 pa

卫生间
−20 pa

缓冲间
−10 pa

潜在污染区走廊 −5 pa

工作人员返回
潜在污染区走廊

清洗
消毒
−15 pa

脱摘
防护
用品
−10 pa

存放
−5 pa

缓冲间
−5 pa

病室
（污染区）

患者走廊
（污染区）

潜在污染区

注: 1. 负压病室与潜在污染区走廊应设置双门互锁密闭式传递窗，并设缓冲间，缓冲间门应错开布置避免气流倒灌。
    2. 缓冲间内应设置流动水洗手池，非触摸式水龙头开关，手消毒剂、干手纸巾等，供工作人员实施手卫生；备齐个人防护用品。
    3. 工作人员工作结束后，应从卫生间通过脱摘污染防护用品，实施手卫生后更换清洁隔离衣等防护用品。
    4. 每间穿、脱防护用品间均应悬挂穿衣镜。

图 4-5-2（1） 负压病室改造方案二建筑布局及区域划分示意图

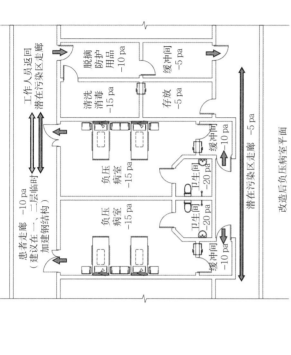

改造后负压病室平面

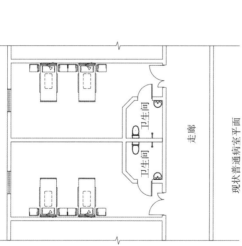

现状普通病室平面

图 4-5-2（2）　负压病室改造方案二建筑布局及流程示意图

注：1. 负压病室与潜在污染区走廊应设有双门互锁密闭式传递窗，并设缓冲间，缓冲间门应错开布置避免气流倒灌。
　　2. 缓冲间内应设置流动水洗手池，非触摸式水龙头开关，手消毒剂，干手纸巾等，供工作人员实施手卫生；备齐个人防护用品。
　　3. 工作人员工作结束后，应从卫生通过间脱摘污染防护用品，实施手卫生后更换清洁隔离衣等防护用品。
　　4. 每间穿、脱防护用品间均应悬挂穿衣镜。

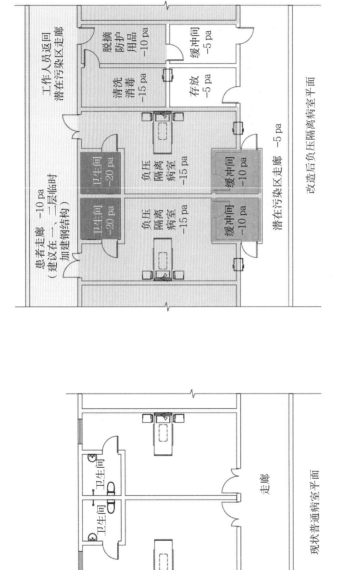

患者走廊 -10 pa
（建议在一、二层临时加建钢结构）

工作人员返回
潜在污染区走廊

卫生间 -20 pa		卫生间 -20 pa		清洗消毒 -15 pa	脱摘防护用品 -10 pa
负压隔离病室 -15 pa	负压隔离病室 -15 pa			存放 -5 pa	缓冲间 -5 pa
缓冲间 -10 pa	缓冲间 -10 pa				

潜在污染区走廊 -5 pa

改造后负压隔离病室平面

走廊

现状普通病室平面

潜在污染区

病室
（污染区）

患者走廊
（污染区）

图 4-5-3（1） 负压隔离病室改造方案—建筑布局及区域划分示意图

注：1. 负压隔离病室与潜在污染区走廊应设有双门门互锁密闭式传递窗，并设缓冲间，缓冲间门应错开布置避免气流倒灌。
  2. 缓冲间内应设置流动水洗手池，非触摸式水龙头开关，手消毒剂，干手纸巾等，供工作人员实施手卫生；备齐个人防护用品。
  3. 工作人员工作结束后，应从卫生间通过间脱摘污染防护用品，实施手卫生后更换清洁隔离衣等防护用品。
  4. 每间穿、脱防护用品间内均应悬挂穿衣镜。

174

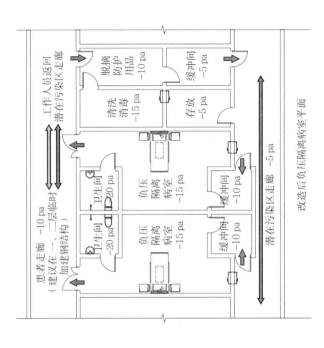

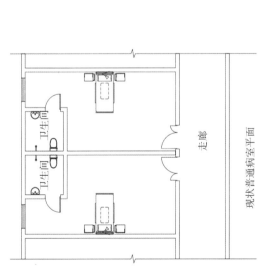

→ 工作人员潜在污染区流程　　↔ 工作人员污染区流程　　↔ 患者流程

图 4-5-3（2）　负压隔离病室改造方案—建筑布局及流程示意图

注：1. 负压隔离病室与潜在污染区走廊应设有双门互锁密闭式传递窗，并设缓冲间，缓冲间门应错开布置避免气流倒灌。
2. 缓冲间内应设置流动水洗手池、非触摸式水龙头开关、干手纸巾、手消毒剂，供工作人员实施手卫生。
3. 工作人员工作结束后，应从卫生间通过间脱摘污染防护用品，实施手卫生后更换清洁隔离衣等防护用品。
4. 每间穿、脱防护用品间均应悬挂穿衣镜。

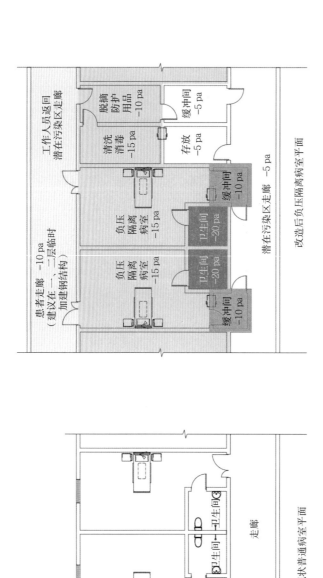

注：1. 负压隔离病室与潜在污染区走廊应设有双门互锁密闭式传递窗，并设缓冲间，缓冲间门应错开布置以避免气流倒灌。
　　2. 缓冲间内应设置流动水洗手池，非触摸式水龙头开关，手消毒剂，干手纸巾等，供工作人员实施手卫生；备齐个人防护用品。
　　3. 工作人员工作结束后，应从卫生通过间脱摘污染防护用品，实施手卫生后更换洁净隔离衣等防护用品。
　　4. 每间穿、脱防护用品间内均应悬挂穿衣镜。

图 4-5-4（1）　负压隔离病室改造方案二建筑布局及区域划分示意图

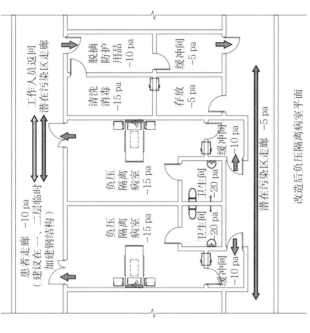

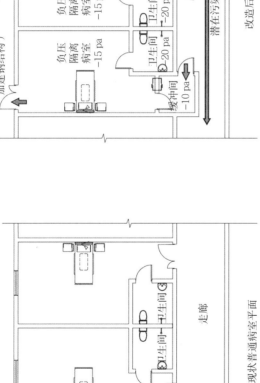

图 4-5-4（2） 负压隔离病室改造方案二建筑布局及流程示意图

注：1. 负压隔离病室与潜在污染区走廊应设有双门互锁密闭式传递窗，并设缓冲间，缓冲间门应错开布置避免气流倒灌。
2. 缓冲间内应设置流动水洗手池、非触摸式水龙头开关、手消毒剂、干手纸巾等，供工作人员实施手卫生；备齐个人防护用品。
3. 工作人员工作结束后，应从卫生间通过间脱摘污染防护用品，实施手卫生后更换清洁隔离衣等清洁防护用品。
4. 每间穿、脱防护用品间均应悬挂穿衣镜。

177

第六节 普通病区管理

一、设置与配置

为了满足新发呼吸道传染病疫情防控要求，普通病区还应满足以下要求：

（1）应在病区的尽端设置一间或多间应急隔离病室；宜自成一区，通风采光良好，设施、设备应符合感染防控相关要求。

（2）病室温度冬季应保持在20～22℃，相对湿度为40%～45%；夏季应保持在24～26℃，相对湿度为50%～60%。应根据季节、室外风力和气温，适时进行通风，每日通风3次，每次30 min。

二、布局及功能分区

（一）隔离病室

（1）隔离病室是指用于安置本病区需要通过进一步接受相关检查、检验及病情观察的住院患者，以确诊或排除疑似患者隔离与救治的场所。在患者等候转诊期间对其采取有效的隔离措施。

（2）每间隔离病室仅能安置一位患者，要保证室内采光、通风良好。室内应设带有大便器、沐浴的卫生间，手卫生设施及用品配置齐全；医疗废物装放容器等配置符合相关要求。

（二）缓冲室

应在隔离病室的出、入口处设置缓冲室，作为工作人员穿戴、脱去防护用品、实施手卫生等操作的场所。应备有工作人员个人防护用品、手消毒剂、手卫生流程示意图及医疗废物装放容器等。

三、管理要求

（一）加强患者入院管理

（1）要根据本区域的疫情形势和风险等级，严格执行当地政府关于"四类人员"（确诊患者、疑似患者、发热症状患者、密切接触者）相关管理要求，制定疫情期间患者入院筛查流程，住院患者和陪护人员全部进行相关病原学检测。

（2）对有流行病学史、存在新发呼吸道传染病感染风险的入院患者，应安置单人单间病室，可通过医学影像学检查、病原学和血清学检测方法做进一步鉴别诊断。待排除新发呼吸道传染病感染后，再转至普通病室进一步住院治疗，降低潜在院内交叉感染的风险。

（3）对新收入院的患者宜应进行单间收治，待排除新发呼吸道传染病后再转至普通病室进一步住院治疗。降低潜在院内交叉感染风险。

（4）普通病室应按房间设置的床位数量安排患者人数，适当加大床间距，不应加床。

（二）加强陪护、探视的管理

（1）病区应加强管理，根据本地区的疫情流行情况制定陪护、探视管理制度。鼓励实施视频探视。

（2）要加强优质护理服务，实施非必要陪护、不探视管理。必须陪护或探视的，应当严格限制陪护、探视人员数量和时间，应加强陪护、探视人员的管理，并做好个人防护，减少人员近距离接触。

（3）对陪护和探视人员，应当做好体温检测、健康状况和信息登记等工作，严格限制其行进路线、活动范围。加强病区病室门禁、安保管理，减少未经允许的探视和陪护，以及无关人员的随意出入。

普通病区医护/探视感染防控流程，见图4-6-1。

（三）病区感染防控管理

（1）应建立并执行感染防控、清洁消毒、隔离、职业安全防护、传染病病例上报及患者转出等制度。呼吸内科病区感染防控流程，见图4-6-2。普通病区医护人员接诊感染防控流程，见图4-6-3。普通病区发热或呼吸道症状患者感染防控流程见图4-6-4。

（2）及时发现发热患者。医务人员要提高敏感性，在日常的诊疗护理过程中，加强对住院患者的病情观察，密切观察其体温、脉搏、呼吸、血压等生命体征变化。对无明确诱因的发热、提示可能罹患呼吸道传染病的患者，或者虽无发热症状但呼吸道等症状明显、罹患呼吸道传染病可能性大的患者，均需要立即转入隔离病室，进一步进行实验室检测和医学影像学检查。结合检查结果，详细询问流行病学史；怀疑急性呼吸道传染病的，转至隔离病区或定点医院治疗。

（3）应开展感染病例的主动监测，切实做好急诊患者和血液透析、肿瘤放疗化疗患者等重点人群的感染监测工作，对手术、内镜等侵入性操作环节实现监测全覆盖。

（4）通过主动监测，及时发现散发感染病例、聚集性感染病例和疑似新发呼吸道传染病患者，采取相应的感染病例监测、流行病学调查，实施感染防控措施。

（5）发现新发呼吸道传染病疑似或确诊患者时，应启动相应应急预案与工作流程，按规范要求实施及时有效的隔离、救治和转诊；疑似或确诊患者应专人诊疗与护理，限制无关工作人员的出入，原则上不探视；有条件的可以将患者安置在负压（隔离）病室内。

（6）保持环境、物体表面、地面清洁，并采用湿式清洁法；若被污染时，应及时清洁消毒。患者诊疗结束后或隔离留观患者转出后，应实施终末消毒处理（图4-2-5、图4-2-6、图4-4-8）。

（7）合理配备工作人员。应根据疫情防控需要和诊疗实际，合理配置专业技术人员。结合工作强度、个人生理需求以及防护用品使用要求等，科学安排诊疗班次。应完善后勤保障，满足工作人员工作、生活需求。应加强对工作人员的人文关怀和心理疏导，保证合理休息，减轻其工作压力、劳动强度和心理负担。

（8）工作人员防护按照医疗机构工作人员职业安全防护相关要求，正确、合理使用防护用品。在标准预防的基础上，根据诊疗操作的风险高低实施额外防护。可能接触到患者血液、体液、分泌物或实施产生气溶胶操作时，选择佩戴护目镜或防护面屏、医用防护口罩，穿医用防护服、隔离衣等防护用品。

（9）医疗机构应建立健康状况报告制度，要求全体医务人员、其他工作人员（包括保洁、配送、保安、护工等）、患者和陪护人员每天或定期报告个人健康状况，及时发现发热及有呼吸道症状的人员，并采取相应措施。

（四）隔离病室管理

（1）加强隔离病室管理。隔离病室应当满足单人、单间隔离相关要求，由专人负责，诊疗物品专室、专人、专用。

（2）隔离病室门口有应急隔离病室标识，患者床头卡及一览表显示相应传播途径的隔离标识。

（3）应备有充足的应对急性呼吸道传染病的消毒设施设备、消毒剂和防护用品，并规范使用。

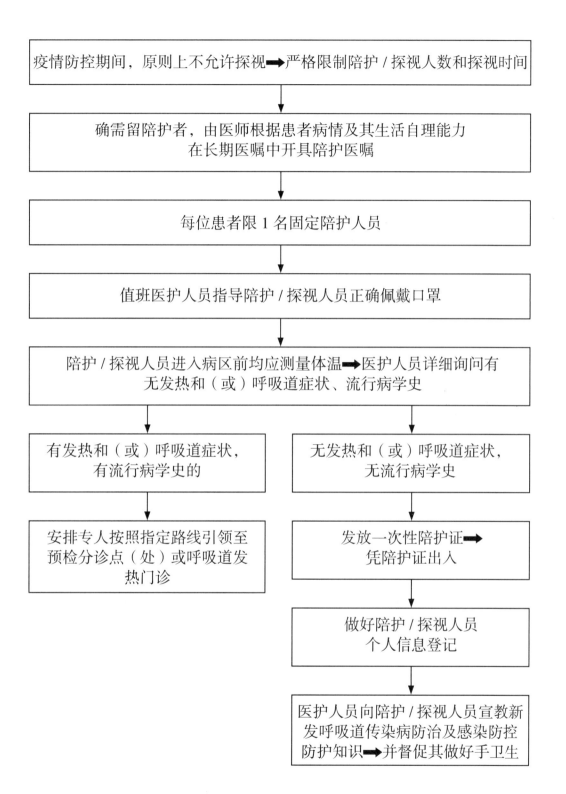

图 4-6-1　普通病区陪护 / 探视感染防控流程（参考）

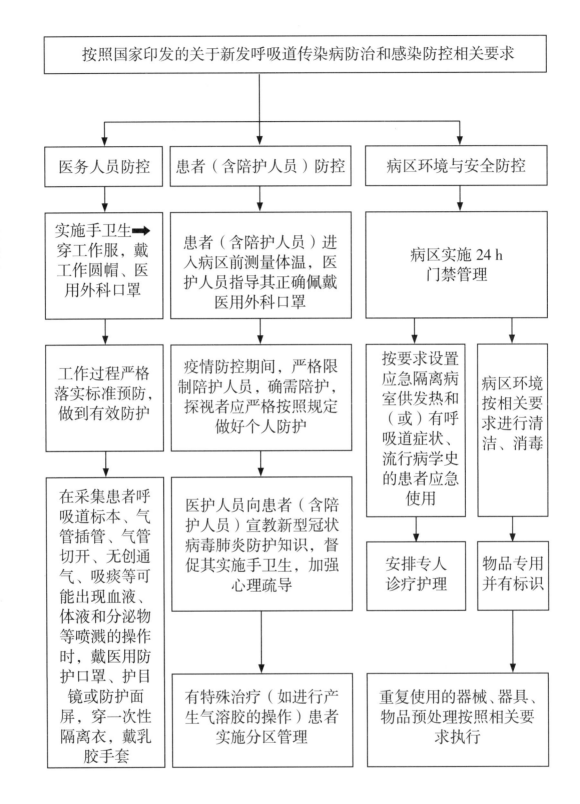

图 4-6-2 呼吸内科病区感染防控流程（参考）

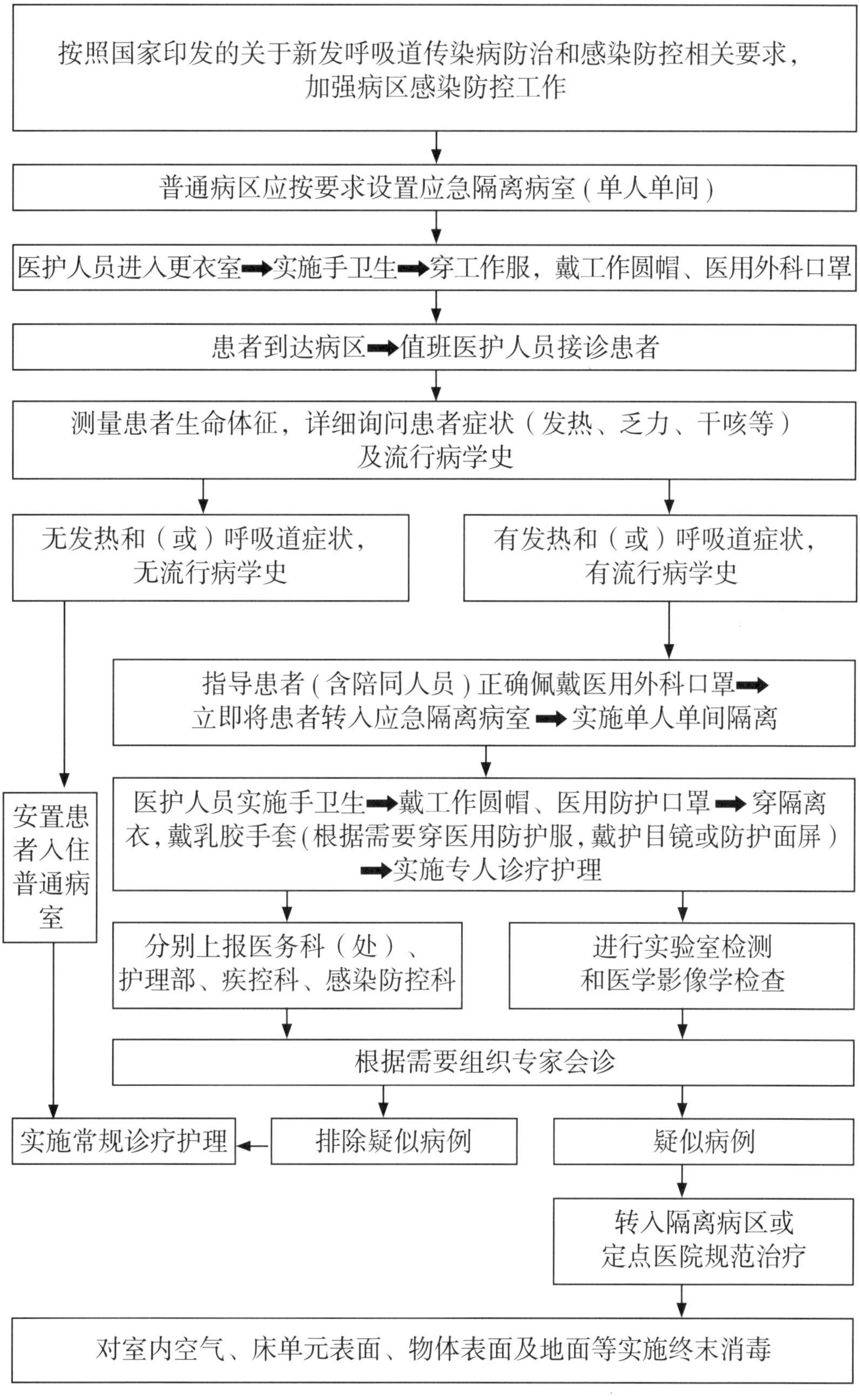

按照国家印发的关于新发呼吸道传染病防治和感染防控相关要求，
加强病区感染防控工作

普通病区应按要求设置应急隔离病室（单人单间）

医护人员进入更衣室➡实施手卫生➡穿工作服，戴工作圆帽、医用外科口罩

患者到达病区➡值班医护人员接诊患者

测量患者生命体征，详细询问患者症状（发热、乏力、干咳等）
及流行病学史

| 无发热和（或）呼吸道症状，无流行病学史 | 有发热和（或）呼吸道症状，有流行病学史 |

指导患者（含陪同人员）正确佩戴医用外科口罩➡
立即将患者转入应急隔离病室➡实施单人单间隔离

安置患者入住普通病室

医护人员实施手卫生➡戴工作圆帽、医用防护口罩➡穿隔离
衣，戴乳胶手套（根据需要穿医用防护服，戴护目镜或防护面屏）
➡实施专人诊疗护理

分别上报医务科（处）、护理部、疾控科、感染防控科

进行实验室检测和医学影像学检查

根据需要组织专家会诊

实施常规诊疗护理 ⬅ 排除疑似病例

疑似病例

转入隔离病区或定点医院规范治疗

对室内空气、床单元表面、物体表面及地面等实施终末消毒

图 4-6-3 普通病区医护人员接诊感染防控流程（参考）

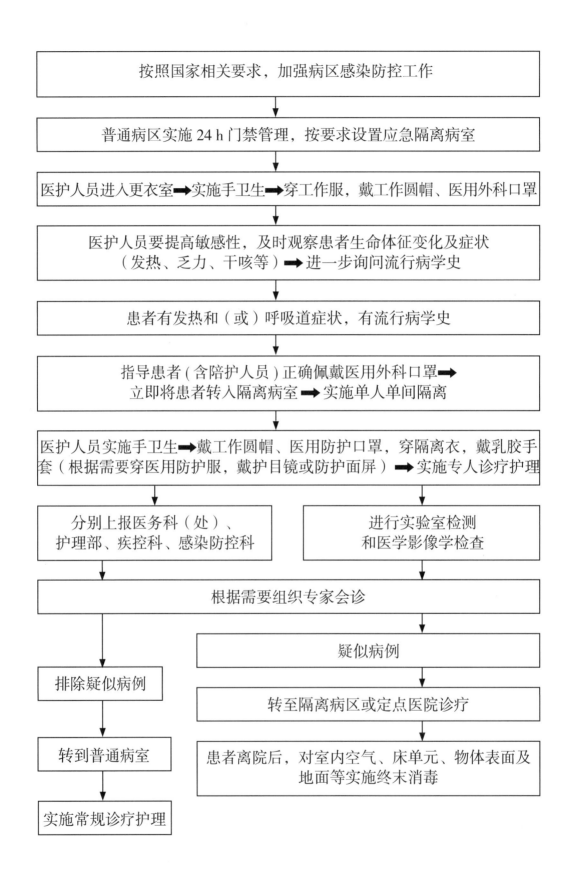

按照国家相关要求，加强病区感染防控工作

普通病区实施 24 h 门禁管理，按要求设置应急隔离病室

医护人员进入更衣室➡实施手卫生➡穿工作服，戴工作圆帽、医用外科口罩

医护人员要提高敏感性，及时观察患者生命体征变化及症状
（发热、乏力、干咳等）➡进一步询问流行病学史

患者有发热和（或）呼吸道症状，有流行病学史

指导患者 (含陪护人员) 正确佩戴医用外科口罩➡
立即将患者转入隔离病室➡实施单人单间隔离

医护人员实施手卫生➡戴工作圆帽、医用防护口罩，穿隔离衣，戴乳胶手套（根据需要穿医用防护服，戴护目镜或防护面屏）➡实施专人诊疗护理

分别上报医务科（处）、护理部、疾控科、感染防控科

进行实验室检测和医学影像学检查

根据需要组织专家会诊

疑似病例

排除疑似病例

转至隔离病区或定点医院诊疗

转到普通病室

患者离院后，对室内空气、床单元、物体表面及地面等实施终末消毒

实施常规诊疗护理

图 4-6-4　普通病区发热 / 呼吸道症状患者感染防控流程（参考）

新发呼吸道传染病患者护理

第一节　患者入院/转入护理

一、病室准备

（一）患者准备

轻型/普通型患者应佩戴医用外科口罩，在隔离病区污染区一端设立的患者通道入口处等待入院，避免过多走动。重型/危重型患者从患者通道入口处用平车推入病室。

（二）物品准备

1.病室物品准备

（1）床单元物品：床、床垫、床褥、枕芯、棉胎或毛毯、大单、被套、枕套、一次性中单（需要时）、床旁桌、床旁椅、过床桌（需要时），另外还包括照明灯、呼叫装置、供氧系统及负压吸引管道等设施。

（2）洗手、消毒设施及防护用品准备：病室内准备空气消毒器或紫外线消毒灯、洗手液、免洗手消毒液、套双层黄色医疗废物袋的医疗废物桶、盛放消毒液的喷壶、医用外科口罩、鞋套、一次性圆帽；病室内要求设有流动水洗手和卫浴设施，为避免交叉感染，疑似患者收治区域每间病室均应配备空气消毒器，禁止病室共用，如医院条件有限，一个病室使用后应进行规范的清洁和消毒，方可供下一个患者使用；确诊患者收治区域可根据实际工作需要配备相应数量的空气消毒器。

2.用物用品准备

用物用品有治疗车、听诊器、体温计、血压计等。收治疑似患者区域配备专用治疗车及医疗器具，专人专用、定点放置、定量供应；收治确诊患者区域根据实际工作需要配相应数量治疗车及医疗器具。污染区物品遵循只进不出原则，储备不宜过多。病区可移动设施应选择易清洗、消毒的材质。

3.急救药品和物品

根据患者病情及实际情况，配备一定数量的急救药品、抢救车、除颤仪、负压吸引装置、氧气瓶及配套装备、心电监护仪、输液泵（需要时）、注射泵、无创呼吸机、有创呼吸机，必要时备床旁血滤机、体外膜肺氧合（extracorporeal membrane oxygenation，ECMO）设备等。为避免交叉感染，收治疑似患者病室里的一套物品仅供一个患者使用。

（三）信息系统准备

病区基础设施建立时，应配置完善的信息化系统，涵盖医疗、护理、入院接诊等内容，但应避免指纹仪等设备，方便后续医护人员实施和操作。有条件者可使用掌上电脑（personal digital assistant，PDA）和移动护理查房车。

二、患者接诊

1.患者凭住院证入院

有条件的医院宜使用电子信息化系统办理入院手续，避免交叉感染。

2.迎接新患者

医护人员穿戴防护用品在隔离病区患者通道入口处迎接新患者。协助轻型/普通型患者更换医用外科口罩、穿鞋套，在接诊登记室更换衣物；重型/危重型患者根据病情选择佩戴口罩，用平车推入指定床位，医护人员协助其更换衣物；重型/危重型患者应立即给予基础生命支持，持续应用心电监护，监测患者生命体征。待患者进入病区后，使用消毒液喷洒患者停留的周围环境。

3.物品交接

在接诊登记室进行物品交接、登记、暂存：

（1）将患者携带个人物品进行筛选、核对、登记，生活必需用品经消毒后转交患者使用，其余物品消毒后封扎、保存，外层包装袋喷洒消毒液并粘贴物品登记表。

（2）与轻型/普通型患者当面做好清点、登记工作，对于重型/危重型患者，可由两名医护人员共同核对、登记，除了交接患者带入基本物品之外，病情需要携带的急救设备、物品也要做详细交接、登记。

（3）对于利器、刀具等危险物品，及时处理，避免出现危险事件。

（4）在进行患者私人物品初步消毒时，根据物品的材质选择合适的消毒方式。

（5）为避免交叉感染，患者物品以满足生活基础最低需求为宜。

4.患者信息及病情交接

与交接人员严格核对患者身份信息、一般情况及病历资料，转入病历资料消毒后方可带入。

5.通知医师

通知值班医师诊查患者，必要时协助医师共同诊查。

6.入院评估

（1）为患者测量体温、脉搏、呼吸、血压及血氧饱和度（SpO_2）等。

（2）详细询问患者流行病学史，如有特殊情况及时告知医师，上报疾病预防控制科、医院感染管理科、医务处、护理部等。

（3）评估患者健康状况，重点评估患者呼吸道症状。根据入院评估，制订护理计划，实施相应护理措施。

7.护理服务

遵医嘱提供相关诊疗护理服务，按时巡视病房，密切观察患者病情变化；及时关注患者心理情绪变化，鼓励、安慰患者，使其消除恐惧心理，增强治疗信心。

8.入院宣教

（1）患者活动范围：向轻型/普通型患者介绍住院期间可活动范围，并告知其应尽量减少接触活动区域墙壁、门把手等物品，避免引起交叉感染。

（2）病房环境：向轻型/普通型患者简要介绍病区环境，介绍呼叫器、床挡、卫生间等设施的使用方法及注意事项。

（3）疾病相关知识：介绍疾病治疗方法、护理及预后等情况。

（4）个人防护：介绍医用外科口罩的正确佩戴方法及咳嗽礼仪，宣教痰液处理方法，使其做好自我卫生，减少交叉感染。

（5）陪护探视：严格执行陪护探视制度，原则上不设陪护。若患者病情危重等特殊情况必须陪护探视的，陪护探视者必须严格按照规定做好标准防护。

（6）膳食营养：医院应根据患者饮食习惯定时送餐，如有特殊需求，可提前告知。

轻型/普通型患者入院/转入流程见图5-1-1，重型/危重型患者入院/转入流程详见图5-1-2。

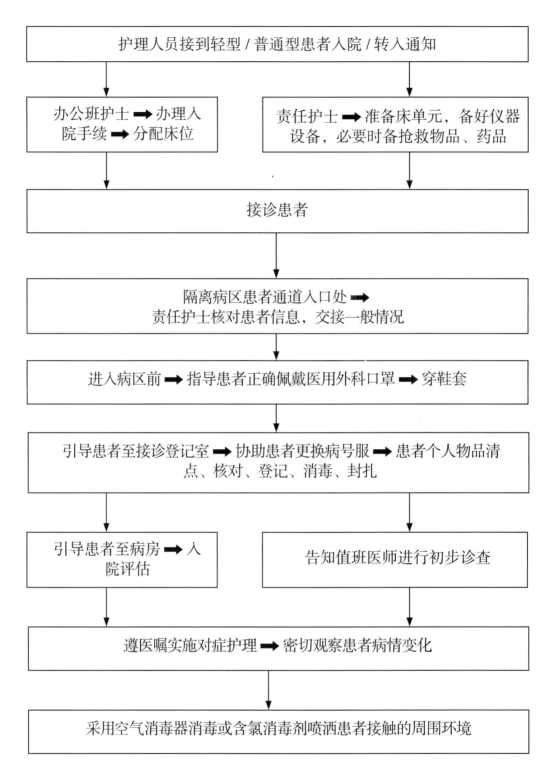

图 5-1-1　轻型 / 普通型患者入院 / 转入流程（参考）

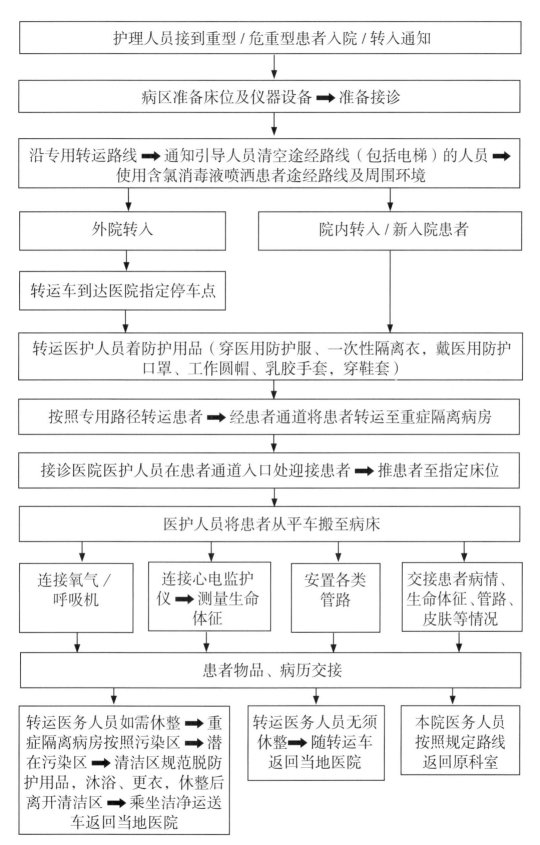

图 5-1-2　重型／危重型患者入院／转入流程（参考）

第二节 轻型/普通型患者护理

一、休息与活动

（一）患者休息

1.早期休息

早期患者应卧床休息，减少组织对氧的需要，恢复期适当增加活动与锻炼。护理人员应从满足患者身心发展需要和疾病康复的角度来指导患者进行适当休息和活动。

2.增加身体舒适

在休息之前应当把患者的身体不适降至最低程度。因此，及时评估患者病情，并使患者减轻身体不适，是保证患者休息的基础。在协助患者休息时，护理人员应帮助患者调整姿势和体位，减轻或消除各种原因造成的不适，协助患者得到有效休息。

3.促进心理放松

隔离病区的特殊环境，使患者面临更多的心理压力。护理人员可以从造成患者心理压力的因素入手，帮助患者适应隔离病区的特殊环境，指导患者以积极心态正确面对疾病，及时调节不良情绪，保持健康的心理状态。

4.保证足够睡眠

护理人员在协助患者休息过程中，要全面评估影响患者睡眠的因素及患者个人睡眠习惯，综合制定促进睡眠的措施，保证患者睡眠时间和质量。

（二）患者活动

1.患者活动评估

（1）评估重点：患者对日常生活活动、康复运动的个体化需求；患者生活自理能力；患者活动耐力及影响活动的主要因素。

（2）评估方法：包括问诊、体格检查和辅助检查。通过询问患者日常活动能力、活动耐力情况及影响因素，以及对患者肌力、机体活动功能、心肺功能的体格检查和辅助实验室检查结果，综合判断患者活动需求和活动耐力。

（3）评估内容：

1）患者一般资料：包括患者年龄、性别、文化程度、职业及日常活动习惯等。

2）心肺功能状态：活动前应评估患者血压、心率、呼吸等指标，根据心肺功能确定患者活动负荷量的安全范围，根据患者反应及时调整活动量。

3）社会心理状况：评估患者心理状态，帮助患者保持愉快的心情，使其对活动产生兴趣，是进行高质量活动的必要条件。另外，患者家属的态度和行为也会影响患者的心理状态。在隔离病区这种特殊环境中，护理人员可指导家属利用电话、网络等多种形式参与到患者的康复中来，减少家属不能陪伴的焦虑，帮助患者建立广泛的社会支持系统，增加患者活动意愿。

2.协助患者活动

（1）协助患者变换体位：长期卧床患者，由于缺乏活动，或长时间俯卧，影响脊柱、关节及肌肉组织活动，患者可能出现局部疼痛、肌肉僵硬等症状。如病情允许，卧床患者应经常变换体位，并给予背部护理，按摩受压肌肉，协助患者进行关节和肌肉功能活动，促进局部血液循环，减轻疼痛，保持关节、肌肉的正常生理功能和活动范围。

长期卧床和缺乏活动是发生压疮的重要危险因素，如果不能采取积极有效的预防措施，患者受压部位则会出现血液循环障碍，引起局部组织缺血、缺氧，发生皮肤破损和坏死。护理人员应定时协助患者更换体位、按摩受压部位，避免压疮的发生。

（2）呼吸功能锻炼：指导有呼吸功能障碍的新发呼吸道传染病患者进行腹式呼吸、缩唇呼吸，使用呼吸功能锻炼仪，吹气球等，这些措施不仅可以增强呼吸肌肌力和耐力，延长呼气时间，改善呼吸功能，还可以增加肺活量和吸氧量，并通过影响神经、循环、消化等系统的功能，改善全身健康状况。

1）缩唇呼吸：是通过缩唇形成微弱阻力来延长呼气时间，增加气道压力，延缓气道塌陷。患者闭嘴经鼻吸气，然后通过缩唇（吹口哨样）缓慢呼气，同时收缩腹部。吸气与呼气时间比为1：2或1：3。缩唇大小程度与呼气流量，以能使距口唇15~20 cm处，与口唇水平等高点的蜡烛火焰随气流倾斜又不至于熄灭为宜。缩唇呼吸每天训练3~4次，每次重复呼吸8~10次。

2）腹式呼吸：患者可取立位、平卧位或半卧位，两手分别放于前胸部和上腹部。用鼻缓慢吸气时，膈肌最大程度下降，腹肌松弛，腹部凸出，手感到腹部向上抬起。呼气时用口呼出，腹肌收缩，膈肌松弛，膈肌随腹腔内压增加而上抬，推动肺部气体排出，手感到腹部下降。可在患者腹部放置小枕头、杂志或书锻炼腹式呼吸。如果吸气时物体上升，证明是腹式呼吸。腹式呼吸每天训练3~4次，每次重复呼吸8~10次。腹式呼吸需要增加能量消耗，因此指导患者只能在疾病恢复期，如出院前进行训练。

3）使用呼吸功能锻炼仪：呼吸功能锻炼仪由呼吸训练器及吸气软管组成，可增加肺的通气量和咳嗽能力，防止痰液堆积。具体使用方法：①嘱患者用手托起呼吸训练器，先深呼一口气，然后用口含住吸气软管，慢慢吸气，呼吸训练器中的白色活塞可随吸气而缓慢提升；②白色活塞顶部升到目标刻度后，保持吸气状态停顿5~10 s，待白色活塞下降至底部，松开吸管、平静呼气；③根据患者病情，每天可练习2次，每次10~15 min。

4）吹气球：选择合适的气球，容量800~1000 mL。嘱患者深吸口气，将气球嘴含在嘴里，然后尽力将气呼出并吹胀气球。注意不要漏气，频率3~5次/min，每组15~20次，每天3组训练。吹气球法可在呼气末增加气道压力，提高肺泡与肺毛细血管之间的氧分压差，防止肺间质水肿，改善机体的缺氧和二氧化碳潴留，有效防止肺泡萎缩塌陷。

（3）肢体功能锻炼：

1）关节活动度练习：根据各关节活动形式和范围，依次对患者颈部、肩、肘、腕、踝、趾关节做屈曲、伸展、过伸、外展、内收、内旋、外旋等关节活动练习。

2）肌肉练习：根据患者病情及耐受程度，定时翻身，在床上进行握拳、举臂、踝泵、足跟后滑、抬腿、股四头肌及臀肌长收缩等活动。能下床患者，嘱其牢记"起床三部曲"：醒后30 s再起床、起后30 s再下床、站后30 s再行走，可防止体位性低血压。康复期可练习太极拳等有利于心肺功能康复的运动项目，但避免过于疲劳。所有活动以不引起血氧饱和度（SpO$_2$）和血压下降为原则。

二、病情观察及护理

（一）发热

1.发热分级

①低热：体温37.3~38 ℃；②中等热：38.1~39 ℃；③高热：体温39.1~41 ℃；④超高热：体温41 ℃以上。新型冠状病毒肺炎早期一般无发热或低热；埃博拉出血热、严重急性呼吸综合征、人禽流感、鼠疫常常高热起病；汉坦病毒肺综合征常常表现为中等热或高热。

2.发热过程及表现

（1）体温上升期：主要表现为疲乏无力、皮肤苍白、干燥无汗，若体温逐渐升高，患者可出现畏寒，若体温急剧上升并超过39 ℃，则常伴寒战。

（2）高热持续期：主要表现为面色潮红，皮肤灼热，口唇干燥，呼吸、脉搏加快，以及头晕、头痛、食欲下降、全身不适或软弱无力等。

（3）体温下降期：主要表现为大量出汗、皮肤潮湿。体温下降可有骤退和渐退，体温骤退者由于大量出汗，体液大量丧失，易出现血压下降、脉搏细速、四肢厥冷等虚脱或休克现象。

3.热型

新发呼吸道传染病常见热型为不规则热，且发热时间持续不定。严重急性呼吸综合征患者部分表现出弛张热型，用药治疗后体温逐渐演变为不规则热，此类患者往往病程较长，临床症状随着体温波动变化，体温高时症状重，体温低时症状轻。鼠疫常常表现为稽留热。埃博拉出血热多表现为进行性发热，热型不规则，以持续性高热为主。

4.发热护理

（1）降温措施：可选用物理降温或药物降温。体温超过39 ℃，宜选用局部冷疗，采用冷毛巾、冰袋等，通过传导方式散热；体温超过39.5 ℃，宜选用全身冷疗，采用温水擦浴、乙醇擦浴、亚低温治疗仪等。使用药物降温时应注意药物的剂量，尤其对年老体弱及心血管疾病者应防止出现虚脱或休克现象。实施降温措施后应测量体温，并做好记录和交班。

（2）加强病情观察：①监测生命体征变化，尤其注意体温变化。护理人员为患者测量体温时应做好标准防护，体温计应专人专用，使用后应在含有效氯1000~2000 mg/L的消毒液中浸泡不少于30 min。一般测量4次/d，高热时应每4 h测量一次，待体温恢复正常3 d后，改为1~2次/d。注意观察呼吸、脉搏及血压变化。②观察是否出现寒战、淋巴结肿大、出血、结膜充血、关节肿大及意识障碍等伴随症状。③观察治疗效果，比较治疗前后全身症状及实验室检查结果。④观察饮水量、饮食摄入量、尿量及体重变化。⑤观察四肢末梢循环情况，高热而四肢末梢厥冷、发绀等提示病情加重。

（3）补充营养和水分：给予高热量、高蛋白、高维生素、易消化的流质或半流质食物。鼓励患者多饮水，促进毒素和代谢产物排出。

（4）促进患者舒适：①休息。可减少能量消耗，高热者应卧床休息，有利于机体康复。②口腔护理。应在晨起、餐后、睡前协助患者漱口，保持口腔清洁，预防口腔感染。③皮肤护理。退热后往往大量出汗，应及时擦干汗液，更换衣服和床单，保持皮肤干燥、清洁，防止受凉。

（二）咳嗽

1.咳嗽特点

部分新发呼吸道传染病引起的咳嗽多表现为刺激性干咳或咳少量白色黏液痰，如新型冠状病毒肺炎和埃博拉出血热常表现为干咳，人感染高致病性禽流感往往也可伴有咽痛等上呼吸道感染样症状。而严重急性呼吸综合征大多没有明显的咳嗽症状。

2.咳嗽护理

（1）隔离防护：①如果条件允许，患者应单独安置在隔离、通风良好的病室内休息。②指导患者正确佩戴医用外科口罩，阻止或减少细菌或病毒通过患者的口鼻扩散到空气中，降低传播风险。③医护人员接触患者时应采取三级防护措施。④病室和使用后的诊疗用品按相关要求进行消毒。

（2）咳嗽礼仪：①当要咳嗽或打喷嚏时，应使用纸巾等遮掩口鼻，或弯曲手肘靠近面部，用衣服袖子内侧遮掩住口鼻；②与人讲话时应注意保持距离在1 m以上；③咳嗽时接触过口鼻的纸巾不可随处丢弃，应单独存放；④手部接触到呼吸道分泌物时，应实施手卫生；⑤被呼吸道分泌物污染的衣服应及时更换。

（3）补充营养和水分：慢性咳嗽者能量消耗增加，应给予高蛋白、高维生素、足够热量的饮食。尊重患者的饮食习惯，避免油腻、辛辣刺激食物。每天应多饮水，以保证呼吸道黏膜湿润和病变黏膜修复，利于痰液稀释和排出。

（4）观察病情变化：观察咳嗽、咳痰情况，详细记录痰液的色、量、质。

（5）促进有效排痰：

1）深呼吸和有效咳嗽：适用于神志清醒、一般状况良好、能够配合的患者，有助于气道远端分泌物排出。

2）雾化治疗：适用于痰液黏稠不易排出者，雾化吸入时应注意以下几点：①非负压病区不建议通过雾化吸入途径给药，以防气溶胶产生和聚集，若必须进行雾化吸入，应使用面罩进行雾化。雾化吸入面罩应使用一次性耗材，专人专用。②观察各种雾化药物的不良反应，尤其是药物对孕期和哺乳期妇女、幼儿、老年患者、重症及特殊患者的影响。③雾化时限制病室内的人数。注意通风，不能有效通风时，每次雾化后在每日2次室内循环风消毒的基础上追加循环风消毒和病室内物体表面清洁消毒。④护理人员应采取三级防护措施，操作前在流动水下洗手。⑤雾化完毕，医护人员规范手卫生，雾化器表面用含有效氯1000~2000 mg/L的消毒液擦拭，作用30 min后，用清水擦拭干净；病室内物体表面用含有效氯1000~2000 mg/L的消毒液擦拭；使用空气消毒机消毒，保证室内空气的质量，地面用含有效氯1000~2000 mg/L

的消毒液拖地。按流程摘脱防护用品，分别置于专用容器，再次洗手与手消毒。

3）胸部叩击：适用于久病体弱、长期卧床者。

4）吸痰：对于痰液黏稠及排痰困难者，可经患者口、鼻腔处进行负压吸痰。

（三）呼吸急促

1.呼吸急促　指呼吸频率超过24次/min，多见于发热、疼痛等患者，在新发呼吸道传染病患者中可出现不同程度的呼吸急促。

2.呼吸急促护理　①提供舒适的环境：环境整洁、安静、舒适，室内空气流通、清新，温度、湿度适宜，有利于患者放松和休息；②加强病情观察：观察呼吸频率、深度、节律、声音、形态有无异常，有无咳嗽、咳痰、咯血、发绀、呼吸困难及胸痛表现，必要时给予氧气吸入；③提供营养和水分：选择营养丰富、易于咀嚼和吞咽的食物，注意水分供给，避免过饱及产气食物，以免膈肌上升影响呼吸。

（四）呕吐、腹泻

1.呕吐、腹泻特点

新发呼吸道传染病也可引起消化道症状。部分症状不典型的新型冠状病毒肺炎患者可表现为呕吐、腹泻等消化道症状；埃博拉出血热多继发出现恶心、呕吐、腹泻、水样便或血便，腹泻可持续数日。

2.呕吐、腹泻护理

（1）加强病情观察：监测生命体征，定时测量和记录生命体征。准确测量和记录24 h出入液量及体重等。观察患者呕吐、腹泻的特点，记录呕吐、腹泻次数，呕吐物或腹泻物的性质、量、颜色等，观察患者有无失水征象，依失水程度不同，患者可出现软弱无力、口渴和皮肤、黏膜干燥及皮肤弹性减低，并可有烦躁、神志不清，甚至昏迷等表现。

（2）补充水分和电解质：饮食以少渣、易消化食物为主，避免生冷、多纤维和刺激性食物。需口服补液时，应少量多次饮用，以免引起恶心、呕吐。如口服补液未能达到所需补液量，应静脉输液以恢复机体的液体平衡状态。

（3）肛周皮肤护理：排便频繁者，因粪便刺激，可致肛周皮肤损伤，引起糜烂及感染。排便后可应用温水清洗肛周，保持清洁、干燥，涂抹皮肤保护剂以保护肛周皮肤，促进损伤处愈合。

三、鼻导管/面罩吸氧护理

1.用氧指征

血气分析检查是监测用氧效果的客观指标。当患者$PaO_2 < 50\%$（6.6 kPa）

时，应给予吸氧，高龄、合并基础疾病者或活动后低氧血症加重者应放宽指征。鼻导管吸氧应≤5 L/min，面罩吸氧应为6~8 L/min。

2.吸氧护理

（1）病情观察：严密监测患者生命体征及临床症状，患者由烦躁不安变为安静、心率变慢、血压上升、呼吸平稳，以及皮肤红润、温暖、发绀消失，说明缺氧症状改善。SpO_2未达到目标范围，临床表现或动脉血气分析结果未改善或进一步恶化，应及时报告医师处理，根据病情随时调整。

（2）预防并发症：应控制吸氧浓度及吸氧时间，预防并发症的发生，如呼吸道分泌物干燥、氧中毒、肺不张、呼吸抑制等。

（3）停氧指征：当在低流量条件下，患者神志清醒，精神状态良好，生命体征稳定，发绀消失，无呼吸困难症状，可遵医嘱暂停吸氧，继续评估患者病情变化。

四、给药护理

新发呼吸道传染病常用的治疗药物包括抗菌类、抗病毒类、解热镇痛类及化痰止咳类、中药类等。

1.抗病毒类药物

抗病毒药物分为口服和静脉给药，给药时严格执行查对制度，注意药物配伍禁忌。口服给药时，应选择40~60 ℃温开水送服，不能使用茶水服药；婴幼儿、鼻饲患者给药时应将药片研碎。静脉给药时，严格执行无菌操作，强化职业安全防护意识，减少针刺伤发生率。

2.抗菌药物

临床可根据病原菌及药敏试验结果选用抗菌类药物。常用青霉素类、头孢菌素、大环内酯类、氟喹诺酮类、氨基糖苷类及磺胺类等抗菌药物。使用后注意观察药物疗效及不良反应。氨基糖苷类抗生素有肾、耳毒性，对于老年人或肾功能减退者，应注意观察其有无耳鸣、头昏、唇舌发麻等；磺胺类药由肾脏排出，尿少时易析出结晶，引起肾小管阻塞，服后宜多饮水；抗生素类药物一般采取早期、联合、足量、静脉给药，不宜频繁更换。

3.化痰止咳类

止咳溶液服用后不宜立即饮水，以免冲淡药物，降低疗效。多种药物同服时应最后服用止咳溶液。剧烈干咳者，可选用喷托维林、氢溴酸右美沙芬等，对于有痰患者不宜给予可待因等强力镇咳药。兼有镇咳和祛痰作用的复方制剂，如复方甘草合剂在临床中应用较广泛。咳嗽伴痰难咳出者，可用溴己新、复方氯化铵合剂或盐酸氨溴索等祛痰药。

4.解热镇痛类

（1）非甾体类：复方氨基比林、酚麻美敏、安乃近、布洛芬等。

（2）甾体类（糖皮质激素）：地塞米松、氢化可的松等。

（3）其他：柴胡、板蓝根注射液等。

使用解热镇痛类药物后及时观察患者体温、血压变化，指导患者多饮水，汗湿衣物及时更换。患儿应避免应用阿司匹林，以免诱发严重的Reye综合征。

五、饮食护理

（1）患者入院后宜进行营养风险筛查，重点关注患者过去1周膳食摄入情况、胃肠道症状和大小便情况，以及近期体重变化和是否存在低体重（BMI<18.5）情况等，以便综合评估患者营养状况。

（2）了解患者饮食喜好，条件允许的情况下尽量满足患者需求，根据民族饮食文化为患者提供合适的食物。

（3）三餐定时，根据胃肠功能情况，可增加上午及下午间餐；体重轻者建议晚上加餐；肠内营养制剂、水果、奶类、坚果等可作为间餐或加餐。

（4）指导患者摄入高蛋白、高热量、富含多种维生素和矿物质、易消化的食物。

（5）适量增加优质脂肪摄入，包括烹调用富含$n-9$不饱和脂肪酸的植物油和硬果类多油性食品如花生、核桃等，总脂肪供能比达到膳食总能量的25%~30%。

（6）坚果等植物作物中富含B族维生素、维生素C、维生素E等，具有较强的抗氧化、调节免疫作用，应注意补充，也可适量添加营养素补充剂。

（7）大豆及其制品、菇类食物、枸杞、黄芪等食物中含有黄酮、甜菜碱等抗氧化物质，瘦肉中含有的丰富的蛋白质、左旋肉碱都有助于增强抵抗力。

（8）保证充足饮水量，多次少量、有效饮水；可饮温开水或淡茶水。

第三节　重型/危重型患者护理

一、病情观察

新发呼吸道传染病重型/危重型患者病情监测内容较多，其中呼吸系统、循环系统、消化系统、中枢神经系统和肾功能的监测是新发重型/危重型呼吸道传染病患者监测的基本内容。

（一）呼吸系统

（1）严密观察患者生命体征，尤其是呼吸频率、节律和深度的变化，缺氧及二氧化碳潴留改善情况；观察意识状态、神经精神状态，严密监测SpO₂、心率、心律及血压情况；观察口唇及甲床有无发绀、皮肤温湿度、皮肤黏膜完整性、出血倾向、结膜有无充血及水肿；观察两侧呼吸运动的对称性、肺部叩诊音及呼吸音及啰音；观察痰液的色、质、量、味；观察腹部有无胀气及肠鸣音的情况等。

（2）密切观察并记录患者每小时尿量和24 h出入液量，注意电解质变化。

（3）监测动脉血气分析和生化检查结果，了解电解质和酸碱平衡情况。

（二）循环系统

（1）重型/危重型患者应给予持续心电监护，并正确设置警报范围。

（2）无创血压监测应设定监测频率，尽量避开穿刺侧肢体或血氧饱和度（SpO_2）监测一侧。

（3）根据病情变化定时监测并记录中心静脉压。

（4）使用250 mL的0.9%氯化钠溶液置入加压袋中，保证压力达到300 mmHg（1 mmHg=0.133 kPa）以监测有创连续动脉压，同时应做好脉搏指示连续心排血量监测术（PiCCO）、漂浮导管等其他血流动力学的监测和护理。

（5）监测并记录水、电解质情况，及时动态调整护理方案。

（三）消化系统

（1）护理人员应密切关注患者胃肠道的耐受情况（肠鸣音，有无恶心、呕吐、腹胀等）；大便的频度、颜色、性质、次数和总量；定期监测胃残余量，观察胃潴留情况。

（2）对于置入胃管患者，应妥善固定，保持引流通畅，注意胃肠减压引流液的色、质、量。

（3）呕吐严重者，给予侧卧位或头偏向一侧，防止误吸。

（四）中枢神经系统

（1）对于意识障碍的重型/危重型患者，应做好瞳孔的观察，出现异常应及时通知医师。

（2）使用镇静药物者，遵医嘱实施目标导向的镇静措施，每4 h应评估镇静情况，至少每班评估1次疼痛程度。

（五）肾功能

（1）严密监测患者的尿量、颜色及性状，准确记录24 h出入液量。

（2）密切观察血、尿钠浓度，血、尿的尿素氮，血、尿肌酐、血肌酐清除率等指标。

（六）内分泌系统

（1）应定时进行血糖监测并记录。如有异常，遵医嘱给予胰岛素治疗并增加监测频次，治疗前确定患者饮食情况，以防出现低血糖。

（2）长期使用胰岛素泵入的患者，应注意血钾水平。

（七）体温

密切监测患者体温变化，采取物理、药物等降温措施后，应复测体温并做好记录。

（八）皮肤与黏膜

观察患者皮肤颜色、湿度、弹性，有无水肿发生及水肿程度，皮肤及黏膜的完整性。

二、体位护理

重型/危重型患者大都存在严重的低氧血症，患者应以卧床休息为主。可根据肺损伤的程度和引起低氧血症的原因调整呼吸衰竭患者体位，必要时遵医嘱予以俯卧位。

（一）薄枕平卧位

1.体位

患者仰卧，头垫薄枕，多数患者可采取该体位。

2.注意事项

（1）谵妄患者应预防坠床、非计划性拔管，必要时使用保护性约束。

（2）患者有误吸风险或呕吐时，应将头偏向一侧，可避免呕吐物误入气管而引起窒息或肺部并发症。长时间的去枕平卧会导致患者肩颈、腰背部酸疼，增加深静脉血栓形成的风险。

（二）仰卧中凹位（休克体位）

1.体位

患者仰卧，头胸部抬高10°~20°，下肢抬高20°~30°。适用范围：休克患者，头胸部抬高有利于保持气道通畅，改善缺氧症状；下肢抬高有利于静脉血回流，增加心排血量，缓解休克症状。

2.注意事项

按休克患者观察要点进行护理。

（三）半坐卧位

1.体位

患者仰卧，床头抬高30°~50°，下肢屈曲。适用范围：①机械通气患者，半坐卧位可降低呼吸机相关性肺炎发病率；②肠内营养患者，半坐卧位可降低误吸发生率；③新发呼吸道传染病引起呼吸困难的患者，半坐卧位可减轻肺部淤血和心脏负担，改善气体交换；④疾病恢复期患者，半坐卧位有利于患者向站立位过渡，逐渐适应体位改变。

2.注意事项

（1）适当抬高患者下肢及床尾角度，防止患者由于剪切力造成皮肤压力性损伤，以及由于自身重力导致的位置下滑。

（2）观察患者骶尾部皮肤情况，采取必要的预防措施，避免皮肤压力性损伤。

（3）观察患者手部距离气管导管、引流管的距离，必要时给予保护性约束，避免非计划性拔管。

（四）俯卧位

1.体位

患者俯卧，两臂屈肘放于头部两侧，两腿伸直，头偏向一侧。不宜给予俯卧位通气的患者胸部和腹部下垫软枕，只有腹部明显膨隆的患者才需要胸-盆支持。适用范围：新发呼吸道传染病引起的急性呼吸窘迫综合征，俯卧位可减少纵隔及心脏对肺的压迫，改善肺部通气/血流比，促进分泌物引流，从而改善患者的氧合状况。

2.注意事项

（1）转换体位过程中，避免牵拉导管，预防非计划性拔管。

（2）在进行俯卧位通气时，保持功能位，避免牵拉、挤压导致缺血而引起的臂丛神经损伤。

（3）俯卧位期间，注意观察患者心率、心律、血压、呼吸、SpO_2等情况，必要时及时更换卧位。

（4）观察患者胸部、髂嵴等骨隆突处等的皮肤情况，采取局部预防措施，并定时在小范围内挪动患者，避免同一部位长时间持续受压。

（5）间断变动头部位置，预防眼部、鼻部受压，避免导致角膜、结膜损伤及眼眶水肿。

（6）及时清除患者气道、口鼻腔分泌物。

（7）应用镇痛、镇静或肌松药物，避免由于体位不适、躁动等原因，导致病情恶化。

三、用药护理

重型/危重型患者除常规使用抗病毒、抗菌药物等治疗外，可根据患者病情、胸部影像学进展情况，酌情使用血管活性药物、激素类药物及恢复期血浆制品。

1.血管活性药物

（1）应用血管活性药物时应注意从低浓度、低速度开始，逐渐加量。停用血管活性药物时需逐渐减量，不宜骤停，以保证患者血流动力学稳定。

（2）应选择独立静脉通道输注血管活性药物，并保证血管通畅，做好血管护理，避免药物外渗。

（3）药物应现用现配，多种血管活性药物同时应用时注意配伍禁忌。

（4）更换注射泵时须动作迅速、准确，以免引起循环波动。对血管活性药物敏感患者可采取双泵更换法，以保证药物输注的持续性。

（5）用药期间严密监测患者的意识、血压、心率、心律、中心静脉压、末梢循环、动脉血气分析、尿量等指标变化，遵医嘱调整血管活性药物的剂量及注射速度。

2.镇痛镇静类药物

（1）密切观察患者的呼吸频率、节律、幅度、吸呼比，监测SpO_2变化，保持呼吸道通畅。

（2）对机械通气患者定时监测自主呼吸潮气量、分钟通气量等。

（3）严密监测血压、中心静脉压、心率和心律变化。

（4）密切关注患者血流动力学变化，遵医嘱调整镇静药物的给药速度。

（5）严密监测患者的神志情况，避免引起躁动、谵妄等反常兴奋反应。

3.激素类药物

（1）严密监测患者血压、心率、心律变化，注意心电图变化，以防低钾血症导致心律失常。

（2）密切监测患者血糖变化，以免发生酮症酸中毒。

（3）密切监测患者有无消化道出血，观察患者胃液、大便隐血情况。

（4）密切监测患者体温、血常规、胸部影像学变化。

（5）准确记录患者24 h出入液量，警惕水、电解质紊乱。

四、血浆制品输注护理

（1）应用血液制品时应遵循先慢后快的原则，严密观察患者体温、呼吸、脉搏、血压情况及有无输血不良反应。

（2）冷冻血浆须常温静置后尽快输入。若因故未能及时使用，可在4 ℃冰箱保存，但不超过24 h。

（3）输血前、后及输两袋血之间均应输注生理盐水，避免不良反应。

（4）连续进行成分血输注时，输血器至少12 h更换一次。

（5）输血后血袋保留24 h。

五、营养支持

（一）评估

1.综合评估

对所有重型/危重型患者，住院48 h内应进行营养风险筛查，目前有很多用于营养风险筛查的量表或工具，推荐对重型/危重型患者应用重症营养风险评分表（nutric score）或营养风险筛查2002（NRS—2002）评分表进行营养风险筛查。NUTRIC评分≥6分［不考虑白细胞介素（IL）–6时≥5分］或者NRS—2002评分≥5分的患者存在高营养风险，此类患者最有可能从早期营养支持治疗中获益。营养支持首选肠内营养，不能进食的患者在24~48 h内开始早期肠内营养支持，营养支持前应评估胃肠道功能。

2.营养需求

（1）能量需求：如果有条件且没有影响测量准确性的因素时，建议应用间接能量测定仪（indirect calorimetry，IC）确定能量需求。可应用HB（Harris Benedict）预测公式、理想体重测量公式、校正体重测量公式或基于体重的简化公式（每日20~30 kcal/kg）确定能量需求。

（2）蛋白质供给：对于重型/危重型患者，应连续评估蛋白质供应的充分性。蛋白质供给量可通过基于体重的测量公式（每日1.2~2 g/kg）计算。

（3）其他营养要素：包括碳水化合物、脂肪等。

（二）肠内营养护理要点

1.途径

经鼻胃管、经鼻空肠管、经皮内镜下胃造瘘、经皮内镜下空肠造瘘。

2.输注方式

（1）间歇重力滴注：即将营养液置于输液瓶或袋中，经专用输注管路与喂养管连接，借助重力将营养液缓慢滴入胃肠道内，每次250~500 mL，4~6次/d，20~30 mL/min。

（2）持续性喂食：采用胃肠营养泵输注的方式。

3.护理要点

（1）营养液管理：室温保存不可大于8 h，4 ℃冰箱保存不可大于24 h。可使用自动恒温控制装置保持输入温度为37 ℃。如需配制肠内营养液，有条件的医院应由静脉配制中心集中供应，科室配置时应在超净工作台内配制，严格无菌操作。

（2）喂养管护理：妥善固定管道，准确记录管路刻度及所在位置。喂养过程中每4~6 h及喂养前后用至少20 mL温开水脉冲式冲洗管路。将药物充分研磨成粉末状，充分溶解后方可注入，并在注药前后用至少20 mL温开水脉冲式冲洗管路。营养液输注泵管应每24 h更换一次。定时更换喂养管。

（3）输注护理：①使用肠内营养时应将床头抬高30°~45°，防止反流误吸。②遵循循序渐进的原则，营养液浓度从低到高，量从少到多，喂养速度从慢到快，起始30~50 mL/h，稳定100~120 mL/h，输入体内的营养液温度应保持在37 ℃（营养液过凉易引起胃肠道并发症的发生）。③喂养期间，每4 h检查患者胃潴留量，根据情况适当调整输注速度。④观察患者的肠鸣音，排便次数、量及性状。每天监测肠内营养的耐受性，观察患者是否出现恶心、呕吐、腹泻及反流等。⑤血流动力学不稳定时，应暂停肠内营养，直至患者接受充分的复苏治疗和（或）病情稳定。

（三）肠外营养支持与护理

1.输注途径

中心静脉营养、外周静脉营养。

2.护理要点

（1）营养液的配制保存：如需配制肠外营养液，有条件的应由静脉配置中心集中供应，如在科室配置，应在超净工作台内配置，严格无菌操作。营养液现用现配，配制好的营养液24 h内可用，备用时储存于4 ℃冰箱，使用前需在室温下复温0.5~1 h。

（2）静脉导管护理：妥善固定导管，注意观察置管深度，防止导管移位、外渗。换药时严格无菌操作。密切观察管道是否通畅，有无感染、外渗等情况。监测体温变化，如出现发热、寒战应立即停止输注，寻找感染源。可疑导管感染时留取血培养及导管尖端培养。外周静脉通路适用于输注渗透压≤800 mOsm/L的溶液，外周静脉导管使用48~72 h更换，以预防血栓及静脉炎的发生。

（3）输注护理：使用密闭输液器，与其相连的输液延长管、多通路接头等每24 h更换一次。应用独立输注通路，匀速输注。合理设置输入速度，保障营养液于24 h内输注完毕。

六、经鼻高流量湿化氧疗（high-flow nasal cannula oxygen therapy，HFNC）护理

（一）评估

评估患者意识、呼吸状况、缺氧程度及气道通畅情况，HFNC的适应证及禁忌证等。

（二）实施前准备

（1）根据医嘱及环境情况，准备供氧设备。

（2）核对患者信息、吸氧时间、吸氧方式及吸氧流量。

（3）协助患者取舒适体位，向患者解释吸氧目的、方法及注意事项。

（4）上机前应先安装管路，连接氧源，设置参数，试机工作正常。

（三）实施

（1）为减少气溶胶扩散和飞沫产生，按照开机-设置初始参数-戴鼻塞-送气的顺序进行操作。

（2）根据患者鼻孔大小选择合适的鼻塞，以不超过鼻孔孔径的1/2为宜。建议使用一次性呼吸机管路和鼻塞，专人专用，不建议常规更换，存在明显污染时应更换。

（3）通气管路应与患者头部保持水平或低于患者头部。

（4）新发呼吸道传染病患者咳嗽时会产生大量气溶胶，应告知清醒患者咳嗽或打喷嚏时，用纸巾、手肘等遮住口鼻。为了避免气溶胶传播，尽量避免胸部物理治疗，减少机械排痰、吸痰等护理操作。

（5）机器使用完毕后，按感染性医疗废物处置一次性使用管路、湿化罐及鼻导管/气管切管接头。机器表面使用75%乙醇或含氯消毒剂进行擦拭消毒。根据机器类型，按要求更换过滤棉片，对机器内部进行消毒，消毒完毕后使用清洁存储罩密封后备用。

（四）参数设置

1.I型呼吸衰竭

初始设置为30~40 L/min，待患者耐受后逐渐上调至50~60 L/min，维持SpO$_2$在

92%~96%。

2.Ⅱ型呼吸衰竭

初始设置为20~30 L/min，根据患者耐受性和依从性调节，若患者二氧化碳潴留明显，流量可设置为45~55 L/min甚至更高，达到患者能耐受的最大流量，维持SpO_2在88%~92%。

3.HFNC温度

维持在31~37 ℃，依据患者舒适性、耐受度，以及痰液黏稠度适当调节。

（五）监测

（1）密切观察患者气道分泌物颜色、性状和量的变化，按需吸痰。

（2）及时处理冷凝水，防止冷凝水误入气道引起呛咳和误吸。

（3）密切观察患者心率、心律、血压、血气分析结果及呼吸机参数的变化，警惕肺复张气压伤的发生，及时调整氧流量或氧浓度，保证患者治疗效果。

（4）及时排查处理装置故障报警，无法排除故障时，及时更换高流量湿化氧疗仪或改为其他呼吸支持方式。

（六）评价

使用HFNC后应监测患者的生命体征，尤其是呼吸频率和SpO_2。若短时间（1~2 h）内病情无改善甚至恶化，应及时行无创机械通气或有创机械通气。原发病控制或好转后逐渐降低HFNC参数，若氧流量≤30 L/min且FiO_2<0.4，即可考虑撤离HFNC。

七、机械通气护理

（一）无创正压机械通气（ non-invasive positive pressure ventilation ，NIPPV）

1.评估　评估患者意识、呼吸状况、缺氧程度及气道通畅情况，NIPPV的适应证及禁忌证等。

2.实施前准备

（1）根据医嘱，准备一次性呼吸管路、呼吸机等供氧设备。

（2）核对患者信息、吸氧方式及参数设置。

（3）患者取坐位或半卧位，指导患者有规律地呼吸，解释吸氧目的、方法及注意事项。

（4）上机前应先安装管路，连接氧源，设置参数，试机工作正常。

3.实施

（1）呼吸机与患者的连接界面尽可能选择口鼻面罩、全面罩或头罩，慎用鼻罩；宜使用一次性呼吸机回路及呼气阀，在呼吸机的吸气和呼气端分别安装细菌过滤器，且不建议常规更换，仅当存在污染和机械故障时更换。

（2）无创呼吸机尽量采用一次性呼气阀，避免采用面罩一体阀和平台阀。面罩和呼气阀之间可增加过滤器，此过滤器需要注意水量过载阻力增加的问题，如阻力增加需随时更换。

（3）如使用无创呼吸机进行无创机械通气，宜使用主动式加热湿化器，不宜使用湿热交换器（HME）。

（4）定期更换呼吸机主机和空气压缩机的空气过滤网。使用后的空气过滤网先用75%乙醇浸泡30 min，经流动水冲洗后，再用75%乙醇浸泡30 min，干燥后安装备用。

4.参数设置

选择双水平气道正压（BIPAP）呼吸机，首选S键〔压力支持通气（PSV）〕或S/T键〔压力支持通气/压力控制通气（PSV/PCV）〕，推荐吸氧流量为5~10 L/min，呼气相压力（EPAP）从4~6 cmH$_2$O开始逐渐增大。

5.监测

（1）检查是否存在漏气并及时调整面罩的位置和固定带的张力，减少漏气的发生，保证有效通气，避免气溶胶传播。

（2）避免断开呼吸机，如因特殊情况需断开时，在断开前将其设置为待机模式。

（3）观察患者咳痰情况。

6.评价

（1）疗效判断：开始治疗后1~2 h，评价是否起到辅助通气的作用。呼吸衰竭的临床和生理学指标有所改善，表现如下。①气促改善、辅助呼吸肌运动减轻、反常呼吸消失、呼吸频率减慢、SpO$_2$增加及心率改善；②血气分析结果，PaO$_2$、pH值和PaCO$_2$改善。

（2）撤机：根据患者病情考虑撤机时机。

（二）有创机械通气（invasive mechanical ventilation，IMV）

1.评估

严密观察患者神志、瞳孔、体温、血压、心率、SpO$_2$变化，以及呼吸频率、节律、深度等，评估IMV的适应证及禁忌证等。

2.实施前准备

（1）根据医嘱，准备一次性呼吸管路、呼吸机等供氧设备。

（2）核对患者信息、吸氧方式及参数设置。

（3）协助患者取舒适体位，解释护理目的、方法及注意事项。

（4）上机前应先安装管路，连接氧气，设置参数，检测呼吸机运转情况，配合医师调节呼吸机通气模式及参数。

3.实施

（1）连接呼吸机管路与患者人工气道，妥善固定呼吸机管路，保证管路安全，气管切开患者可在呼吸机管路前端加延长管。

（2）开启湿化装置，做好气道湿化，并根据患者痰液性状调节湿化模式。有创通气患者进行主动湿化时，建议湿度水平为33~44 mgH_2O/L，Y形接头处气体温度34~41 ℃，相对湿度达100％。有创通气患者进行被动湿化时，建议热湿交换器提供的吸入气湿度至少达到30 mgH_2O/L。

（3）保持呼吸机管路位置低于人工气道，且回路端的集水罐处于最低位置，利于冷凝水引流，并及时倒入含有效氯1000~2000 mg/L的消毒液，在断开呼吸机或处理冷凝液的过程中，应避免冷凝液意外喷溅污染护理人员。

（4）及时、准确记录呼吸机参数，密切观察患者生命体征变化，特别是呼吸和SpO_2的变化。观察患者有无人机对抗等情况，如有异常及时通知医师。

（5）若呼吸机突然发生故障，应立即将患者的人工气道与呼吸机脱离，使用备用简易呼吸器连接氧源，并立刻通知医师更换备用呼吸机。

4.参数设置

首选定压型通气模式，如压力辅助/控制通气（P–A/C）、定压型同步间歇指令通气+压力支持通气（P–SIMV+PSV）、双相气道正压通气（BIPAP）。首选以小潮气量为核心的保护性通气策略；PEEP原则上以改善低氧血症，且不明显升高平台压为原则，一般在10 cmH_2O左右，不宜≥15 cmH_2O。病情明显好转后逐渐转为自主性通气模式，如压力支持通气。

5.监测

密切监测体温、心率、呼吸、血压、SpO_2、末梢循环及呼吸机运转是否正常。当患者出现面部潮红、心动过速、呼吸深而慢、血压偏高时，应考虑到通气量不足、二氧化碳潴留等问题，根据患者病情，及时遵医嘱采集动脉血进行血气分析，并通知医师调节呼吸机参数。严密监测有无并发症的发生，如出血、气胸、纵隔气肿、皮下气肿等。

6.评价

在机械通气24 h内制订呼吸康复计划，在不引起SpO₂和血压下降的前提下，指导患者进行呼吸康复锻炼。若患者符合撤机条件，动脉血气分析结果正常，能有效咳痰，精神状态基本稳定，宜及早拔管。采用有创–无创序贯机械通气策略辅助撤机。

八、人工气道护理

（一）评估

（1）评估气道导管深度、固定情况。

（2）评估患者病情、意识情况、呼吸状况、缺氧程度及气道通畅情况。

（3）评估患者呼吸道分泌物的量、性状及有无呼吸道分泌物排出的能力。

（二）护理要点

1.导管固定

可用医用胶布固定、固定带固定、固定器固定等方法。

（1）保持患者面部/颈部皮肤清洁干燥，以保证固定胶布的黏性。如胶布松动，应及时更换，防止意外脱管。

（2）妥善固定气管插管，严密观察并记录气管插管深度。气管切开导管固定带应打死结，防止松脱，松紧度以能容纳1~2横指为宜，注意保护固定处皮肤，可使用纱布或泡沫敷料。

（3）经口气管插管时，牙垫应置于舌体上方，防止舌体堵塞牙垫，造成舌部损伤。儿童患者应选择儿童型牙垫。

（4）对于烦躁或意识不清的患者，应做好镇痛、镇静，应用保护性约束，以防患者意外拔管。

2.经人工气道吸痰

鉴于呼吸道传染病传播的特性，人工气道患者应使用密闭式吸痰技术，密闭式吸痰管应专人专用，定期更换，做好日期标志。被痰液、血渍等污染时应及时更换。

（1）保持气道通畅，及时评估，按需吸痰。吸痰过程中严格无菌操作，密切观察患者生命体征。

（2）吸痰前做好用物准备，给予患者吸纯氧2 min，将吸引器压力调节至150~200 mmHg。

（3）连接密闭式吸痰管，单手固定气管插管及呼吸机管路连接处，防止管路脱开；关闭负压，开放密闭吸痰管的负压控制阀，将吸痰管插至人工气道远端，打开负压，拇指和示指旋转向上提拉吸痰管，不得超过15 s。

（4）吸痰完毕后再次给予患者吸纯氧2 min，关闭密闭吸痰管负压控制阀，用无菌生理盐水或灭菌注射用水冲洗负压吸引管路。

（5）妥善处理用物，并详细记录痰液量和性状。

3.气囊管理

（1）每4 h监测气囊压力并记录，成年人正常范围是25~30 cmH₂O（宜使用气囊压力监控仪，连续动态监测、调节气囊压力）。

（2）及时吸引气囊上的滞留物。

4.气道温湿化

（1）呼吸机管路Y形接头处气体温度应设定为34~41 ℃。

（2）含加热导丝的加热湿化器不需要常规性更换。功能不良或疑似污染时则需更换。

（3）若使用热湿交换器，每5~7 d更换一次，当热湿交换器受到污染、气道阻力增加时应及时更换。

（4）及时评估湿化效果，作为调整湿化的依据。

（5）呼吸机湿化罐内应用密闭输液器添加灭菌注射用水或灭菌蒸馏水，湿化液每24 h更换。

（6）呼吸机管路位置应低于人工气道，且集水杯处于管路最低位置，确保冷凝水的有效引流，防止管路中的冷凝水导致呼吸机误触发。密切观察呼吸机螺纹管内冷凝水情况，及时清除。

5.并发症的预防及护理

（1）预防气管切开伤口感染：①保持切口周围敷料清洁干燥，潮湿污染及时更换；②严密观察切口处皮肤，如出现异常（红肿、肉芽组织、渗出物、异常气味）应及时通知医师并记录。

（2）气管插管导管意外脱管处理流程：见图5-3-1。

（3）气管切开意外脱管处理流程：见图5-3-2。

（4）预防呼吸机相关肺炎：①严格执行无菌操作和手卫生；②应使用一次性呼吸机回路，呼吸机吸气端、呼气端宜安装一次性细菌过滤器，如有污染及时更换；③保持呼吸机管路位置低于人工气道，且回路端的集水杯处于最低位置，利于冷凝水引流，并及时倾倒集水杯；④使用有消毒作用的口腔含漱液进行口腔护理，每6~8 h一次；⑤无禁忌证者应将头胸部抬高30°~45°；⑥条件允许时，应使用带有声门下吸引的气管插管，实施气囊上分泌物引流；⑦鼻饲前，应监测气囊压力，防止鼻饲液反流入肺而造成感染；⑧对气道内分泌物进行定期培养，监测病原及菌群变化；⑨每天评估镇静药使用的必要性，尽早停用。

九、镇痛镇静护理

（一）评估

（1）评估患者疼痛的部位、特点，疼痛加重及减轻的因素，选择合适疼痛评估工具进行评价。

（2）按时评估并记录RASS（richmond agitation-sedation sacle）评分，对镇静程度进行严密监测。

（二）护理要点

（1）应用镇痛、镇静药后，密切监测镇痛、镇静效果和循环、呼吸情况。

（2）对于RASS 评分≤-3分的患者，应实施每日唤醒以评估神经肌肉系统功能并记录。

（3）对于RASS 评分≥2分的患者，应及时进行谵妄评估，从而达到谵妄早期预警、早期防治的效果。

（4）长时间镇静的患者应积极给予物理治疗，预防深静脉血栓形成，并保护关节和肌肉的运动功能。

十、心理护理

新发呼吸道重型/危重型患者入住ICU后，易产生焦虑、恐惧、孤独、沮丧、暴躁、依赖等问题，特别是建立人工气道的患者。因此ICU的护理人员应正确评估患者心理状态与需求，采取恰当的心理支持：①给予患者准确的时间概念，使清醒患者保持白天清醒、夜间休息的习惯；②给予人性化的沟通关怀，提供连续的信息支持，消除患者不确定感和焦虑情绪，可使用写字板、认字板、提示卡、图示等形式与患者进行沟通；③提供恰当的情感支持，鼓励患者树立战胜疾病的信心。

十一、体外膜肺氧合（extracorporeal membrane oxygenation，ECMO）监测与护理

（一）评估

（1）评估患者神志，对清醒患者进行解释并遵医嘱适当予以镇静。

（2）评估患者生命体征，准确记录。

（3）评估环境，保证操作空间宽敞、洁净。

（二）实施前准备

1.环境准备

隔离病房严格执行消毒隔离制度，尽量选择负压病房，保证足够空间，便于抢救、预防交叉感染。

2.物品准备

ECMO设备、空气及氧气气源、气源连接管、足够的电源连接装置、彩色多普勒（超声）、ACT机、预充套包、0.9%氯化钠注射液1000 mL、无菌管钳、穿刺针、鞘管、导丝、微创扩张引流套件、动静脉导管、手术衣、无菌铺巾包、血管切开包、换药包、缝合包、缝线、皮肤消毒剂、耦合剂、手电筒等。

3.患者准备

（1）取平卧位，穿刺部位下方铺清洁垫巾。

（2）遵医嘱给予穿刺部位备皮。

（3）保护骶尾部位和骨突处皮肤，以免形成压疮。

（4）建立静脉通道，便于术中给药。

（5）给予心电监护、有创动脉血压监测，利于术中连续动态监测血压。

（6）遵医嘱给予肝素药物应用。

4.护士准备

采取三级防护，并执行手卫生，按照操作步骤进行ECMO预充及管路连接。

（三）实施

（1）遵医嘱留取血标本，配合完成各项检查，包括血气、电解质、生化、血常规、细菌培养、尿常规、活化凝血时间（ACT）、活化部分凝血活酶时间（APTT）、血浆凝血酶原时间（PT）、肝肾功能、游离血红蛋白、胶体渗透压、心电图、床旁X线和超声心动等。

（2）保持患者平卧位，配合粘贴手术负极板，协助医师调整床体高度。

（3）应用多参数监测仪、肺动脉导管、脉搏指示持续心排血量监测仪等，监测并记录心排血量、心率、心律、血压、肺动脉压、肺毛细血管楔压、中心静脉压、氧饱和度、体温等指标。

（4）记录安装前血管活性药物的用量。

（5）安装过程中遵医嘱给予抗凝剂并密切观察患者血流动力学变化。

（6）安装完毕，评估循环支持效果，及时调整血管活性药物使用剂量。记录各项生命指标变化，并与体外循环医师确认ECMO各项参数，做好每班交接工作。

（7）实施ECMO治疗期间，操作者应防止气溶胶喷溅；有条件的情况下，建议连接负压排气系统；变温水箱的排风口等同此操作。

（8）将撤机后的膜式氧合器（膜肺）及穿刺物品放置于双层医疗废物袋内密封，按照传染性污物统一处理，ECMO主机及水箱用含有效氯1000~2000 mg/L的消毒液擦拭后晾干。

（四）监测与护理

1.ECMO系统监测与护理

（1）膜式氧合器（膜肺）的监测：密切观察膜肺有无血栓形成，预防由膜肺引起的空气栓塞；定期监测膜肺前后压力，压力过高时应检查膜肺是否有血凝块；观察膜肺有无血浆渗漏情况，必要时要更换氧合器。

（2）血泵灌注流量的监测：严密监测灌注量，防止灌注流量不足或过高而发生并发症。灌注量不足主要表现为平均动脉压（MAP）偏低、中心静脉压（CVP）偏低、酸中毒等。灌注量过高时，需检查管道是否有扭曲、受压、打折等。

（3）密切观察转速和血流量的变化：如ECMO管路出现抖动情况，可能与容量不足或引流不畅有关。

2.患者监测与护理

（1）血流动力学监测：持续动态监测各项血流动力学指标。ECMO运行后，如循环稳定，组织灌注及机体缺氧状况改善，可遵医嘱逐渐减少血管活性药物用量，并持续监测其变化。

（2）抗凝监测：ECMO治疗的患者必须采用全身肝素化的方法进行抗凝治疗。在进行抗凝治疗的过程中，应密切监测ACT值及APTT值。对于低出血风险患者，维持ACT 180~200 s或APTT 60~80 s（或基础值的1.5倍）；高出血风险患者，维持ACT 160 s或APTT 45~60 s。每日监测血栓弹力图，评估出凝血风险。根据医嘱及时调整肝素用量，以防止血栓形成或出血，观察患者足背动脉搏动，下肢有无发绀、肿胀及皮温变化等情况，每班监测患者腿围，发现异常及时处理。

（3）体温监测：密切监测体温，注意保暖。温度过高，机体氧耗增加；温度过低，易发生凝血或血流动力学紊乱。

（4）尿量监测：严密监测每小时尿量；维持尿量>2 mL/（kg·h），若低于0.5 mL/（kg·h），常提示肾功能受损；注意观察尿液的颜色，若患者出现严重的血红蛋白尿和肉眼血尿则提示溶血。

（5）意识监测：一般维持患者RASS镇静评分在-4~-3分，定时观察患者瞳孔和意识状态。

（6）穿刺部位监测：观察患者ECMO管路穿刺部位有无活动性出血、渗血、肿胀等情况，及时更换敷料，保持局部无菌环境，预防导管相关性血流感染（CRBSI），强化ECMO实施中的感染管理和指标监测。

十二、连续性肾脏替代治疗（continuous renal replacement therapy，CRRT）护理

（一）评估

评估患者生命体征，对清醒患者进行解释并适当约束透析导管留置侧肢体；评估环境并整理床单位，保证操作空间宽敞、明亮。

（二）实施前准备

1.环境准备

隔离病区严格执行消毒隔离制度，尽量选择负压病室，保证足够空间，便于抢救，预防交叉感染。

2.物品准备

CRRT机器清洁消毒后，通过仪器专用通道进入隔离病区；备好体外循环管路、血滤器、血液滤过置换液、预冲液、抗凝剂等，物品准备应本着满足治疗需要且不浪费的原则。

3.人员准备

操作者采取三级防护措施，严格执行手卫生。

（三）实施

（1）遵医嘱留取血标本，配合完成各项检查，包括血气、电解质、生化、血常规、细菌培养、尿常规、ACT、APPT、PT、肝肾功能、游离血红蛋白、胶体渗透压、心电图、床旁X线和超声心动图等。

（2）保持患者平卧位，暴露透析留置导管侧肢体，按照血液净化标准操作规程进行透析导管的消毒及血流量评估；监测并记录患者心率、心律、血压、中心静脉压、SpO_2等指标。

（3）将透析导管与体外循环管路进行连接，此时血流量设置在100 mL/min以下为宜；体外循环建立后，逐步调整血流量等参数至目标治疗量，记录各项生命体征变化。

（4）遵医嘱设置抗凝剂剂量、血液滤过置换液剂量及超滤率，查看CRRT机

器各监测系统处于正常状态，密切观察患者体外循环压力变化情况；血液滤过置换液、抗凝剂等现配现用，使用前15 min通过传递窗送至隔离病室。

（5）每小时记录患者生命体征及CRRT机器压力监测变化，认真做好班次间的交接工作。

（6）CRRT废液按照《关于做好新型冠状病毒肺炎感染的肺炎疫情医疗污水和城镇污水监管工作的通知》进行医疗污水处理，禁止将废液直接排放或处理未达标排放。

（7）将CRRT使用后的体外循环管路、滤器、灌流器等废弃的医用耗材，放置于双层医疗废物袋内密封，按照感染性废物统一处理。

（8）CRRT治疗结束后，对机器进行清洁消毒，消毒顺序应遵循自上而下（机身顶部、面板、机身两侧、底座）、从前至后（机器正面、背面）的顺序进行消毒，建议每班次对运行中的机器进行表面擦拭消毒。

（四）监测与护理

1.CRRT机器监测与护理

（1）体外循环压力监测：密切观察体外循环压力变化趋势图，动脉压、静脉压、血滤器压力下降及跨膜压过高，应检查体外循环管路是否有扭曲、打折，或者静脉壶、血滤器是否有血凝块，必要时更换体外循环血路管和血滤器。

（2）ECMO和CRRT连接时的监测：ECMO联合CRRT的管路连接主要包括以下3种方式。①各自使用独立的血管通路和单独的CRRT机器，ECMO、CRRT各自独立工作，互相干扰少；②将血液滤过器单独嵌入ECMO循环通路中，技术简单，循环通路易于建立；③将ECMO与独立的CRRT机器组合至同一循环通路中，透析导管动脉端连接在膜肺后，透析导管静脉端连接在离心泵前。无论何种方法，经过血滤器的血液应回到ECMO环路的膜肺前。当CRRT机器与ECMO连接后，ECMO的压力和血流改变会显著影响CRRT的运作。当CRRT报警提示动脉压过低时，需要核查患者是否出现ECMO管道移位，是否出现ECMO管道的扭曲、打折、压迫，是否出现血容量不足。治疗过程中，CRRT护理人员定时巡视连接位置是否牢固，严密观察各项压力参数，动态比较各参数变化的意义，及时处理突发情况。

（3）平衡系统监测：严密监测机器平衡系统报警，避免超滤量误差过大导致CRRT平衡系统超出限制范围而被迫终止治疗；平衡系统报警，进入更换液袋程序，检查置换液及废液袋夹子是否打开，是否有外物触碰平衡系统。

（4）特殊报警监测：如果CRRT机器出现压力传感器故障、断电等特殊报警，无法及时处理的，应立即回输血液，并联系工程师，及时排除报警故障。

2.患者监测与护理

（1）透析导管监测：①CRRT治疗中，血流量影响因素较多，如咳嗽、拍背致腹压变化或体位改变等，应及时调整透析导管位置或者嘱患者保持透析导管留置侧肢体在功能位置，同时使用导管固定贴妥善固定透析导管；②告知清醒患者勿抓扯透析导管，注意肢体活动，避免导管滑脱、扭曲，保持局部的清洁干燥；③观察患者透析导管留置部位有无活动性出血、渗血、肿胀等情况，及时更换敷料，保持局部无菌环境，预防血流感染；④对于烦躁易动的患者，必要时应以约束带固定肢体，加强导管保护，保证治疗的顺利进行。

（2）抗凝监测：①虽然AKI指南推荐局部枸橼酸抗凝为CRRT的首选抗凝方案，但在新发呼吸道传染患者抗凝时需要慎重考虑。如新冠肺炎重症患者常合并代谢性碱中毒、高钠血症及不同程度肝损伤，这可能限制局部枸橼酸抗凝在新型冠状病毒肺炎重症患者中的应用；②对于新发呼吸道传染疾病患者，由于病情发展迅速，CRRT护士应对患者的凝血功能、出血倾向等进行全面评估，采集准确数据，及时掌握病情的动态变化，个体化地选择抗凝方式，以防止血栓形成或出血。

（3）容量监测：新发呼吸道传染病患者，如新型冠状病毒肺炎重症患者因肺泡大量炎性渗出、肺间质炎症和肺水肿、肺实变导致肺循环阻力升高，易发生右心功能不全，同时也常合并不同程度的左心功能异常，以及由于血管通透性增加造成的血管内有效容量下降等，这些因素共同导致患者可耐受的容量窗急剧缩小。因此，当出现ARDS、右心衰竭、容量超负荷的初期，即应启动CRRT液体管理的三级水平，以更好地支持心肺功能。

（4）体温监测：如患者温度过高，会导致机体氧耗增加；温度过低，易发生凝血机制或血流动力学紊乱。CRRT治疗中应密切监测体温，根据患者体温变化适当调整CRRT机器加热装置。

十三、重型/危重型患者早期康复运动

（一）制订运动方案

应根据患者意识状态及运动反应，为符合条件的患者制订安全运动管理计划。早期康复运动包括以下5个层级，应遵循循序渐进的原则，只有完全符合低一级运动的条件，才能进行高一级的治疗。

1.床上被动活动

对言语刺激无反应、严重神经功能障碍、镇静或接受需严格控制活动治疗措施的患者，每日给予四肢被动运动3次，每2 h翻身一次。也可以使用肌肉电刺激仪，用低电流刺激肌肉收缩，增加肌肉的血流量和收缩力。

2.床边坐立

协助患者坐在床沿，双脚尽量接触地面。活动过程中扶稳患者的躯干，直至其能独立坐稳。首次活动20 min，耐受者逐次增加10~20 min，持续1~2 d。

3.床边椅坐立

当患者躯干、上肢及下肢的肌肉足够维持其在床边椅上坐立时，可以选择该活动方式。一般首次尝试时间为1 h，之后每次活动时间增加1~2 h，每天1~2次。

4.床边站立

根据患者躯干及下肢肌力的情况及自行站立的能力，使用器械设备支持，或由工作人员协助患者在床边站立，一般站立10~20 min/次。

5.协助行走

使用行走辅助器或由护理人员协助患者行走。行走的时间和距离取决于患者的耐受程度。行走过程中应准备轮椅跟在患者身后，在患者因疲劳、呼吸困难而暂停活动时使用。

（二）实施注意事项

（1）早期康复运动应安排在白天和晚上八点以前，以符合正常生理作息时间。

（2）实施早期康复运动前，应检查并妥善固定所有管路、监护仪线路，留出可供患者移动、下床的长度，必要时夹闭引流管。

（3）患者坐起前应充分吸痰，避免活动时痰液增多，引起缺氧等不适。

（4）患者床边坐起及下床前，应停止肠内营养，防止由于剧烈咳嗽导致误吸。

（5）实施早期康复运动期间，应注意观察、记录患者的反应，若出现暂停康复运动的指征，应立即暂停康复运动，保证患者的安全，次日重新评估是否继续康复运动。

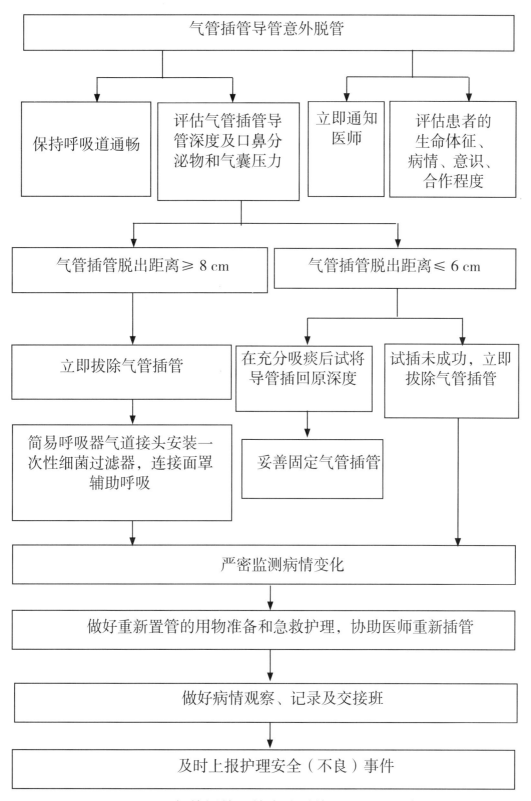

图 5-3-1 气管插管导管意外脱管处理流程（参考）

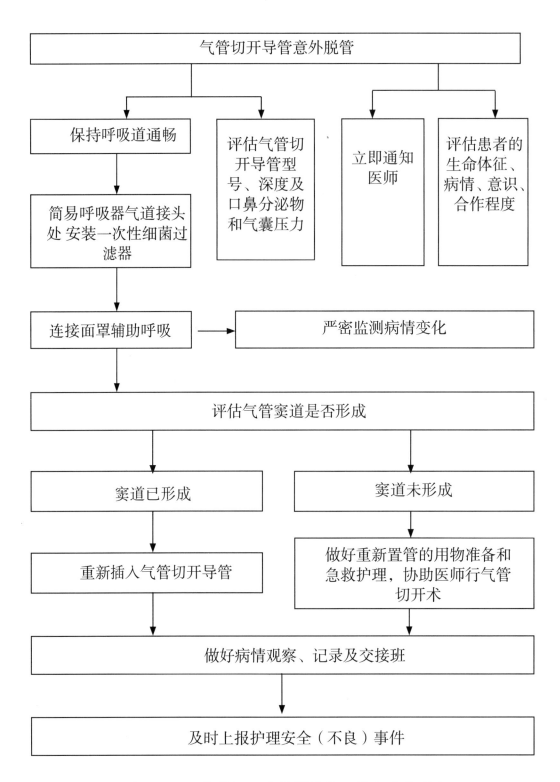

图 5-3-2　气管切开意外脱管处理流程（参考）

第四节 手术患者护理配合

一、术前护理

（一）术前评估

（1）新发呼吸道传染病流行病学史、典型临床表现、实验室检查结果及治疗情况。

（2）生命体征、病情、配合程度、自理能力、营养状况、皮肤完整性、饮食、睡眠、排便、原发病治疗用药情况、既往病史等，女性患者是否在月经期；手术相关信息，如拟实施手术名称、诊断、现病史、手术部位标识及皮肤准备情况等。

（3）患者对呼吸道传染病和手术是否存在情绪、认知、行为、生理上的应激反应。

（4）手术部（室）布局符合传染病诊治分区要求，区域划分明确、布局流程合理、清洁消毒制度完善、人员职责明确。

（5）专用通道和专用电梯准备情况。

（6）防护设施完善，防护用品齐全。各区域出入口粘贴该区域穿/脱防护服流程图，设置穿衣镜和更衣柜，准备手消毒剂、医用胶带、医疗废物桶、空气消毒设备等物品。

（7）上报相关部门，如感染预防与控制科、疾病控制与预防管理科、护理部、医务处等。

（二）术前准备

1.手术间准备

（1）手术安排在有独立通道的负压手术间，术前30 min开启净化和负压系统，保证手术间处于负压状态。

（2）无负压手术间时，紧急情况下手术可安排在净化空调机组独立运转且空间位置相对独立的正压手术间或普通手术间。在正压手术间手术时，关闭净化空调系统或增加手术间排风。

（3）尽量减少手术间物品，移走与本台手术无关的仪器设备和用物，对不能移出手术间且不易消毒的物品进行覆盖，复用的设备配件宜使用一次性保护套加以保护。

2.物品准备

（1）按照防护级别配备个人防护用品并确保其安全性。在更衣室配备刷手服、一次性手术帽、医用防护口罩、防护拖鞋、鞋套、护目镜、手消毒剂等；在缓冲间配备一次性手术衣、防护服、护目镜、防护面罩/全面型呼吸防护器、靴套、鞋套、医用乳胶手套、外科无菌手套、一次性手术帽、医用外科口罩、手消毒剂、免冲洗手消毒剂等。

（2）根据手术需要准备手术用物，尽可能减少进入手术间的物品，遵循只进不出的原则。手术用物包括：仪器设备、手术器械、敷料、一次性无菌手术耗材、安全留置针、无针输液接头、输液液体及药品等。宜使用一次性物品，如一次性手术铺单、手术衣等。

（3）至少准备两套电动负压吸引器；如使用中心负压吸引系统，应确保其具有防倒吸功能及微生物过滤装置，并且符合行业标准要求。

（4）准备"空气传播"标识牌、医疗废物专用包装袋、利器盒、标本袋、含氯消毒剂、75%乙醇、器械浸泡密闭容器、各类清洁工具、封扎带及标记笔等。

3.手术人员准备

（1）尽量减少参与手术人员，根据手术复杂程度合理安排手术医师和麻醉医师的人数。

（2）至少安排3名护理人员参与手术，手术间内配备巡回护士和洗手护士各1名，缓冲间配备1名巡回护士。

（3）所有参与手术人员包括：护理人员、手术医师、麻醉医师、专业技术人员及医疗辅助人员均应经过新发呼吸道传染病感染防控知识与技能的培训和考核，考核合格方可上岗。

（4）参与手术人员实施三级防护，进入手术部（室），在更衣室进行手消毒、换鞋、洗手、更换刷手服、戴一次性手术帽、戴医用防护口罩、戴护目镜、穿鞋套、手消毒，到达缓冲间，按照防护级别提前进行标准防护，规范实施洗手和外科手消毒。

（三）接患者入手术部（室）

（1）负责转运患者人员按照防护级别实施标准防护。

（2）使用转运车接患者入手术部（室），转运车应专车专用，转运车上铺一次性防渗透铺单，有条件的医院可使用负压转运车。

（3）转运人员与隔离病区护理人员共同核对患者身份、手术部位标识及术前准备等，核查患者所携带用物，有条件的医院应进行无纸化交接。离开隔离病区时，手术床上悬挂"空气传播"标识牌。

（4）转运过程中若患者病情允许，应佩戴医用外科口罩，用一次性防渗透铺单覆盖全身。转运时加护栏，必要时系约束带，保障患者安全，注意保暖。

（5）转运路线应遵守医院规定，从专用通道、专用电梯出入手术部（室），避免中途停留，同时应有专人提前疏通转运通道，减少无关人员暴露，患者离开后对转运通道、转运电梯进行终末处理。

（6）手术间巡回护士按照防护级别实施标准防护，与转运人员交接后通过专用通道接患者入手术间。患者离开后对转运通道进行终末处理。

（7）接患者入手术间后，门口悬挂"空气传播"标识牌。

（8）转运车推出手术间后放置在缓冲间，覆盖一次性铺单，缓冲间巡回护士使用含有效氯1000~2000 mg/L的消毒液及时处理转运车及周围环境，以备该患者术后使用。

二、术中护理

（一）患者隔离防护

（1）非全麻患者若病情允许，应全程佩戴医用外科口罩。

（2）全麻患者应在麻醉面罩与呼吸回路之间、麻醉机的吸入及呼出端各加装一个呼吸滤器，术后规范处理。

（二）患者安全

（1）严格执行安全核查，在麻醉实施前、手术开始前、离开手术室前进行手术安全核查并签名。

（2）适当约束患者，防止坠床。

（3）加强皮肤管理，防止发生压疮。

（4）麻醉后由手术医师、麻醉医师、手术室护理人员共同确认并进行体位安置，充分显露手术野，确保患者安全、舒适。

（5）在手术开始前，关闭体腔前、后，缝合皮肤后，洗手护士和巡回护士共同清点无菌物品的数目及完整性并记录，术中添加物品清点后及时记录。

（6）密切观察患者的生命体征、液体出入量及手术进程，配合麻醉医师和手术医师处理术中出现的异常情况，做好各种并发症及紧急情况的抢救工作。

（三）手术人员防护

（1）参加手术人员应根据防护级别实施标准防护，穿戴防护用品前应检查防护用品的质量和安全性，穿戴时遵守安全和规范的原则。

（2）在围手术期严格执行标准预防，接触患者血液、体液、分泌物及排泄物前加戴手套，处理完毕脱去外层手套，立即进行卫生手消毒。

（3）进行高风险操作前，在标准预防的基础上实施额外预防，保证手术人员安全。

（4）术中防护服发生破损时，用75%乙醇喷洒或手消毒剂涂抹破损处（喷洒或涂抹范围大于破损处直径的3倍），相关人员撤离手术间，按流程摘脱防护用品，沐浴更衣后，根据需要重新穿戴防护用品进入手术间。

（四）手术间管理

（1）手术间和缓冲间的门保持关闭状态，非手术人员不得入内，如需开门，应保证单向开启，禁止同时开启两个及以上的门。

（2）手术间严格遵守只进不出的原则，手术过程中任何人员不得离开手术间，如需临时增加手术人员应提前做好沟通。

（3）监督手术间内所有人员的感染防控技术，发现问题及时指出并纠正，防止发生职业暴露。

（4）手术前物品准备齐全，尽量避免术中开门取用物品。

（5）术中手术间所有物品应为单向流入，只进不出。

（五）预防气溶胶传播措施

（1）电外科设备在使用过程中产生烟雾形成气溶胶，手术中宜使用电外科吸烟装置，减少气溶胶扩散。

（2）使用密闭式负压吸引系统，术前在一次性负压吸引袋内加入含有效氯5000~10 000 mg/L的消毒液，手术结束后密闭封存，按感染性医疗废物处理。

（3）尽量避免实施腔镜手术，必须实施腔镜手术时，全程加强气溶胶管理。

（六）实施操作的防护措施

（1）规范进行流动水洗手或使用手消毒剂消毒，外科手消毒应采用免冲洗手消毒剂。

（2）进行感染风险大的操作，如气管切开、气管插管等有创操作前，增加更为严密的防护措施，如增加使用全面型防护器，降低医务人员感染风险。

（3）密切观察手术进程，加强与手术医师沟通，规范、准确、平稳地传递器械，传递利器时采用无接触式传递方法，避免发生职业暴露。

（4）监督手术台上人员的标准防护措施是否到位，包括手套有无破损、防护用品是否污染或破损、防护面罩是否移位等，手套发生破损、防护用品发生污染或破损时采取相应措施进行处理。

（5）防护眼镜的雾气影响手术操作，术前可在护目镜的镜片上涂抹肥皂水、碘伏或防雾剂等，以保证视野清晰。

（6）进行各项操作时，应尽量减少对环境和物体表面的污染，一旦被污染应随时处理。少量污染物用一次性吸水材料（如擦拭布巾、纱布等）蘸取清除，再用含有效氯5000~10 000 mg/L的消毒液（或使用能达到高水平消毒的消毒湿巾）进行擦拭，小心移除；大量污染物使用一次性吸水材料完全覆盖，将含有效氯5000~10 000 mg/L的消毒液倒在吸水材料上，作用30 min，再清除干净，清除过程中避免直接接触污染物，清理的污染物按感染性医疗废物处理。

（7）采用双层标本袋盛装手术离体组织（标本），将各类信息填写完整并标注"空气传播"，确保最外层不被污染，然后将其放入密闭转运箱中，及时送至病理科，禁止通过传输系统传送。手术离体组织（标本）固定、送检流程见图5-4-1。

三、术后护理

（一）转运患者离开手术部（室）

（1）患者在原手术间内进行麻醉复苏。

（2）转运患者应继续使用术前所用转运车，携带转运物品。转运途中若患者病情允许，应佩戴医用外科口罩。

（3）参与转运的手术人员应在手术间内先消毒双手，依次脱去外层防护用品，手消毒后方可出手术间。到缓冲区手消毒、穿一次性手术衣、戴一次性手术帽、穿鞋套、手消毒，按照医院规定的路线护送患者到指定隔离病区，在特定区域摘脱防护用品，进行相应处理后离开。

（4）患者离开后对转运通道、转运电梯进行终末处理。

（5）与隔离病区护理人员做好患者交接，包括术中病情、手术体位、静脉通路，输液、输血情况，以及尿量、引流管、药品、皮肤受压情况、病历和患者衣物等。

（二）术后处理

（1）手术部（室）重复使用手术器械、器具和物品处理遵循先消毒、后清洗、再灭菌的原则。手术间人员提前准备密闭容器，将含有效氯2000 mg/L的消毒液湿纱布垫置于密闭容器内，或备75%乙醇及纱布垫等物品。手术结束后，洗手护士将器械、器具和物品放于容器内，避免污染容器外表面。用含有效氯2000 mg/L的消毒液或75%乙醇的湿纱布垫覆盖器械、器具和物品，加盖密封容器后放入双层防渗漏包装袋内，采用鹅颈式封口，分层封扎，包外标注"空气传播"。若外层包装袋被污染，应增加一层防渗漏包装袋。电话通知消毒供应中心人员及时回收，进行后续处理。手术部（室）重复使用手术器械、器具和物品处理流程见图5-4-2。

（2）布类、纺织品收集时避免产生气溶胶，按照医疗废物进行处理，若需重复使用，应按照相关规范进行处理。

（3）手术中所产生的废弃物的处理、医疗废物和生活垃圾均视为医疗废物，应按照感染性医疗废物进行处理，放入双层医疗废物专用包装袋内，采用鹅颈式封口，分层封扎，避免外层包装袋污染。若外层包装袋被污染，可增加一层包装袋，包装袋外除常规信息外还应标注"空气传播"。暂存处地面用含有效氯2000 mg/L的消毒液进行处理。

（4）术毕清洁消毒手术间内可见污物，整理医疗废物，关闭手术间层流和送风，可使用喷雾消毒器喷洒3%过氧化氢或0.2%过氧乙酸，喷雾用量按10~20 mL/m³（1 g/m³）计算，消毒2 h；也可使用双模式过氧化氢机器人消毒机，消毒1 h。手术间密闭2 h以上后进行手术间环境物体表面的消毒等，重新开启层流与通风。严禁用75%乙醇喷洒消毒，避免引发火灾。

（5）地面使用含有效氯2000 mg/L的消毒液擦拭，保持30 min后用清水拖地；器械车、仪器设备、操作台等表面，使用含有效氯1000~2000 mg/L的消毒液擦拭，保持30 min后再用清水擦拭。

（6）空气净化系统的处理：应根据医院手术部（室）设计模式，通知层流工程技术人员对负压手术间高效过滤器和回风口过滤器进行更换，清洁消毒排风口、回风口与送风口。消毒处理完毕后，应与感染预防与控制科联系进行物表和空气采样检测，结果合格后方可解除封闭，用于非该呼吸道传染病患者手术。

（7）术后禁止在未脱摘防护用品的情况下离开手术间和缓冲间。手术人员离开前，应当先消毒双手，按照流程依次摘脱防护用品。洗手、沐浴并进行口腔、鼻腔及外耳道的清洁，更衣后离开手术部（室）。

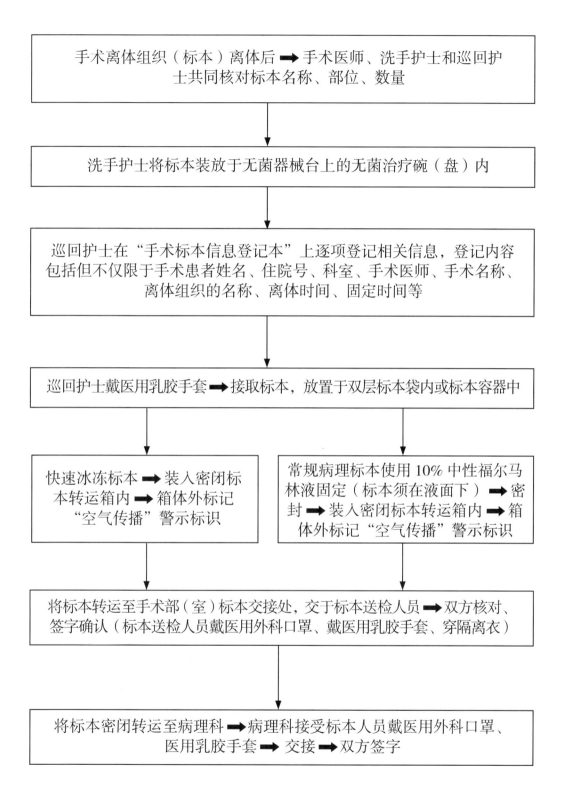

图 5-4-1 手术离体组织（标本）固定、送检流程（参考）

手术间内应提前备清洁密闭容器，将含有效氯 2000 mg/L 的消毒液湿纱布垫置于密闭容器内，或备 75% 乙醇及干纱布垫等物品

↓

手术结束后，洗手护士将器械、器具和物品放于清洁容器内（精密及锐利器械应加保护措施），避免污染容器外表面

↓

取含消毒液（含有效氯 2000 mg/L 的消毒液或 75% 乙醇）的湿纱布垫覆盖于器械外表面➡ 立即加盖密封容器

↓

放入双层防渗漏包装袋内，采用鹅颈式封口，分层封扎，包外标注"空气传播"标识

↓

在手术部（室）回收及预处理的消毒供应中心人员，实施标准防护➡ 至手术间外及时取走标注"空气传播"标识的密闭容器

图 5-4-2　手术部（室）重复使用手术器械、器具和物品处理流程（参考）

第五节　检验标本采集及转运

一、血、尿、粪标本采集

（一）目的

通过实验室的物理、化学、细菌学、病毒学检查，做出准确的疾病评估。

（二）操作要点

1.血液标本

如同时采多个项目的标本，采血顺序：血培养→不含添加剂的试管→凝血标本管→其他标本管，需抗凝的试管在采血后按要求轻轻摇匀。

2.尿液标本

（1）留取晨起中段尿。

（2）留取前，先清洁或冲洗会阴部，避免经血、白带、粪便混入标本。

3.粪便标本

（1）应用干燥清洁灭菌的专用容器，采集花生大小（3~5 g）新鲜粪便。

（2）采集时应尽可能选取黏液、脓血等异常成分的粪便，外观无明显异常时，应于粪便内外多点取样。

（三）注意事项

根据医嘱采集标本，根据检验目的与要求确定标本采集时间、方法，并提前通知患者做好准备。

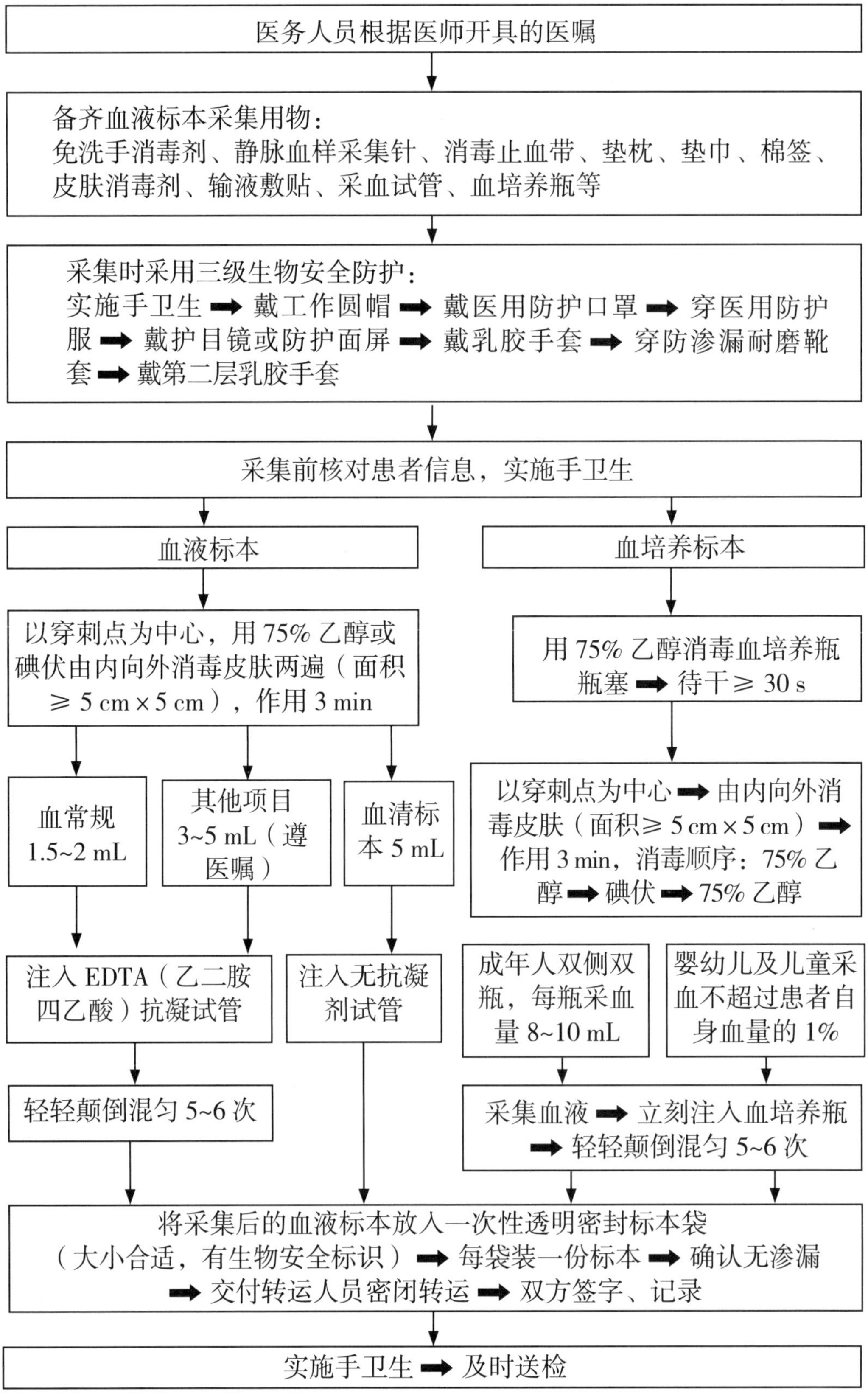

医务人员根据医师开具的医嘱

备齐血液标本采集用物：
免洗手消毒剂、静脉血样采集针、消毒止血带、垫枕、垫巾、棉签、皮肤消毒剂、输液敷贴、采血试管、血培养瓶等

采集时采用三级生物安全防护：
实施手卫生 ➡ 戴工作圆帽 ➡ 戴医用防护口罩 ➡ 穿医用防护服 ➡ 戴护目镜或防护面屏 ➡ 戴乳胶手套 ➡ 穿防渗漏耐磨靴套 ➡ 戴第二层乳胶手套

采集前核对患者信息，实施手卫生

血液标本	血培养标本

以穿刺点为中心，用75%乙醇或碘伏由内向外消毒皮肤两遍（面积 ≥ 5 cm × 5 cm），作用 3 min

用75%乙醇消毒血培养瓶瓶塞 ➡ 待干 ≥ 30 s

血常规 1.5~2 mL	其他项目 3~5 mL（遵医嘱）	血清标本 5 mL

以穿刺点为中心 ➡ 由内向外消毒皮肤（面积 ≥ 5 cm × 5 cm）➡ 作用 3 min，消毒顺序：75%乙醇 ➡ 碘伏 ➡ 75%乙醇

注入 EDTA（乙二胺四乙酸）抗凝试管

注入无抗凝剂试管

成年人双侧双瓶，每瓶采血量 8~10 mL	婴幼儿及儿童采血不超过患者自身血量的 1%

轻轻颠倒混匀 5~6 次

采集血液 ➡ 立刻注入血培养瓶 ➡ 轻轻颠倒混匀 5~6 次

将采集后的血液标本放入一次性透明密封标本袋（大小合适，有生物安全标识）➡ 每袋装一份标本 ➡ 确认无渗漏 ➡ 交付转运人员密闭转运 ➡ 双方签字、记录

实施手卫生 ➡ 及时送检

图 5-5-1　医务人员采集血标本流程（参考）

二、上呼吸道标本采集

上呼吸道标本采集是新发呼吸道传染病疾病诊断的常用方法之一，有助于新发呼吸道传染病的确诊。包括咽拭子（咽部、腭扁桃体）标本采集、鼻拭子标本采集及鼻咽抽取物的采集。

（一）目的

取患者上呼吸道分泌物进行病毒核酸检测，以明确诊断。

（二）操作要点

（1）告知患者检查目的、采集方法，取得配合。

（2）上呼吸道有脓点时最好挤破脓点并采集脓性物。

（3）注意拭子不要触及其他部位，保证所取标本的准确性。

（三）注意事项

（1）所有标本应放在大小适合的、带螺旋盖、内有垫圈、耐冷冻的样本采集管里，拧紧。容器外注明样本编号、种类、患者姓名及采样日期。

（2）将密闭后的标本放入大小合适的一次性透明密封标本袋密封，每袋装一份标本。

（3）标本采集后应尽快送往实验室，如果需要长途运输标本，建议采用干冰等制冷方式进行保存。

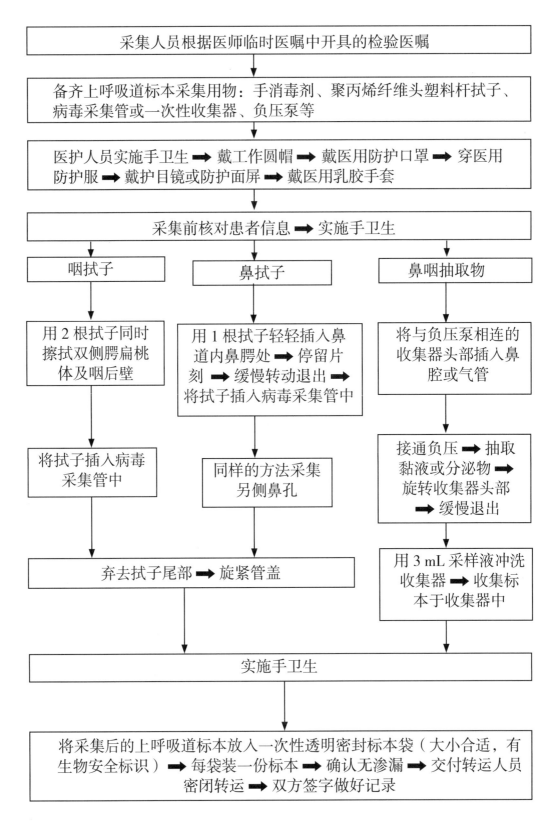

采集人员根据医师临时医嘱中开具的检验医嘱

备齐上呼吸道标本采集用物：手消毒剂、聚丙烯纤维头塑料杆拭子、病毒采集管或一次性收集器、负压泵等

医护人员实施手卫生 ➡ 戴工作圆帽 ➡ 戴医用防护口罩 ➡ 穿医用防护服 ➡ 戴护目镜或防护面屏 ➡ 戴医用乳胶手套

采集前核对患者信息 ➡ 实施手卫生

咽拭子

鼻拭子

鼻咽抽取物

用 2 根拭子同时擦拭双侧腭扁桃体及咽后壁

用 1 根拭子轻轻插入鼻道内鼻腭处 ➡ 停留片刻 ➡ 缓慢转动退出 ➡ 将拭子插入病毒采集管中

将与负压泵相连的收集器头部插入鼻腔或气管

将拭子插入病毒采集管中

同样的方法采集另侧鼻孔

接通负压 ➡ 抽取黏液或分泌物 ➡ 旋转收集器头部 ➡ 缓慢退出

弃去拭子尾部 ➡ 旋紧管盖

用 3 mL 采样液冲洗收集器 ➡ 收集标本于收集器中

实施手卫生

将采集后的上呼吸道标本放入一次性透明密封标本袋（大小合适，有生物安全标识）➡ 每袋装一份标本 ➡ 确认无渗漏 ➡ 交付转运人员密闭转运 ➡ 双方签字做好记录

图 5-5-2 医务人员采集上呼吸道标本流程（参考）

三、下呼吸道标本采集

下呼吸道标本采集常采用自然咳痰法、支气管镜采集等方法，标本主要是痰和支气管分泌物，包括支气管灌洗液和支气管肺泡灌洗液等。

（一）目的

取患者下呼吸道分泌物进行病毒核酸检测，以明确诊断。

（二）操作要点

（1）标本采集以清晨为宜（清晨痰量较多且含菌量多），先用盐水或凉开水漱口3次（包括咽部），咳深部痰。

（2）为防止气管壁分泌物污染，弃第一口痰，留取第二口痰。

（3）采集支气管灌洗液和支气管肺泡灌洗液时，为防止污染，应避免从工作腔中吸取标本。

（三）注意事项

（1）痰液标本的采集应尽可能在应用抗病毒药物、抗生素前留取。

（2）采集的标本应及时送检，不能及时送检时应冷藏。

（3）患者咳痰或采集支气管灌洗液和支气管肺泡灌洗液时，易产生气溶胶，医务人员要加强防护，保持适当距离。

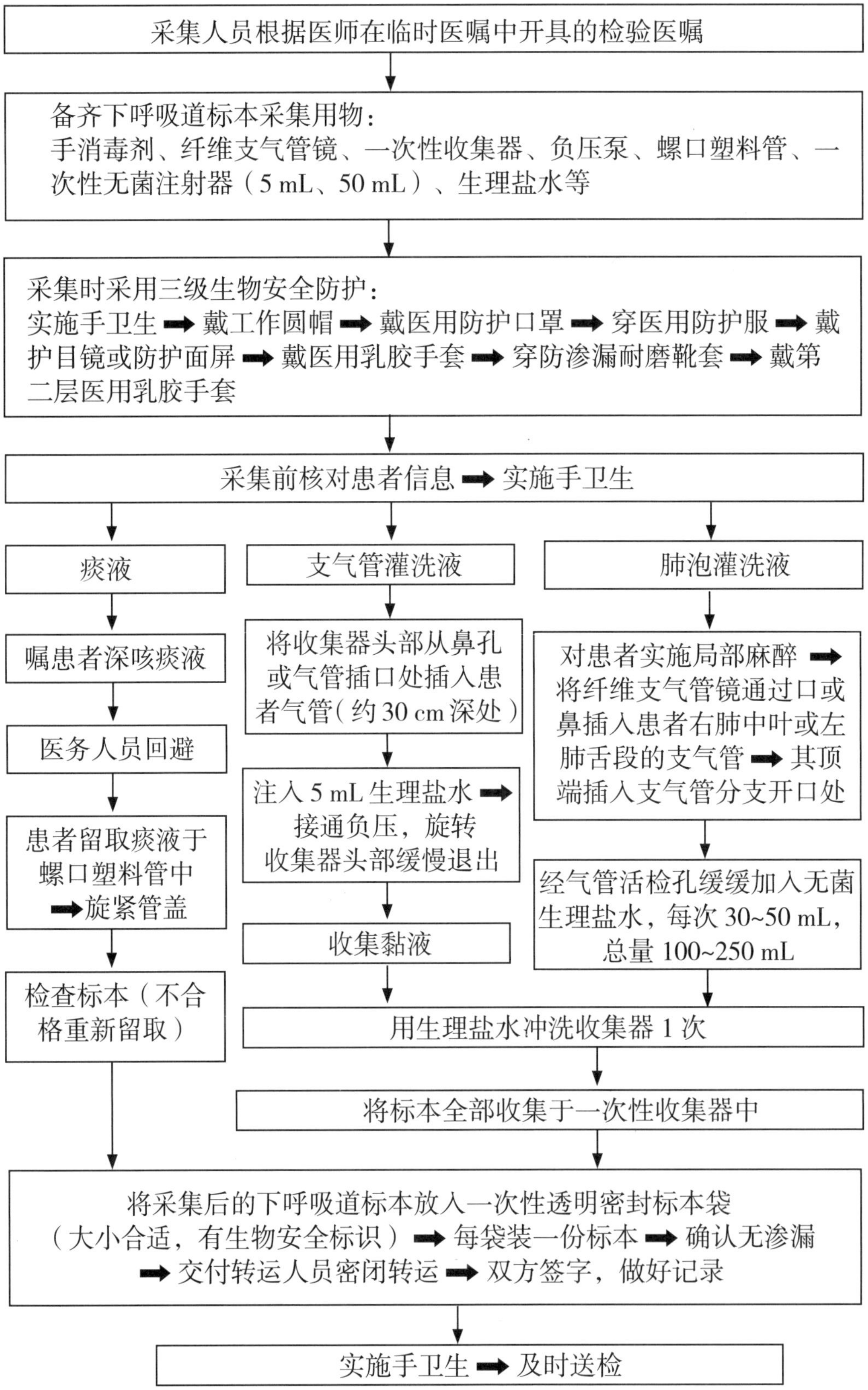

采集人员根据医师在临时医嘱中开具的检验医嘱

备齐下呼吸道标本采集用物：
手消毒剂、纤维支气管镜、一次性收集器、负压泵、螺口塑料管、一次性无菌注射器（5 mL、50 mL）、生理盐水等

采集时采用三级生物安全防护：
实施手卫生 ➡ 戴工作圆帽 ➡ 戴医用防护口罩 ➡ 穿医用防护服 ➡ 戴护目镜或防护面屏 ➡ 戴医用乳胶手套 ➡ 穿防渗漏耐磨靴套 ➡ 戴第二层医用乳胶手套

采集前核对患者信息 ➡ 实施手卫生

痰液	支气管灌洗液	肺泡灌洗液

痰液

嘱患者深咳痰液

医务人员回避

患者留取痰液于螺口塑料管中 ➡ 旋紧管盖

检查标本（不合格重新留取）

支气管灌洗液

将收集器头部从鼻孔或气管插口处插入患者气管（约30 cm深处）

注入 5 mL 生理盐水 ➡ 接通负压，旋转收集器头部缓慢退出

收集黏液

肺泡灌洗液

对患者实施局部麻醉 ➡ 将纤维支气管镜通过口或鼻插入患者右肺中叶或左肺舌段的支气管 ➡ 其顶端插入支气管分支开口处

经气管活检孔缓缓加入无菌生理盐水，每次 30~50 mL，总量 100~250 mL

用生理盐水冲洗收集器 1 次

将标本全部收集于一次性收集器中

将采集后的下呼吸道标本放入一次性透明密封标本袋（大小合适，有生物安全标识）➡ 每袋装一份标本 ➡ 确认无渗漏 ➡ 交付转运人员密闭转运 ➡ 双方签字，做好记录

实施手卫生 ➡ 及时送检

图 5-5-3 医务人员采集下呼吸道标本流程（参考）

四、标本转运

（一）目的

确保标本在规定时间内送达，保证标本的质量。避免运送不当对运送者、公众及接收实验室造成危害。

（二）操作要点

（1）对于疑为高致病性病原微生物的标本，应按照《病原微生物实验室生物安全管理条例》和各医疗机构制定的生物安全管理规定的相关要求进行传染性标识、运送和处理。

（2）为确保医学标本运送安全，医院实行标本运送专人管理、密闭容器转运、固定行走路线、严格标本交接登记。

（三）注意事项

（1）用于病毒分离和核酸检测的标本应尽快进行检测，能在24 h内检测的标本可置于4 ℃保存；24 h内无法检测的标本则应置于–70 ℃或以下保存（如无–70 ℃保存条件，则于–20 ℃冰箱暂存）。血清可在4 ℃存放3 d，–20 ℃以下可长期保存。应设立专库或专柜单独保存标本。标本运送期间应避免反复冻融。

（2）若涉及外部标本运输，应根据标本类型，按照A类或B类感染性物质进行三层包装。

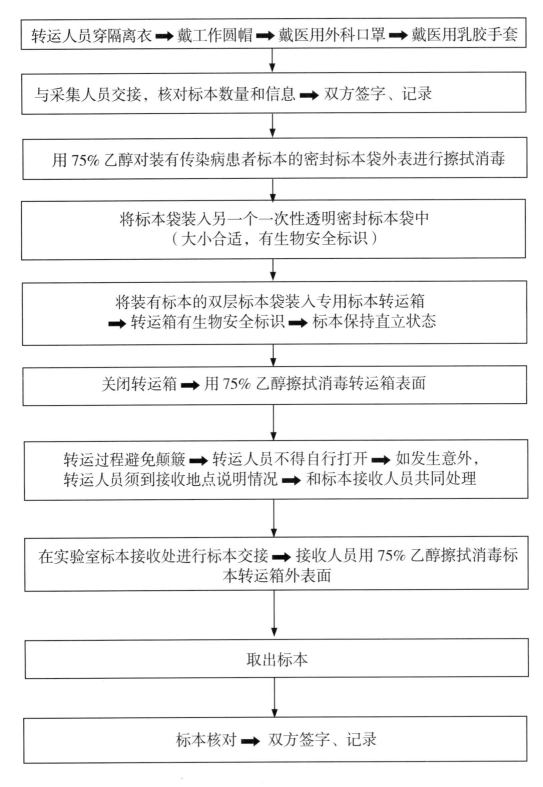

图 5-5-4 标本转运流程（参考）

第六节　患者转运护理

一、院内转运

患者如需进一步诊治或检查，需转出隔离病区/重症隔离病区至普通病区或检查科室，应对其进行一系列的转运护理工作。

（1）护理人员根据医师开立的医嘱，联系接收科室，确定具体时间。将转运事宜告知患者或其家属。转科时可根据患者入院时物品交接清单，由转运工作人员将患者物品带至接收科室。患者外出检查时，应提前联系检查科室，做好检查前检查室、仪器等准备工作。

（2）对于危重、昏迷、气管插管患者，转运前应评估患者病情。

（3）准备转运设备（轮椅、平车，必要时准备负压转运车），携带必备病历资料，根据病情准备氧气设备、监护设备及药品等。根据情况选择保护性约束，妥善固定患者管路。

（4）沿专用转运路线，通知引导人员清空途经路线（包括电梯）的人员。

（5）患者离开隔离病区后，将患者途经通道、病室地面、空气、物体表面、被服以及相关诊疗用品按要求进行终末处置；外出检查结束后，按原路返回病区。

（6）转运结束后，对转运设备按要求进行消毒处置。

二、院际转运

医疗机构发现疑似/确诊病例时，需向本地卫生健康行政部门报告，由卫生行政部门组织，将患者转至定点医疗机构救治。

（一）转运前评估及准备

1.转运急救设备及物品准备

转运前，检查负压转运车性能，车载医疗设备、给氧设备、急救仪器（心电监护仪、除颤仪、呼吸机、负压吸引器、便携式急救箱等）性能是否良好并处于备用状态。根据患者病情准备相应药品，检查药品种类、数量；准备备用防护用品。

2.患者评估

评估患者生命体征及一般情况，有无病情变化的可能性，确认联系方式及患者病情资料。

3.转运人员准备

转运人员按照要求穿戴防护用品，根据转运路程准备相应的个人物品。

4.转运通道准备

转运前按照专用转运路线，通知引导人员清空途经路线（包括电梯）的人员。

（二）患者转运

（1）转运前再次评估患者生命体征及意识状态，为轻型/普通型患者佩戴医用外科口罩。若患者病情危重，做好随时抢救准备。

（2）转运过程中妥善使用安全带或床护栏，必要时选择保护性约束，管路妥善固定，避免发生坠床、导管滑脱等意外情况。

（3）转运过程中严密观察患者病情变化，保持呼吸道通畅，选择合理氧疗方式及流量。若出现病情变化，随时实施抢救措施。

（4）到达接收医院指定停车点后，转出方和接收方交接患者病情及个人物品。远距离转运后，外院医务人员如需休整，在指定区域按照规范流程脱防护用品，经清洁区沐浴、更衣、休整后离开，乘坐洁净运送车返回医院。

（5）患者转运后，将患者在医院内途经通道及周围环境使用消毒液喷洒消毒。

（三）终末处置

患者转出后，按照消毒技术规范，对患者所在病室进行终末消毒。消毒并整理患者相关病历资料及文件。转运结束后，对转运工具进行终末处置。

患者院内转运流程见图5-6-1，患者院际转运流程见图5-6-2。

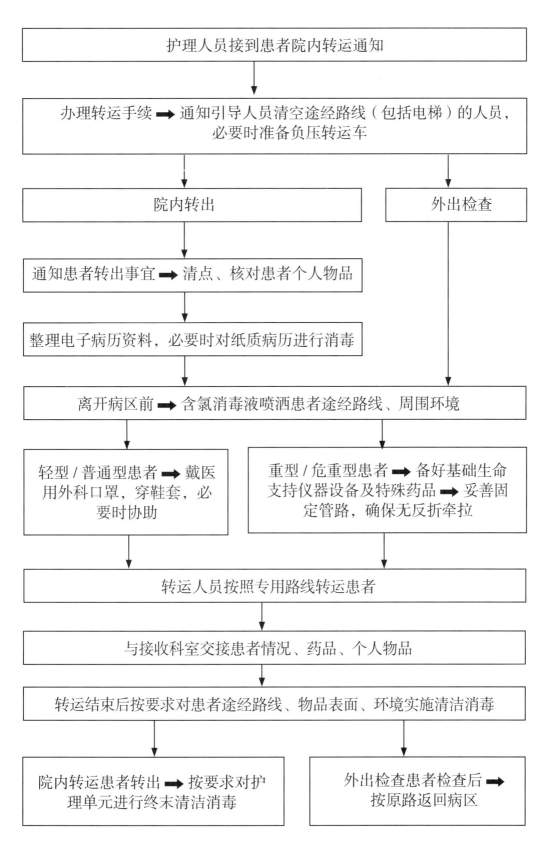

图 5-6-1　患者院内转运流程（参考）

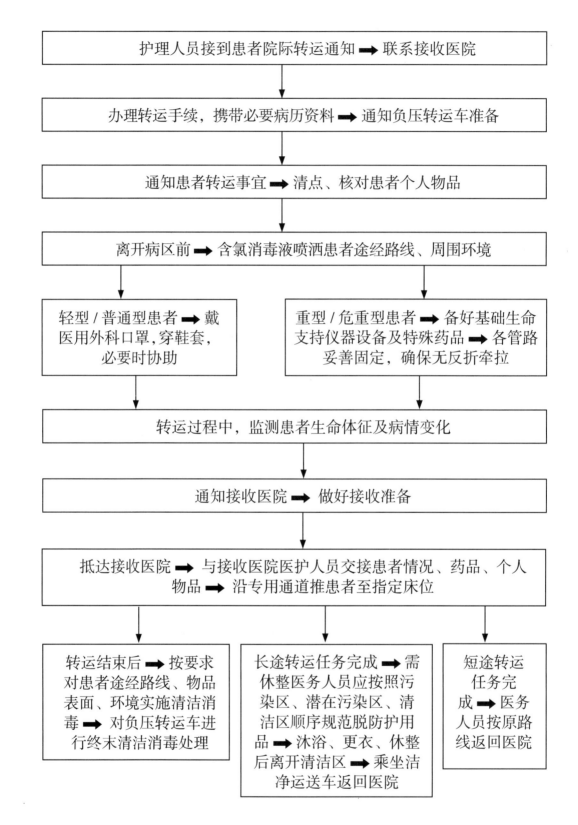

图 5-6-2 患者院际转运流程（参考）

第七节　患者出院护理

一、患者出院

（1）护理人员根据医师开立的医嘱，将出院事宜告知患者及其家属。

（2）协助患者整理用物，护理人员根据患者入院时的物品交接清单，归还消毒处置后寄存的物品。对于轻型/普通型患者当面做好清点、交接工作，对于重型/危重型患者，应由两名医护人员共同核对，无误后交至患者或其家属。

（3）协助患者沐浴更衣，指导患者佩戴医用外科口罩，戴一次性圆帽，穿鞋套。

（4）离院前对患者从病室至患者通道入口途经路线进行消毒液喷洒消毒，通知患者离院。

（5）协助患者解除腕带标识，整理用物，送至患者通道入口处。

（6）在患者通道入口处脱掉一次性圆帽及鞋套，弃置于医疗废物桶内，更换医用外科口罩。

二、出院指导

1.居家隔离

根据新发呼吸道传染病患者的疾病特点，评估出院后是否需要继续居家隔离，若需继续居家隔离，应尽可能居住在通风良好的单人病室，避免与家人密切接触。做到分餐饮食，做好手卫生和日常清洁，避免外出活动。若无条件居家隔离，在当地集中隔离点进行集中医学观察。

2.正确佩戴口罩

指导患者正确洗手、佩戴医用外科口罩；注意咳嗽礼仪，咳嗽或打喷嚏时，使用纸巾等遮掩口鼻，或弯曲手肘靠近面部，用衣服袖管内侧遮掩住口鼻。

3.室内环境清洁消毒

室内定期自然通风或机械通风，地面、桌面、家具等物体表面每天做好清洁，并定期消毒。可使用含有效氯250 mg/L消毒剂进行擦拭。水杯、餐具等用具可在洗净后，煮沸或蒸汽消毒15 min，或使用消毒碗柜进行消毒。

4.饮食与活动

指导患者合理膳食，坚持食物多样，保持均衡膳食，足量饮水，摄入足够的热量，补充新鲜蔬菜、水果等富含维生素的食物及优质蛋白含量丰富的食物。不要接触、购买和食用野生动物；注意生熟分开处理厨房食物，动物食物要烧熟、煮透。家庭用餐实行分餐制或使用公勺、公筷等措施，避免与家人相互传染。禁烟酒，避免辛辣刺激食物。保持室内空气清新，定时开窗通风。规律作息，保证充足睡眠。

5.康复锻炼

根据情况选择康复锻炼形式，可进行呼吸功能训练，包括主动循环呼吸技术（ACBT），呼吸模式训练：包括调整呼吸节奏（吸：呼=1：2）、腹式呼吸训练、缩唇呼吸训练等。或进行呼吸康复操，根据体力情况进行卧位、坐位及站立位的颈屈伸、扩胸、转身、旋腰、侧躯、蹲起、抬腿、开腿、踝泵等系列运动。

6.正确处理排泄物

各种排泄物或分泌物都有可能会传播病毒，除了飞沫、痰液等，还需要注意粪便、尿液和呕吐物。有条件时，最好能使用消毒片剂（如84消毒片剂）混合作用2 h后再排入下水道。使用抽水马桶冲水需盖上马桶盖。处理完排泄物或呕吐物后，应立即洗手。

7.患者随访

告知患者随诊时间及计划，不适随诊。指导患者用药方法及注意事项。

三、终末处置

1.清洁与消毒

（1）空气消毒：患者出院或转出后，使用紫外线灯或空气消毒器消毒1 h，消毒完毕充分通风后方可使用。

（2）地面、墙面消毒：地面和墙面可用含有效氯1000~2000 mg/L的消毒液擦拭或喷洒消毒。地面消毒先由外向内喷洒，喷药量为100~300 mL/m³，作用30 min后清水擦拭干净。

（3）物体表面消毒：物体表面可采用含有效氯1000~2000 mg/L的消毒液或含醇型消毒湿巾擦拭消毒，含有效氯型消毒液擦拭30 min后需清水擦拭干净，应采用湿式清洁，动作轻柔。按照自上而下、污染由轻到重的顺序进行擦拭，一块湿巾/布巾擦拭一个物体表面，作用30 min后用清水擦拭。

（4）被患者血液、体液、分泌物污染的环境和物体表面，应立即处理。少量污染物可用一次性吸水材料（如擦拭布巾、纱布等）蘸取含有效氯5000~10 000 mg/L的消毒液（或使用能达到高水平消毒的消毒湿巾）进行擦拭，小心移除；大量污染物应使用一次性吸水材料完全覆盖，将含有效氯5000~10 000 mg/L的消毒液倒在吸水材料上，作用30 min，再清除干净，清除过程中避免直接接触污染物，清理的污染物按感染性医疗废物处置。

（5）用于诊疗疑似或确诊患者的治疗车、听诊器、体温计、血压计等医疗器具及护理用具使用后应当进行规范的清洁和消毒，完全消毒后方可重复使用。

2.医疗废物管理

参照第三章　第八节　医疗废物管理。

患者出院流程见图5-7-1。

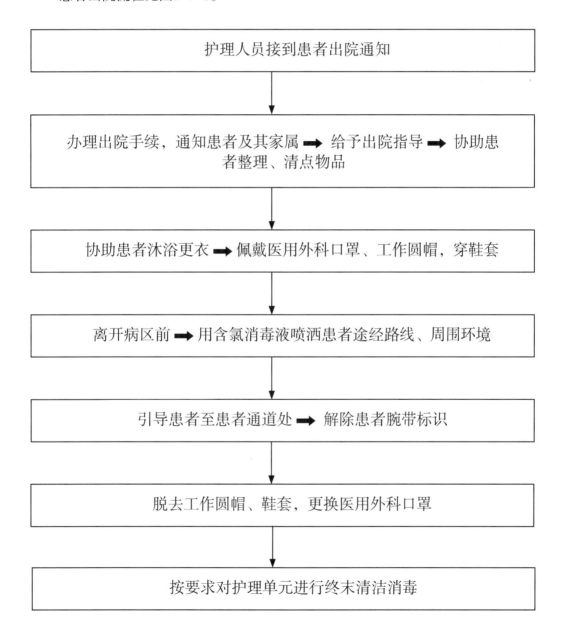

图 5-7-1　患者出院流程

第八节　遗体处置

一、目的

防止疾病传播，避免交叉感染。

二、注意事项

（1）患者死亡后，尽量减少遗体的移动和搬运。

（2）在处理遗体过程中，要尊重死者，严肃、认真地做好遗体处置工作。

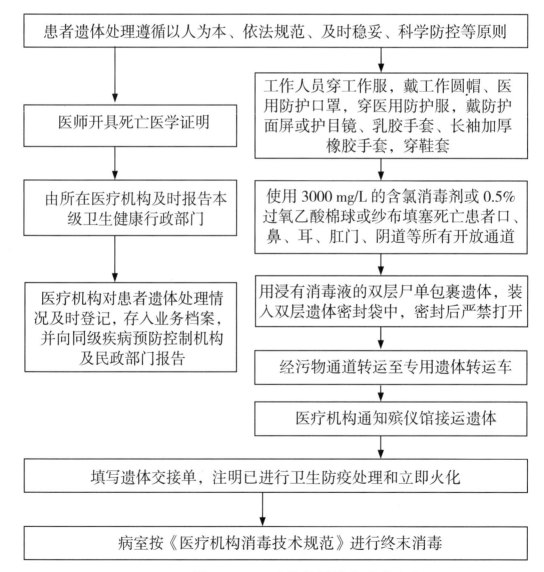

图 5-8-1　遗体处置流程（参考）

第九节　病案管理

一、目的

确保医护人员、使用者人身安全，最大限度地保证纸质文件材料的安全。

二、注意事项

（1）为避免交叉感染，应以电子病案为主，纸质病案为辅。

（2）纸质病历在归档前须经严格消毒。

（3）纸质病历尽可能不带入污染区。

（4）检验、检查申请单及结果通过信息系统生成、传输，使用信息系统查阅、记录、保存医疗记录，避免接触患者胶片和纸质报告。

（5）结合档案保护技术，不可重消毒而又轻保护，使得重要的档案材料受损。

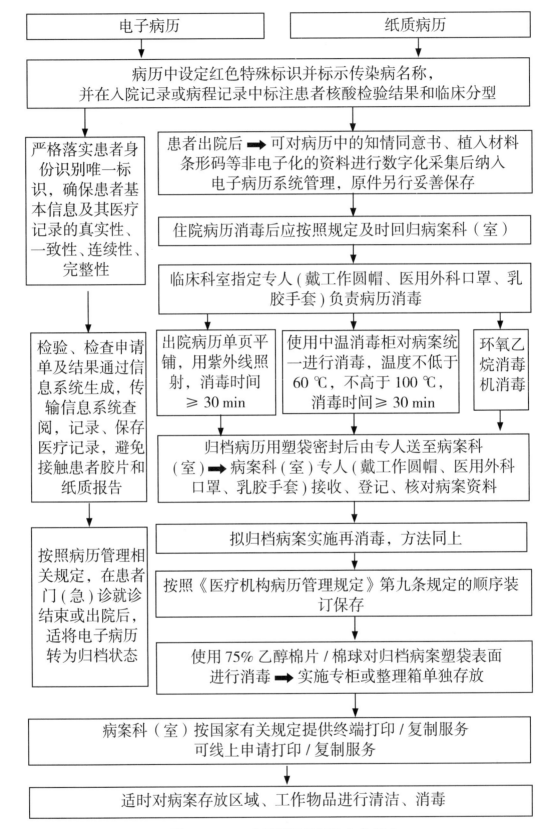

图 5-9-1 病案管理流程（参考）

第六章

中医护理

第一节　辨证施护

一、常见症状

外感及肺系疾病是指在感受六淫之邪或感受时行疫毒，从口鼻、皮毛而入，导致肺卫失和而发病。常见症状包括发热、咳嗽、咳痰、喘息、气短、纳呆、腹胀、呕吐、便秘、泄泻、乏力、焦虑等。针对患者出现的症状，给予相应的中医护理措施，以辅助改善患者的不适症状，提升其舒适感。

二、施护要点

（一）发热

（1）观察体温的变化，尤其是用药后或物理降温后体温的变化。若出现高热持续不退，应警惕神志异常、颈项强直等热极生风之象。若出现嗜睡、表情淡漠等，为神昏先兆。警惕壮热稽留不退，引起肝风内动，出现惊厥抽搐。

（2）观察汗出及头身疼痛情况。汗出热退则病退，汗出热不解则病进。若大汗淋漓，口渴欲饮，则津液耗伤，及时报告医师。

（3）观察伴随症状、舌象、脉象、心率等变化，以了解病情变化。若出现心慌、胸闷、悸动不安等症状，及时报告医师。

（4）室内温湿度适宜。定时开窗通风，忌冷风吹。根据气候变化及时增减衣物。

（5）发热恶寒者，室内宜温暖，避免直接吹风，恶寒重者可用热水袋保暖或饮热姜糖水、葱白姜豉汤。汤药宜温服，服药后宜加盖衣被，进食热饮、热粥，以助祛邪外出。有汗出时须避风寒，及时擦干汗液，更换湿衣。

（6）热毒炽盛者，室温宜凉爽湿润，嘱患者多饮水或果汁，如西瓜汁、梨汁、橘汁或萝卜汁。中药宜凉服，饭后1 h频饮。出汗多者可予淡盐水、西瓜汁、绿豆汤、赤小豆汤等。口干、咽痛者嘱患者多饮水，或芦根煎水代茶。

（7）发热伴头痛时，可推拿眉心（印堂穴）至前发际（上星穴），穴位按摩治疗，或针刺百会、太阳及风池等穴位。

（8）推荐使用十宣、耳尖放血的退热疗法，也可根据患者体温情况实施物理降温。

（9）穴位按摩宜选取列缺、合谷、大椎、风池等穴位；患儿宜使用推天河水的退热推拿手法。

（10）穴位贴敷宜选取太阳、大椎、曲池、涌泉等穴位。

（11）刮痧疗法宜选取大椎、风池、肺俞、脾俞等穴位。

（12）教育患者慎起居、适寒温。锻炼身体，增强体质，以御外邪。

（二）咳嗽、咳痰

（1）观察咳嗽的性质、程度、持续时间、节律及有无恶寒、发热、汗出、咳痰等症状。观察痰液的色、质、量及咳吐情况，如白痰、黄痰、湿痰、腥臭味痰等。

（2）观察伴随症状、舌象、脉象等，以了解病情变化。

（3）肺主一身之表，性娇嫩而不耐寒热，易受外邪侵袭，因此应重视气候变化，嘱其慎起居。

（4）饮食宜清淡、易消化。忌食辛辣、煎炸、动火之品，忌酒。痰热者可食白萝卜、梨等清热化痰生津之品；痰湿者可食薏仁粥、山药汤等；寒痰者宜食生姜、佛手、陈皮等，忌食生冷水果。阴虚肺热者，可食百合、莲子、酸梅汤等；肺气虚者可食红枣糯米粥等以补气。

（5）保持空气流通，注意温湿度。寒证者室内宜暖，切勿当风受凉；风热犯肺者不宜过暖；风燥伤肺者室内温湿度宜偏高；痰热郁肺和肺阴亏虚者室温宜偏低。

（6）指导患者咳嗽后及时用温水漱口；持续性咳嗽时，可频饮温开水，以缓解咽喉部症状。咳痰不爽者，遵医嘱给予雾化吸入以稀释痰液，或服用川贝枇杷液、桔梗水、白萝卜水等，必要时吸痰。

（7）耳穴贴压宜选取肺、气管、神门、皮质下、下屏尖等穴位。

（8）穴位贴敷宜选择白芥子、细辛、川芎、苍术等研磨成细粉，加入适宜的赋形剂，制作成药饼进行贴敷；选取肺俞、定喘、膏肓、膻中、中府、丰隆等穴位。

（9）刮痧疗法宜选取中府、云门、膻中、尺泽、列缺、大椎、肺俞、脾俞、胃俞等穴位。

（10）拔罐法宜以背部腧穴为主，如肺俞、膏肓、脾俞、肾俞、大椎等穴位。

（三）喘息、气短

（1）观察患者胸闷、气短、喘息的程度、持续时间，口唇、甲床及肢端末梢皮肤、黏膜的颜色变化。

（2）观察有无恶寒、发热、汗出、咳嗽等伴随症状，尤其是呼吸频率、节律、强弱及呼吸道是否通畅。急性发作期应加强监护，及时发现危重症状或并发症。若持续喘息，见胸部憋闷如窒、汗出肢冷、面青唇紫、烦躁不安或神昏嗜睡、脉大无根等，要立即报告医师实施救治。

（3）保持室内清洁、温湿度适宜。环境整洁、安静，避免接触花粉、动物皮毛等致敏物质及烟尘异味刺激。风寒袭肺者，室温宜略高，注意防寒保暖，尤其是胸背部保暖，避免寒邪从肺俞入侵，加重病情。

（4）遵医嘱给予平喘药，用药期间注意观察药物疗效及不良反应。

（5）饮食宜清淡、富有营养，忌食生冷、辛辣、肥腻、海腥发物，不宜过饱、过甜、过咸。

（6）根据喘息气短的程度及伴随症状，取适宜体位，如高枕卧位、半卧位或端坐位。

（7）鼓励患者进行缓慢深呼吸以缓解呼吸困难，指导患者进行缩唇呼吸、腹式呼吸、吹气球训练等，加强呼吸功能锻炼。

（8）恢复期患者可间断给予吸氧，适当下床活动，可做呼吸操、打太极拳等。

（9）活动量根据患者的体力情况而定，循序渐进，避免过量，若活动后感到心悸、气短，则应减少活动量。

（10）耳穴贴压宜选取交感、心、胸、肺、皮质下等穴位。

（11）穴位按摩宜选取列缺、内关、气海、足三里等穴位。

（12）中药热熨敷宜选择温里和胃、理气降逆类药物，如吴茱萸、川椒、丁香、莱菔子、芥子、厚朴等，熨敷腹部、背部膀胱经，以温运脾胃、理气平喘。

（四）纳呆、腹胀

（1）观察患者食欲、面色、精神状态，以及有无腹胀、胃脘胀痛、恶心、呕吐、嗳气、呃逆及其他伴随症状。

（2）每日清洁口腔，保持口腔卫生，必要时给予氯己定漱口，也可用金银花液含漱。

（3）饮食宜清淡、易消化、富营养，忌辛辣、肥甘油腻，适当选用山药、芡实、薏苡仁煲汤或荷叶煲粥以健脾祛湿，辅以山楂麦芽水等开胃，避免进食粗糙坚硬类食物。

（4）饭后1 h服用中药，少量频服，有恶心、呕吐者加少许姜汁。

（5）鼓励患者适当运动，以促进肠蠕动，减轻腹胀。病情较轻者鼓励下床活动，练习八段锦、太极拳、呼吸操、健身操等；病情较重者指导其在床上进行翻身、四肢活动等主动运动，推荐使用腹部旋摩疗法。

（6）穴位按摩宜选取手阳明大肠经、足阳明胃经的穴位，如合谷、曲池、梁丘、天枢、足三里等穴位。

（7）耳穴贴压宜选取脾、胃、三焦、胰、胆等穴位。

（8）穴位贴敷宜选取中脘、气海、关元、神阙、足三里等穴位。

（五）呕吐

（1）观察并记录呕吐物的量、性质，以及患者的神志、舌质、舌苔的变化。

（2）观察呕吐发生的诱因、时间、发作规律及与饮食、情志的关系等；观察患者神志、面色、血压、脉象、皮肤弹性及光泽、口干情况、尿量，以及有无失水及亡阴亡阳征象。

（3）保持病室整洁，光线色调柔和，无异味刺激。外邪犯胃者，注意保暖避风寒，病室宜温暖向阳。痰饮内停者，病室宜温暖，阳光充足，避免潮湿。肝气犯胃者，因肝气亢盛多偏于热，故病室应凉润，光线柔和。胃虚寒者，病室应温暖，阳光充足，注意胃脘部保暖。胃阴不足者，多阴虚生内热，病室宜凉爽通风，保持一定的湿度。

（4）患者应卧床休息，减少搬动，避免因体位改变而诱发呕吐。呕吐时宜取坐位、半卧位或侧卧位，体质虚弱或神志不清者呕吐时应将头偏向一侧，并轻拍其背部，以免呕吐物误入气管，引起窒息。吐毕保持口腔及床单位清洁，协助其用淡盐水或漱口水漱口。

（5）遵医嘱及时、准确给予止吐药物，必要时记录24 h出入液量。若患者呕吐物为鲜血、咖啡色，或呕吐物加重，或呕吐见粪臭样物，伴腹痛拒按、大便不通，应留取呕吐物送检，立即通知医师并协助处理；患者出现呕吐物呈喷射状，伴有剧烈头痛、呼吸深快、心烦不安、脉搏加快、心慌、心悸、血压下降、嗜睡、出冷汗、尿少等危重表现时，立即告知医师并做好急救准备。

（6）选择易消化的食物，如蔬菜、水果、山药、小米、百合等；少食多餐，避免进食易产气、油腻或辛辣的食物；呕吐后不要立即进食，休息片刻后进清淡的流食或半流食；频繁呕吐时可遵医嘱静脉补液。呕吐严重者暂予禁食，呕吐减轻后，首先给予流食，渐进半流食，再逐渐恢复为软食、普食。饮食宜清淡，不宜肥甘厚味，忌辛辣、腥膻等食物，进食前可用生姜擦舌或姜汁滴舌，以降逆止呕。

（7）指导采用放松术，如聆听舒缓的音乐、做渐进式的肌肉放松等。

（8）中药汤剂要浓煎，少量频服为宜；呕吐频繁者，服药前在药液中加姜汁3~5滴，以降逆止呕。

（9）耳穴贴压宜选取脾、胃、神门等穴位。

（10）穴位按摩宜选取合谷、内关等穴位。

（六）便秘

（1）评估影响排便的因素，如心理因素、日常饮食、年龄、活动、疾病和药物使用等；观察伴随症状，有无腹痛、腹胀、头晕、心悸或汗出等症状。

（2）观察病证的特点，分辨实秘还是虚秘。观察每日排便的时间、次数、性质及伴随症状等。注意患者是否因排便用力过度而出现虚脱等并发症。

（3）提供舒适隐蔽的排便环境。鼓励患者适量运动，指导其进行腹部按摩和提肛训练，避免久坐少动。培养定时排便的习惯，纠正忍便的不良习惯。

（4）饮食宜清淡，多饮水，进食富含膳食纤维的食物，如蔬菜、莲藕、粗粮等，忌食辛辣之品，适当增加液体的摄入。肠胃积热者，饮食宜清淡、凉润，多吃新鲜、富有营养的水果及粗纤维蔬菜，以促进肠道蠕动，忌饮酒，忌食大蒜、辣椒、酒等辛辣刺激之品；气虚者宜多食健脾益气润肠食物，如黄芪、山药等；血虚、阴虚者宜食滋阴养血润燥之物，如黑芝麻、枸杞、桑椹等；气机郁滞者宜多食调气之品，如柑橘、萝卜、佛手等；阳虚者宜食温阳之品，如韭菜、羊肉、狗肉等。

（5）餐后1~2 h，以神阙为中心顺时针按摩腹部，每次10~15 min，每日2~3次，促进肠蠕动。

（6）必要时，遵医嘱指导患者正确使用缓泻剂。

（7）耳穴贴压宜选取大肠、胃、脾、交感、皮质下、便秘点等穴位。

（8）穴位按摩宜选取天枢、脾俞、大肠俞等穴位，寒证可给予艾灸疗法。

（七）泄泻

（1）密切观察泄泻发作的原因、排便情况，大便的次数、性状、颜色、气味等。观察体温、心率、呼吸、血压、神志、面色、二便、苔脉及全身情况等。若出现眼窝凹陷、口干舌燥、皮肤干燥、弹性消失，或呼吸深长、烦躁不安、恶心、呕吐、汗出肢冷、少尿或无尿、脉微弱等，立即报告医师予以处理。

（2）做好皮肤护理，保持肛周皮肤清洁干燥。泄泻频繁、肛门灼痛或破损、脱肛者，便后用软纸擦拭，并用温开水清洗肛周，或用马齿苋60 g煎汤坐浴，或1∶5000高锰酸钾溶液坐浴；坐浴后涂无菌凡士林或黄连油膏，或涂氧化锌软膏。

（3）寒湿泄泻者，病室宜温暖，多着衣被，通风时避免直接吹风，并注意腹部保暖。湿热泄泻者，病室宜凉爽、干燥，及时更换被污染的衣被，妥善处理排泄物。饮食宜清凉爽口。食滞肠胃者，保持病室空气新鲜，饮食宜少食多餐；肝气乘脾者，病室宜凉爽通风，可添置绿色花草，以净化环境，使患者心情舒畅，饮食宜清淡，以疏肝理气为主。脾虚泄泻者，病室宜温暖、干燥、阳光充足，慎避风寒，饮食宜温热软烂，少食多餐。肾阳虚衰者，病室温暖向阳，多着衣被，必要时以热水袋保暖，饮食宜温热、细软，多食补中益气、温补肾阳之品。

（4）遵医嘱按时给药，注意服药方法，一般汤药宜温服，服药后安卧，观察服药前后大便的量、色、质、气味的变化。泄泻便量和次数较多时，慎防津伤阴脱。患者宜多饮淡盐水、糖盐水以补充津液，避免伤阴。泄泻早期如果泻下过剧，可暂时禁食，饮大米汤、面汤等。当病情好转，可进食少油、少渣半流食，如小米粥、面片等。泄泻停止后，可逐渐增加蛋羹、瘦肉、菜泥，直至平稳过渡饮食。

（5）穴位按摩宜选取胃俞、脾俞、关元、中脘、支沟、天枢等穴位。

（6）耳穴贴压宜选取大肠、直肠、肺、便秘点等穴位。

（7）艾灸疗法宜选取神阙、足三里、关元等穴位。

（八）焦虑

（1）观察患者精神、情绪、情感、睡眠、体温、脉搏、血压、呼吸、心率、饮食等情况，以判断病情的轻重缓急及病情的进展。

（2）病室环境应清洁、安静、通风、凉爽、舒适，消除噪声干扰，避免强光刺激，为患者创造一个良好环境。观察患者情绪变化的规律、诱因等。

（3）饮食以清淡爽口为宜，变换菜品而增进患者的食欲；情绪不佳者暂缓进食，进餐时切勿动怒，避免诱发或加重病情。

（4）推荐练习太极拳、八段锦，以调息养神，可进行放松训练，如冥想、催眠等，减轻患者焦虑情绪，促进睡眠。

（5）向患者介绍与疾病相关的医学知识，指出疾病发生的原因、性质以及病情的程度，对于患者合理的心理需求，在条件允许的情况下，尽力满足。

（6）五行音乐疗法，属于音乐治疗范畴，是通过用不同音阶音色来调节情志，作用于五脏，从而达到改善患者情绪状态的作用。其中以焦虑为主要表现的患者，于每日播放宫调乐曲，如《彩云追月》《平湖秋月》；以抑郁情绪为主要表现的患者，可选择播放商调乐曲，如《阳关三叠》《将军令》。

（7）耳穴贴压宜选取心、神门、交感、皮质下、内分泌、肾等穴；痰气郁结者加三焦，心脾两虚者加脾，心肾阴虚者加交感。

（8）穴位贴敷宜采用琥珀膏贴敷涌泉穴，辅助治疗失眠、头痛、头晕等症状。

（9）穴位按摩宜选取膻中、神阙、丰隆、三阴交等穴位。

第二节　辨证施药

一、中药内服护理（中药汤剂）

1.中药汤剂煎煮法

（1）煎药器具：首选砂锅、瓦罐和陶瓷器罐，其次可用搪瓷、不锈钢和玻璃器皿。忌用铁、铜、铝等金属容器。

（2）煎药浸泡：煎药前药物宜先用冷水浸泡，以利于有效成分的析出。一般复方汤剂加水搅拌后需浸泡30~60 min；以花、叶、草类等药材为主的方剂，需浸泡20~30 min；以根、茎、种子、果实类等药材为主的方剂，需浸泡60 min。浸泡时间也不宜过久，以防药物变质，煎药前不可用水洗药，以免降低药效。

（3）煎药用水：煎药用水以水质洁净澄清、无异味、矿物质少为原则，多用饮用水，忌用开水煎药。

（4）煎药水量：煎药加适量水，一般第一煎加水超过药物表面3~5 cm，第二煎的加水量以水超过药物表面2~3 cm为准。或者按平均每1 g药加水约10 mL，计算出该方剂所需用水量，第一煎加入总水量的70%，第二煎加入剩余的30%。煎药加水应一次将水加足，避免在煎药中途加水，如不慎将药煎煳，应弃去，不可加水再煎后服用。

（5）煎药时间：从水沸时开始计算煎药时间，一般一煎需要20~30 min，二煎需15~20 min。

解表药、芳香类药物，一煎需10~15 min，二煎需10 min；滋补类药物，一煎需30~60 min，二煎需30 min；有毒性的药物，一煎需60~90 min，二煎需60 min，以降低毒性。

（6）煎药火候：煎药温度的高低，中医称之为"火候"，有文火和武火之分。一般以"先武后文"为原则。武火是指大火急煎；文火是指小火慢煎。解表类、清热类、芳香类药物，不宜久煎或反复加热；滋补药一般需武火煎煮后，改用文火久煎，否则药物有效成分难以完全析出。

2.根据中药成分确定服药时间

（1）生津润燥、清暑解热药，不拘时间频服。

（2）滋补、健胃、制酸药宜于饭前服用；消导药宜饭后服用；催吐药宜清晨服用；止泻药宜及时给予，按时再服，泻止停药。

（3）滋补药宜空腹服用，以利吸收；安神药宜在睡前半小时服用。

（4）平喘药宜在哮喘发作前2 h服用。

（5）峻下逐水药宜清晨空腹服；润肠通便药宜空腹或半空腹服用，以利于清除肠胃积滞。

（6）急性病、热性病儿童应该及时、多次给药，必要时采取频服法，使药力持续。

3.服药的温度

（1）温服：将煎好的汤剂放温后服用，或将中成药用温开水、酒、药汁等液体送服的方法称为温服。一般中药多采用温服，尤其是脾胃虚弱的患者。

（2）热服：热服即将煎好的汤剂趁热服下或将中成药用热开水送服的方法，一般理气、活血、化瘀、补益剂宜热服。

（3）冷服：冷服即将煎好的汤剂放凉后服用或将中成药用凉开水送服，一般止血、清热、解毒、祛暑的药宜冷服。

4.服药的观察及护理

（1）观察药物的作用。服解表药后，观察患者发汗情况；服利水渗湿药后，观察患者排尿次数和尿量。此外，还要全面综合观察服药后的各种反应，如服用泻下药后除观察大便的次数以外，还要观察大便的性质、颜色、形状、气味，以及是否伴有腹痛、腹痛的性质及腹痛发作的时间、程度等。

（2）观察药物毒副反应。对中草药的性能及可能发生的不良反应，护士要有清楚的认识。用药前应将用药的注意事项向患者交代清楚，纠正中草药不会引起中毒的错误观念，严格掌握常用药物的用法和应用剂量。

（3）解表类药应温服，服药后应卧床休息，覆被并进热饮，以达到发汗祛邪的目的；发汗以微汗为宜，不可太过，以免损伤正气，耗伤阴液。

（4）温里类药服药期间应注意保暖，防止风寒侵袭及脘腹部受寒。

（5）清热类药性寒，易伤阳气及脾胃，依据病情好转情况及时遵医嘱调整用药，以防长时间服用损伤阳气及脾胃。

（6）理气活血类药多辛香燥烈，易于耗血、动血，虚证患者和有出血倾向者应慎用或禁用。

（7）服药期间，忌烟、酒及辛辣、生冷、油腻、海鲜等不易消化及有特殊刺激性的食物，脾胃虚寒者尤其注意。服发汗药后，忌服收敛及生冷的食物；热性病患者忌食辛辣、油腻、煎炸食物；寒性病患者忌食生冷食物；服人参或其他滋补类药，忌饮浓茶，忌食萝卜，以免降低或消除滋补功效；服清热凉血药及滋阴药忌辛辣、温燥之品。

二、中药外用护理

（一）中药保留灌肠

1.适应证

临床上多用于便秘、高热持续不退、慢性痢疾等。

2.禁忌证

肛门、直肠和结肠手术及大便失禁患者，下消化道出血患者、妊娠妇女等。

3.操作要点

（1）取侧卧屈膝位，暴露灌肠部位，注意保暖及隐私保护。

（2）调配好药液（不超过200 mL），将其温度控制在39~41 ℃，插入深度为10~15 cm，将药液滴入。

（3）仔细观察患者灌肠后反应，如患者有无排便，药液有无溢出，或有其他任何不适。灌肠后取舒适卧位，尽量保留20~30 min。

（4）保留灌肠每日1次，3~7 d为1个疗程，视患者的治疗反应可适当调整剂量及疗程，如出现较严重的腹泻症状则应遵医嘱及时调整剂量或结束疗程。

4.注意事项

（1）灌肠前，嘱患者尽量排空大小便，使药液与肠道黏膜的接触面积增加；先了解病变部位，以便掌握灌肠时的卧位和导管插入的深度；嘱患者勿紧张，告知操作中的注意事项，取得患者配合。

（2）切忌强行给药，能使药液更好地保留；导管插入肛门时不可用力过猛，以免损伤肠道黏膜，如插入受阻时，嘱患者张口呼吸，调整肛管位置。

（3）灌肠后需观察大便次数、颜色、性质，如有特殊臭气或夹有脓液、血液等，应留取标本送检。

（4）肛门松弛者，操作时应将便盆置于臀下，以免大便溢出污染衣物。

（5）灌肠液应温度适宜，可根据药性、年龄及季节做适当调整。

（二）中药穴位贴敷

1.适应证

临床上多用于发热、纳呆、腹胀、咳嗽、咳痰、焦虑、不寐等症状。

2.禁忌证

孕妇，咯血、皮肤破溃、皮肤过敏、瘢痕体质者；重型患者，不建议实施穴位贴敷。

3.操作要点

（1）遵医嘱将相应中药研成细末，加入适宜赋形剂调糊，敷于相应穴位，具体贴敷时间依据患者皮肤反应而定，以患者耐受能力为度。

（2）取穴：①发热宜选太阳、大椎、曲池、涌泉等穴位；②纳呆、腹胀宜选中脘、气海、关元、神阙、足三里等穴位；③咳嗽、咳痰宜选肺俞、定喘、膏肓、膻中、中府、丰隆等穴位；④焦虑宜选涌泉穴。

（3）频次：每日贴敷1次，每次保留6~8 h，敏感者可适当减少贴敷时间。

4.注意事项

（1）药物现配现用。

（2）贴敷期间，患者忌食辛辣、生冷食物。

（3）贴敷后观察患者局部皮肤情况，如出现皮肤发红、起丘疹、水疱、瘙痒、糜烂等情况，及时停止贴敷，报告医师进行处理。

第三节　辨证施术

一、生物全息耳穴贴压疗法

用药丸、药籽等物品置于胶布上，贴于耳部上的穴位或反应点，用手指按压刺激，通过经络传导，达到防治疾病目的的一种方法。耳是人体最灵敏的感觉器官之一，现代生物全息理论指出，耳部是一个发育程度相当高的全息胚，在耳部有五脏六腑及肢节官窍相应的全息定位，即耳穴可反映出机体的病变，亦可通过耳穴来调治疾病。耳穴贴压已广泛应用在治疗失眠、胃肠道疾病、疼痛等病症，并取得了良好效果。

（一）评估及观察要点

（1）治疗前仔细询问患者，了解患者的主要症状、既往史、是否妊娠、对疼痛的耐受程度，有无胶布、乙醇、药物过敏等。

（2）治疗前评估耳部皮肤情况，应避开局部皮肤感染、毛发过多、破溃、瘢痕处等。

（3）观察患者对疼痛的耐受程度及局部皮肤情况，如对疼痛不能耐受、皮肤发红、破溃，应及时调整贴压部位或去除胶布。

（二）操作要点

（1）按压时，用拇指和示指指腹轻轻按压，力度慢慢增大，疼痛以患者可耐受为宜，按压顺序是从下至上、由外至内，每日按压3~5次，每次每穴按压时间应在1 min。

（2）贴压频次为夏季1~3 d、冬季3~7 d。

（3）保持耳部皮肤干燥，不要用力揉搓以免胶布脱落影响效果。

（三）注意事项

（1）留置期间应防止胶布脱落或污染。

（2）侧卧耳部感觉不适时，可适当调整体位。

（3）若出现胶布松动、脱落，疼痛不能耐受，皮肤发红、破溃，及时告知护理人员。

（四）操作流程

生物全息耳穴贴压疗法操作流程见图6-3-1。

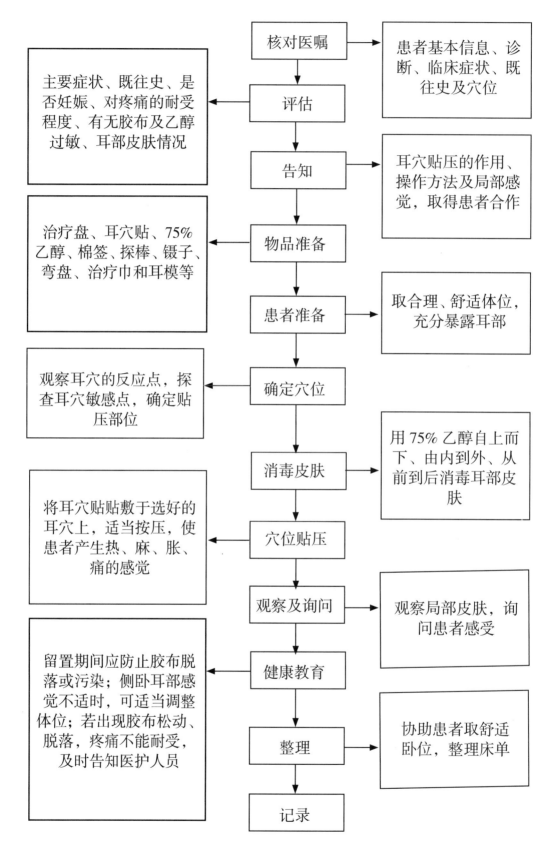

主要症状、既往史、是否妊娠、对疼痛的耐受程度、有无胶布及乙醇过敏、耳部皮肤情况

核对医嘱 → 患者基本信息、诊断、临床症状、既往史及穴位

评估

告知 → 耳穴贴压的作用、操作方法及局部感觉，取得患者合作

治疗盘、耳穴贴、75%乙醇、棉签、探棒、镊子、弯盘、治疗巾和耳模等

物品准备

患者准备 → 取合理、舒适体位，充分暴露耳部

观察耳穴的反应点，探查耳穴敏感点，确定贴压部位

确定穴位

消毒皮肤 → 用75%乙醇自上而下、由内到外、从前到后消毒耳部皮肤

将耳穴贴贴敷于选好的耳穴上，适当按压，使患者产生热、麻、胀、痛的感觉

穴位贴压

观察及询问 → 观察局部皮肤，询问患者感受

留置期间应防止胶布脱落或污染；侧卧耳部感觉不适时，可适当调整体位；若出现胶布松动、脱落，疼痛不能耐受，及时告知医护人员

健康教育

整理 → 协助患者取舒适卧位，整理床单

记录

图 6-3-1 生物全息耳穴贴压疗法操作流程

二、艾灸疗法

艾灸疗法简称灸法，是运用艾绒、艾条或其他药物在体表的穴位上烧灼、温熨，借助火的热力及药物的作用，通过刺激经络腧穴或特定部位来调整人体紊乱的生理生化功能，起到温经通络、活血行气、散寒祛湿、消肿散结、回阳救逆及预防保健作用的一种方法。艾灸可从免疫器官、免疫细胞、免疫分子等方面协同调节机体的免疫系统。艾灸治疗疫病历史悠久，它能有效改善呼吸道症状、提高免疫力、缓解紧张情绪，可在新型传染病预防、治疗和康复中发挥不同的作用。

（一）评估及观察要点

（1）患者临床表现和既往史（如血糖情况、手术史）、过敏史。

（2）艾灸部位的皮肤情况。

（3）对热、痛的耐受程度及心理状况。

（4）女性患者是否处于妊娠期、月经期。

（二）操作要点

（1）治疗前，嘱患者排空大小便。

（2）艾灸过程中如出现头痛、头晕、恶心、心悸、心慌等不良反应，应立即停止治疗，及时对症处理。

（3）艾灸疗法每日1次，每次20 min。

（4）治疗后若局部皮肤出现红肿、丘疹、瘙痒、水疱等情况，及时对症处理。

（三）注意事项

（1）告知患者艾灸过程中局部皮肤可能产生烧灼、热烫的感觉，属正常现象，无须处理，如局部出现水疱，小者可任其自然吸收，大者可用灭菌针头挑破，放出水液，涂以消毒液，以无菌纱布包敷。

（2）治疗期间宜进食清淡、易消化食物，忌食辛辣刺激食物。

（3）艾灸后注意保暖，避免受风受凉。

（4）偶有灸后身体不适者，如身热感、头昏、烦躁等，可嘱患者适当活动身体，饮少量温开水，或针刺合谷、后溪等穴位，以缓解症状。

（四）操作流程

艾灸疗法操作流程见图6-3-2。

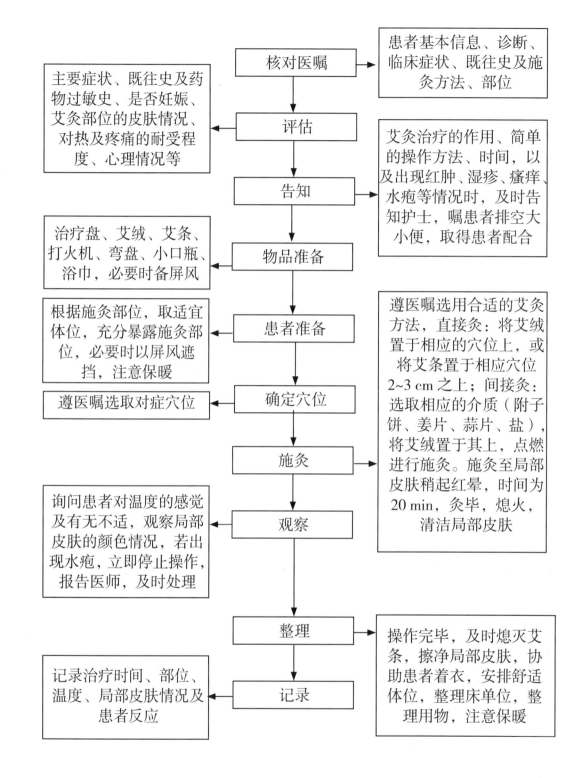

主要症状、既往史及药物过敏史、是否妊娠、艾灸部位的皮肤情况、对热及疼痛的耐受程度、心理情况等

核对医嘱 → 患者基本信息、诊断、临床症状、既往史及施灸方法、部位

评估

告知 → 艾灸治疗的作用、简单的操作方法、时间，以及出现红肿、湿疹、瘙痒、水疱等情况时，及时告知护士，嘱患者排空大小便，取得患者配合

治疗盘、艾绒、艾条、打火机、弯盘、小口瓶、浴巾，必要时备屏风

物品准备

根据施灸部位，取适宜体位，充分暴露施灸部位，必要时以屏风遮挡，注意保暖

患者准备 → 遵医嘱选用合适的艾灸方法，直接灸：将艾绒置于相应的穴位上，或将艾条置于相应穴位2~3 cm之上；间接灸：选取相应的介质（附子饼、姜片、蒜片、盐），将艾绒置于其上，点燃进行施灸。施灸至局部皮肤稍起红晕，时间为20 min，灸毕，熄火，清洁局部皮肤

遵医嘱选取对症穴位

确定穴位

施灸

询问患者对温度的感觉及有无不适，观察局部皮肤的颜色情况，若出现水疱，立即停止操作，报告医师，及时处理

观察

整理 → 操作完毕，及时熄灭艾条，擦净局部皮肤，协助患者着衣，安排舒适体位，整理床单位，整理用物，注意保暖

记录治疗时间、部位、温度、局部皮肤情况及患者反应

记录

图 6-3-2　艾灸疗法操作流程

三、益肺灸

益肺灸是指在督脉的脊柱段上施以隔药灸治疗疾病的特色疗法，是在传统中医外治法的基础上创立的一种新的方法。

（一）评估及观察要点

（1）临床表现、既往史及过敏史。

（2）施灸部位的皮肤情况。

（3）患者年龄，对疼痛、热度、卧位的耐受及心理状况。

（二）操作要点

（1）告知患者施灸前取俯卧舒适体位，施灸过程中避免身体移动。

（2）施灸过程中局部皮肤产生温热感觉属正常现象，如有烧灼、热烫的感觉，不能耐受时，应立即停止治疗。

（3）施灸部位选择大椎穴至腰俞穴。

（4）益肺灸15 d 1次，每次2 h，治疗时间为3个月或遵医嘱执行。

（三）注意事项

（1）施灸后局部皮肤出现微红、灼热，属正常现象。个别患者灸后局部皮肤可能出现小水疱，无须处理，可自行吸收；如水疱较大，消毒局部皮肤后，用无菌注射器抽出液体，覆盖无菌纱布。

（2）施灸后注意保暖，饮食宜清淡，忌辛辣、刺激、油腻、寒凉之物，忌酒，忌食羊肉、狗肉，宜多饮水。

（3）施灸后24 h内不宜洗澡。

（四）操作流程

益肺灸操作流程见图6-3-3。

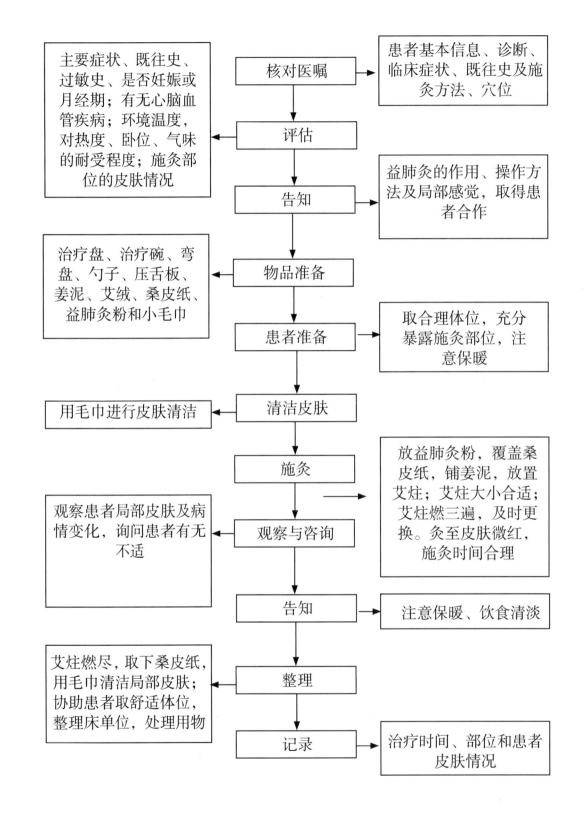

主要症状、既往史、过敏史、是否妊娠或月经期；有无心脑血管疾病；环境温度，对热度、卧位、气味的耐受程度；施灸部位的皮肤情况

核对医嘱 → 患者基本信息、诊断、临床症状、既往史及施灸方法、穴位

评估

告知 → 益肺灸的作用、操作方法及局部感觉，取得患者合作

治疗盘、治疗碗、弯盘、勺子、压舌板、姜泥、艾绒、桑皮纸、益肺灸粉和小毛巾 ← 物品准备

患者准备 → 取合理体位，充分暴露施灸部位，注意保暖

用毛巾进行皮肤清洁 ← 清洁皮肤

施灸 → 放益肺灸粉，覆盖桑皮纸，铺姜泥，放置艾炷；艾炷大小合适；艾炷燃三遍，及时更换。灸至皮肤微红，施灸时间合理

观察患者局部皮肤及病情变化，询问患者有无不适 ← 观察与咨询

告知 → 注意保暖、饮食清淡

艾炷燃尽，取下桑皮纸，用毛巾清洁局部皮肤；协助患者取舒适体位，整理床单位，处理用物 ← 整理

记录 → 治疗时间、部位和患者皮肤情况

图 6-3-3 益肺灸操作流程

四、传统刮痧疗法

刮痧技术是应用边缘钝滑的器具，如牛角刮板、瓷匙等物，蘸取刮痧油、水或润滑剂等介质，依据中医经络腧穴理论，在患者体表一定部位按单一方向反复刮动，使局部皮下出现瘀斑、瘀点等，从而达到疏通腠理、逐邪外出目的的一种方法。

（一）评估及观察要点

（1）主要临床表现、既往史及过敏史。

（2）刮痧部位的皮肤情况。

（3）对疼痛的耐受程度。

（4）年龄、体质及心理状况。

（5）女性患者是否处于妊娠期或月经期。

（二）操作要点

（1）患者局部发红或出现暗红色痧痕及感觉酸、麻、胀、痛、灼热，为正常现象。

（2）操作过程中若患者出现头晕、目眩、心慌、出冷汗、面色苍白、恶心欲吐，甚至神昏跌扑等晕刮现象，及时停止操作，遵医嘱处理。

（3）每个部位一般刮拭20~30次，一次选择3~5个部位；局部刮痧一般10~20 min，全身刮痧20~30 min。

（4）两次刮痧之间，间隔3~6 d，以皮肤上痧退、手压皮肤无痛感为宜，若刮痧部位的痧痕未退，不宜在原部位进行刮拭。

（三）注意事项

（1）空腹及饱食后不宜进行刮痧疗法。

（2）治疗结束后，嘱患者在房间内休息15 min左右，饮少量温开水，无不适后方可离开。

（3）出现痧痕属正常现象，一般5~7 d可自行消失。

（4）在痧痕完全消退后方可进行下次刮痧。

（5）刮痧后6 h可洗温水澡。

（6）注意忌食生冷、油腻、辛辣刺激食物。

（四）操作流程

传流刮痧疗法操作流程见图6-3-4。

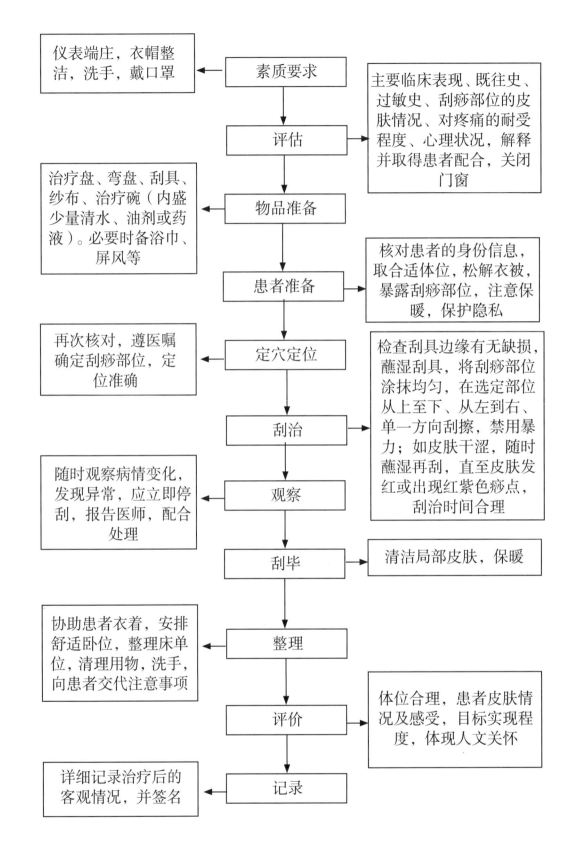

仪表端庄，衣帽整洁，洗手，戴口罩 → 素质要求

主要临床表现、既往史、过敏史、刮痧部位的皮肤情况、对疼痛的耐受程度、心理状况，解释并取得患者配合，关闭门窗 ← 评估

治疗盘、弯盘、刮具、纱布、治疗碗（内盛少量清水、油剂或药液）。必要时备浴巾、屏风等 → 物品准备

核对患者的身份信息，取合适体位，松解衣被，暴露刮痧部位，注意保暖，保护隐私 ← 患者准备

再次核对，遵医嘱确定刮痧部位，定位准确 → 定穴定位

检查刮具边缘有无缺损，蘸湿刮具，将刮痧部位涂抹均匀，在选定部位从上至下、从左到右、单一方向刮擦，禁用暴力；如皮肤干涩，随时蘸湿再刮，直至皮肤发红或出现红紫色痧点，刮治时间合理 ← 刮治

随时观察病情变化，发现异常，应立即停刮，报告医师，配合处理 → 观察

清洁局部皮肤，保暖 ← 刮毕

协助患者衣着，安排舒适卧位，整理床单位，清理用物，洗手，向患者交代注意事项 → 整理

体位合理，患者皮肤情况及感受，目标实现程度，体现人文关怀 ← 评价

详细记录治疗后的客观情况，并签名 → 记录

图 6-3-4　传统刮痧疗法操作流程

五、穴位按摩疗法

穴位按摩疗法是运用特殊的手法，刺激头部末梢神经，使机体产生感应，疏通经络，从而达到镇静安神、提神醒脑、缓解眼部和头面部疲劳、促进血液循环、增强机体代谢功能等治疗目的的一种方法。

（一）评估及观察要点

（1）临床表现、既往史。

（2）头面部的皮肤情况、心理状况。

（3）患者年龄，对手法刺激的强度、卧位的耐受程度。

（二）操作要点

（1）操作时应采取合理体位。

（2）操作者应剪指甲、洗手，以防损伤患者皮肤。

（3）根据患者身体状况、年龄等确定手法轻重：体质强壮者手法可稍重，体质柔弱者、年老者手法稍轻；小儿气血未充、肌肤娇嫩，手法宜轻。

（4）按摩部位选择头部和额部穴位。每日1~2次，每次10~15 min。

（三）注意事项

（1）操作时注意保暖，操作后适当休息后再坐起，避免体位突然改变引起不适。

（2）操作过程中随时询问患者对手法的治疗感受，及时调整。

（四）操作流程

穴位按摩疗法操作流程见图6-3-5。

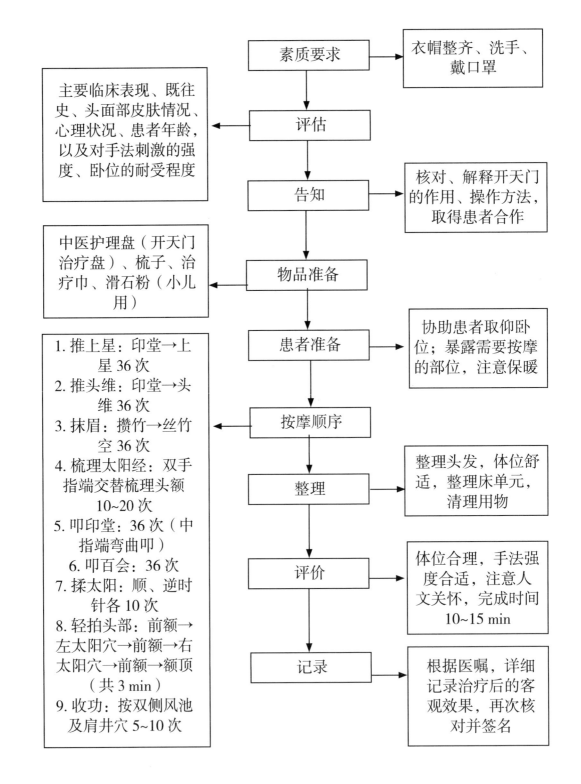

素质要求 → 衣帽整齐、洗手、戴口罩

主要临床表现、既往史、头面部皮肤情况、心理状况、患者年龄，以及对手法刺激的强度、卧位的耐受程度 ← 评估

告知 → 核对、解释开天门的作用、操作方法，取得患者合作

中医护理盘（开天门治疗盘）、梳子、治疗巾、滑石粉（小儿用）← 物品准备

患者准备 → 协助患者取仰卧位；暴露需要按摩的部位，注意保暖

1. 推上星：印堂→上星36次
2. 推头维：印堂→头维36次
3. 抹眉：攒竹→丝竹空36次
4. 梳理太阳经：双手指端交替梳理头额10~20次
5. 叩印堂：36次（中指端弯曲叩）
6. 叩百会：36次
7. 揉太阳：顺、逆时针各10次
8. 轻拍头部：前额→左太阳穴→前额→右太阳穴→前额→额顶（共3 min）
9. 收功：按双侧风池及肩井穴5~10次

← 按摩顺序

整理 → 整理头发，体位舒适，整理床单元，清理用物

评价 → 体位合理，手法强度合适，注意人文关怀，完成时间10~15 min

记录 → 根据医嘱，详细记录治疗后的客观效果，再次核对并签名

图 6-3-5　穴位按摩疗法操作流程

第四节 辨证施食

孙思邈有云："安身之本，必资于食。不知食宜者，不足以存生。"《内经》亦云："人以五谷为养，五果为助，五畜为益，五菜为充。气味合而服之，以补精益气。"食饮为立身之本，直接影响着脾胃为主的脏腑功能运转。辨证施食是利用食物之性味调整患者阴阳的偏盛偏衰，即以"五味相调，性味相胜""寒者热之，热者寒之""实者泻之，虚者补之"等法则，以达到辅佐药物、匡扶正气、祛除病邪、恢复健康的目的。

一、食疗原则

总体原则为平衡膳食、食物多样、注重饮水、通利二便，注重开胃、利肺、安神、通便；避免进食油腻、煎炸、烧烤、辛辣食物；慎食寒凉性较强的水果；奶制品适量食用，不宜过多；食物宜烹饪制作成易于吸收的形式食用；宜清淡而忌滋腻；宜节食而忌强食；宜润而忌凉；宜补而忌燥；禁食野生动物。

二、辨证施食

（一）常见证型食疗方

1.急性发作期

（1）风寒袭肺：临床表现为咳嗽声重，气急，咳痰稀薄、色白，常伴鼻塞、流清涕、头痛、肢体酸楚、恶寒发热、无汗，舌苔薄白，脉浮或浮紧。食疗方以疏风散寒，宣肺止咳为主：

1）麻杏粥：

配方：麻黄6 g，杏仁10 g，甘草3 g，大枣10 g，粳米50 g。

制作：将前三味水煎2次，取煎液150 mL；大枣与粳米煮粥，粥将熟时加入药液，煮至粥熟即成。

用法：1剂分2次吃，吃后宜盖被而卧，微出汗即可。汗出，病情缓解即停用，不可过剂。

2）防风杏仁粥：

配方：防风12 g，杏仁10 g，葱白2茎，粳米50 g。

制作：先将防风、杏仁水煎，去渣，取药液；用粳米煮粥，待粥将熟时加入药液、葱茎，煮至粥熟即成。

用法：趁热食之。

（2）风温犯肺：临床表现为发热恶寒、咳嗽、气急、头昏头痛、全身不适，舌红，苔黄，脉浮数。食疗方以疏风清热，宣肺止咳为主。

1）银鱼冰糖汤：

配方：金银花15 g，鱼腥草30 g，薄荷10 g，杏仁12 g，冰糖20 g。

制作：将诸药水煎2次，薄荷每次均后下，去渣，取药液合并，加入冰糖溶化即成。

用法：每日1~2剂，分多次当饮料饮用。

2）夏青粥：

配方：夏枯草30 g，大青叶30 g，粳米50 g。

制作：先水煎夏枯草、大青叶，去渣取药液入粳米煮成粥。

用法：早、晚代餐食用。

（3）痰湿蕴肺：临床表现为咳嗽，咳声重浊，咯痰量多，痰或稀或黏，色白或灰白，胸闷脘胀，胃纳不振，神疲乏力，大便时溏，舌苔白腻，脉濡滑。食疗方以健脾利湿，化痰止咳为主。

1）茯苓粉粥：

配方：茯苓粉30 g，粳米30 g，大枣（去核）7枚。

制作：先将米淘净，放锅中煮沸后，放入红枣，煮至粥成，再放入经冷开水搅拌均匀的茯苓粉。

用法：搅和均匀，随时服用。

2）半夏山药粥：

配方：怀山药30 g，清半夏30 g。

制作：先煮清半夏，去渣取汁500 mL，再将研成细末的山药放入汁内煮数沸，煮成糊状即可。

用法：分三天早、晚温服。

（4）痰热壅肺：临床表现为高热，仅发热，不恶寒，咳嗽、气喘，咳吐黄稠痰，或痰呈铁锈色，或痰中带血。胸痛、口渴、便秘，舌红，苔黄腻，脉滑数。食疗方以清热解毒、化痰平喘为主。

1）瓜蒌饼：

配方：瓜蒌瓤（去子）250 g，白糖100 g，发酵面粉100 g。

制作：瓜蒌瓤用白糖拌匀为馅，分成16份，用碱将发面调好，蒸熟或烙熟。

用法：每日早、晚餐前各食用1个。

2）雪羹汤：

配方：海蜇（或海蜇皮）30 g，荸荠60 g。

制作：加水适量同煮，煮沸之后即成。

用法：食荸荠并饮汤。

2.临床治疗期

（1）寒湿郁肺证：临床表现为发热、乏力、周身酸痛、咳嗽、咳痰、胸闷憋气、纳呆、恶心、呕吐、大便黏腻不爽。舌质淡胖齿痕或淡红，苔白厚、腐腻或白腻，脉濡或滑。食疗方以解肌透热、温化寒湿为主。

姜糖水：

配方：生姜15 g，薤白15 g，红糖50 g，红枣15 g。

制作：将生姜、薤白、红糖及红枣一起煎水。

用法：频服。

（2）湿热蕴肺证：临床表现为低热或不发热，微恶寒，乏力，头身困重，肌肉酸痛，干咳痰少，咽痛，口干不欲饮，或伴有胸闷脘痞，无汗或汗出不畅，或见呕恶纳呆，便溏或大便黏滞不爽。舌淡红，苔白厚腻或薄黄，脉滑数或濡。食疗方以清热化湿为主。

薏米赤小豆粥：

配方：薏米50 g，赤小豆50 g，粳米50 g。

制作：先将提前浸泡的薏米、赤小豆煮烂，再与粳米同煮粥食用。

用法：早晚代餐食用。

（3）疫毒闭肺证：临床表现为发热面红，咳嗽，痰黄黏少，或痰中带血，喘憋气促，疲乏倦怠，口干苦黏，恶心不食，大便不畅，小便短赤。舌红，苔黄腻，脉滑数。食疗方以开郁宣肺、降气平喘为主。

杏仁粥：

配方：杏仁（去皮、尖）10 g，大米50 g。

制作：将甜杏仁研成泥状，大米淘洗干净，两味相合加适量水煮开，再用慢火煮烂即成。

用法：早晚代餐食用。

（4）气营两燔证：临床表现为大热烦渴，喘憋气促，谵语神昏，视物错瞀，或发斑疹，或吐血、衄血，或四肢抽搐。舌绛少苔或无苔，脉沉细数，或浮大而数。食疗方以清气凉营、顾护气阴为主。

白萝卜汤：

配方：白萝卜500 g，豌豆苗25 g，黄豆芽少许，料酒、盐及味精适量。

制作：将白萝卜削皮，洗净切丝，下开水煮至八成熟捞出放入大碗；将豌豆苗洗净，下开水稍焯捞出；将锅烧热，倒入黄豆芽，加入料酒、盐及味精，烧开后下入白萝卜丝烫一下，捞出放汤碗内，汤烧开后撒上豌豆苗，将其浇在汤碗内即成。

用法：每日频服。

（5）内闭外脱证：临床表现为呼吸困难、动辄气喘，伴神昏、烦躁、汗出肢冷，舌质紫暗，苔厚腻或燥，脉浮大无根。食疗方以益气固脱、通闭开窍为主。

独参汤：

配方：生晒参30 g，大枣10枚。

制作：取生晒参切片5 mm，用水300 mL、大枣10枚，浓煎至100 mL。

用法：分2次温热服，重症患者如有鼻饲胃管可分次胃管注入。

3.临床缓解期

（1）肺脾气虚证：临床表现为气短，倦怠乏力，纳差呕恶，痞满，大便无力，便溏不爽。舌淡胖，苔白腻。食疗方以益气养阴、健脾安神为主。

1）大枣百合薏苡仁粥：

配方：薏苡仁、大米、芡实各60 g，百合、大枣各30 g，冰糖适量。

制作：将薏苡仁、大米、芡实、百合及大枣洗净后放入锅中，武火烧开后改用文火煮至开花，煮成粥后放入冰糖适量即成。

用法：早晚代餐食用。

2）人参红糖汤：

配方：生晒参6 g，橘皮10 g，苏子10 g，红糖50 g。

制作：先水煎中药3次，去渣，取药液，再加红糖熬化即成。

用法：每日1剂，晨起代早餐食用。建议长期食用，至气虚症状消失为止。

（2）气阴两虚证：临床表现为乏力，气短，口干，口渴，心悸，汗多，纳差，低热或不热，干咳少痰。舌干少津，脉细或虚无力，食疗方以益气、养阴、生津为主。

1）莲子百合瘦肉粥：

配方：莲子（去芯）20 g，百合20 g，精瘦肉50 g，粳米100 g。

制作：将莲子、百合、精瘦肉及粳米加水适量同煲。

用法：用盐调味食用。

2）酸萝卜老鸭汤：

配方：老鸭一只，葱与姜适量，大枣10枚，酸萝卜500 g，枸杞20 g。

制作：将老鸭、葱、姜、大枣、酸萝卜及枸杞放入锅中，大火烧开5 min，转入中火，30 min后转小火慢炖2 h即可出锅食用。

用法：用盐调味食用。

（3）肺虚邪恋：临床表现为咳嗽气短，神疲食少，自汗恶风或低热不退，痰多清稀，舌淡苔白，脉弱。食疗方以补肺祛邪为主。

1）黄芪橘蜜饮：

配方：黄芪20 g，橘皮12 g，防风10 g，紫菀128 g，半夏10 g，生姜9 g，蜂蜜30 g。

制作：将诸药及生姜水煎2次，去渣，取滤液合并，调入炼蜜即成。

用法：每日1剂，分3次饮用。视余邪和痰的多少，配药可以加减。

2）五味姜糖饮：

配方：五味子10 g，干姜15 g，细辛6 g，饴糖30 g。

制作：将前三味水煎两次，去渣，合并两次滤液加饴糖熬化即成。

用法：每日1剂，分3次饮用。痰少、咳止、喘平则停用。

（二）常见症状食疗方

1.发热

食疗方以清热为主。

（1）甘蔗粥：

配方：甘蔗汁50 g，粳米100 g。

功效应用：清热生津，养阴润燥。适用于心烦口渴、肺燥咳嗽者。

制作：新鲜甘蔗，榨取汁100~150 mL，兑水适量，同粳米煮粥。

用法：每日分2次食用，建议适量食用。

（2）五汁饮：

配方：梨1000 g，鲜藕500 g，鲜芦根100 g，鲜麦冬50 g，荸荠500 g。

功效应用：清热养阴，生津止渴。适用于肺胃津伤口渴、咽干、烦躁者。

制作：将上述选料洗净去皮、去核、去节、切碎，取汁。

用法：每日数次，不拘量冷饮或温饮。

饮食注意：脾胃虚寒者不宜多服。

（3）天花粉粥：

配方：瓜蒌根（即天花粉）15~20 g，粳米60 g。

功效应用：清热生津，润燥止咳。适用于肺热咳嗽者。

制作：瓜蒌根洗净、切片、煎煮，去渣取汁后，加粳米煮粥即成。

用法：每日温服。

饮食注意：脾胃虚寒、大便稀溏者忌用。

2.咳嗽、咳痰、喘息

食疗方以止咳、化痰、平喘为主。

（1）贝母粥：

配方：贝母粉10 g，粳米50 g，冰糖适量。

功效应用：清热化痰，补益脾肺。适用于喘咳痰多、胸部胀痛、胸中烦闷、咽干口渴者。

制作：将粳米、冰糖入锅加水煮至粥将成时，放入贝母粉，续煮10 min即成。

用法：每日温服。

（2）雪羹汤：

配方：海蜇50 g，荸荠4枚，食盐适量。

功效应用：清热化痰，润肠通便。适用于痰热咳嗽、大便燥结者。

制作：海蜇发好，用温水洗净，切块备用。荸荠去皮洗净，切碎。海蜇、荸荠放入锅中，加清水、食盐，旺火烧沸后，再改用小火煮成约15 min即成。

用法：每日1~2次，连用5 d。

（3）灸柿饼：

配方：柿饼1个，青黛3 g。

功效应用：润肺清热，祛痰止咳。适用于咳嗽黏痰、痰喘带血者。

制作：大柿饼蒸熟掰开，每一枚掺入青黛，灸后食之。

用法：每日2次，连续服用5 d。

（4）秋梨膏：

配方：梨2000 g，款冬花30 g，百合30 g，麦门冬30 g，川贝母30 g，蜂蜜500 g。

功效应用：润肺止咳，生津润燥。适用于干咳无痰或痰不易咳出、口舌干燥者。

制作：将梨取汁备用，款冬花、百合、麦冬及贝母入锅，加水煎煮，每煎20 min取汁液一次，加水再煎，共取三次。合并梨汁文火煎煮浓缩至稠膏，放蜂蜜煮沸，停火，待冷装瓶。

用法：每日2次，每次15 g，沸水冲饮。

3.便秘

食疗方以润肠通便为主。

（1）蜂蜜决明膏：

配方：生决明子10~30 g，蜂蜜适量。

功效应用：润燥通便。适用于津液不足者所致大便干结、便秘者。

制作：将决明子捣碎，加水200~300 mL煎煮5 min，加蜂蜜搅匀即成。

用法：当茶频饮。

（2）麻仁紫苏粥：

配方：紫苏子50 g，火麻仁55 g，粳米250 g。

功效应用：益气养阴，润肠通便。适用于习惯性便秘者。

制作：先将紫苏子、火麻仁反复淘洗，除去泥沙，再烘干水汽，打成细末，倒入约200 mL的温水，用力将其搅拌均匀，静置，待粗粒下沉时，倒出上层药汁待用。粳米下锅内，掺入药汁，置中火上煎煮成粥。

用法：分两次服用。

（3）百合蜂蜜饮：

配方：百合50 g，蜂蜜10 g，白糖10 g。

功效应用：滋阴润肠。适用于阴虚火旺者，表现为大便干结，手足心热，咽干口燥，或见颧红、盗汗、低热、腰膝酸软，苔少，脉细数。

制作：将百合入锅，加水煮至熟透，倒入蜂蜜、白糖搅匀。

用法：常服食。

（4）黄芪汤：

配方：黄芪15 g，陈皮5 g，火麻仁10 g，蜂蜜100 g。

功效应用：补气理气，润肠通便。适用于便秘之气虚者，表现为大便不干结但无力排便，便后疲乏，甚至汗出气短，神疲。

制作：黄芪、陈皮和火麻仁共煎取汁，加蜂蜜，做饮料。

用法：一日饮尽。

4.呕吐

食疗方以降逆止呕为主。

（1）姜糖苏叶饮：

配方：紫苏叶6 g，生姜6 g，红糖15 g。

功效应用：疏解表邪，降逆止吐。适用于外邪犯胃引起的呕吐。

制作：生姜洗净切丝，苏叶洗净，同入茶杯内，以沸水200 mL浸泡

5~10 min，再入红糖搅匀即可。

用法：每日2次，7 d为1个疗程。

（2）防风粥：

配方：粳米60 g，防风5 g，葱白适量。

功效应用：疏解表邪，降逆止吐。适用于外邪犯胃引起的呕吐。

制法：先以防风、葱白水煎取汁，粳米煮粥，粥成加入药汁，再煮几分钟即可。

用法：每日2次，3 d为1个疗程。

5.泄泻

食疗方以止泻为主。

（1）加味竹叶粥：

配方：淡竹叶60 g，生石膏45 g，扁豆15 g，荷蒂1个，粳米100 g，砂糖少许。

功效应用：清热利湿，健脾止泻。适用于湿热泄泻。

制作：先将淡竹叶、荷蒂洗净，同生石膏、扁豆加水煎取汁，再放粳米，煮成粥即可。

用法：每日2次，5 d为1个疗程。

（2）扁豆山药粥：

配方：扁豆60 g，山药60 g，大米50 g。

功效应用：健脾、益胃、止泻。适用于脾胃虚弱的腹泻。

制作：将扁豆、山药、大米三味淘洗干净，同煮成粥即可。

用法：每日2次。

第五节　　辨证施养

一、八段锦

（一）分类

1.传统八段锦

八段锦融合了中医的阴阳五行和经络学说，以拉伸筋骨、呼吸吐纳、意念活动为练习手段，通过调息、调身、调心三调合一的方式，促进全身气血的运行，从而达到强身健体功效的一种养生操。

第一段：双手托天理三焦。两脚平行开立，与肩同宽。两臂徐徐分别自左右身侧向上高举过头，十指交叉，翻转掌心极力向上托，使两臂充分伸展，同时缓缓抬头上观，缓缓吸气，翻转掌心朝下，在身前正落至胸高时，随落随翻转掌心再朝上，微低头，眼随手运，同进配以缓缓呼气。如此两掌上托下落4~8次。

第二段：左右开弓似射雕。两脚平行开立，成马步站式。上体正直，两臂平屈于胸前，左臂在上，右臂在下。手握拳，食指与拇指呈八字形撑开，左手缓缓向左平推，左臂展直，同时右臂屈肘向右拉回，右拳停于右肋前，拳心朝上，如拉弓状，眼看左手。左右交替，如此左右各开弓4~8次。

第三段：调理脾胃臂单举。左手自身前成竖掌向上高举，继而翻掌上撑，指尖向右，同时右掌心向下按，指尖朝前。左手俯掌在身前下落，同时引气血下行，全身随之放松，恢复自然站立。左右交替，如此左右手交替上举4~8次。

第四段：五劳七伤往后瞧。两脚平行开立，两臂自然下垂或叉腰。头颈带动脊柱缓缓向左拧转，眼看后方，同时配合吸气。头颈带动脊柱徐徐向右转，恢复前平视，同时配合呼气，全身放松。左右交替，如此左右后瞧各4~8次。

第五段：摇头摆尾去心火。马步站立，两手叉腰，缓缓呼气后拧腰向左，屈身下俯，将余气缓缓呼出。动作不停，头自左下方经体前至右下方，自右侧慢慢将头抬起，配以吸气；拧腰向左，身体恢复马步桩，缓缓深长呼气。保持全身放松，呼气末尾，两手同时做节律性掐腰动作数次。如此左右动作交替各4~8次。

第六段：两手攀足固肾腰。两脚平行开立，与肩同宽，两掌分按脐旁，沿带脉分向后腰。上体缓缓前倾，两膝保持挺直，同时两掌沿尾骨向下按摩至脚跟，沿脚外侧按摩至脚内侧；上体展直，同时两手沿两大腿内侧按摩至脐两旁，如此反复俯仰4~8次。

第七段：攒拳怒目增气力。两脚开立，成马步站式，两手握拳分置腰间，拳心朝上，两眼睁大。左拳向前方缓缓击出，成立拳或俯拳皆可，击拳时宜微微拧腰向右，左肩随之前顺展，拳变掌，臂外旋握拳抓回，呈仰拳置于腰间。如此左右动作交替各4~8次。

第八段：背后七颠百病消。两脚平行开立，与肩同宽，或两脚相并。两臂自身侧上举过头，脚跟提起，同时配合吸气。两臂自身前下落，脚跟亦随之下落，并配合呼气。全身放松，如此起落4~8次。

2.改良八段锦（舒筋通络操）

改良八段锦（舒筋通络操）以中医功法为突破口，以传统八段锦为基础，通过补益元气、调整脏腑、调和气血、疏通经络等，从而达到舒筋止痉、通络止痛功效的一种养生操。

第一段：两手托天理三焦。提膝开步，与肩同宽，双膝微屈，双手抱圆，置于丹田区（肚脐下三寸）；十指交叉上托，至胸前翻掌，掌心向上，托举过头顶；腿蹬地，吸气用力，深呼吸，分开缓慢下落至平举，屈肘翻掌向前，内收小臂旋转至掌心向后，扩胸旋转小臂至掌心向前（肘与肩平）。收、展（3次）穿掌收回。

第二段：左右开弓似射雕。提膝提手，马步穿掌，右转身接右弓步合手（右手在外，左手在内），左腿蹬直，左转身开弓（右手变拳，左手单指，向左后上方，左推，右拉，用力，右拳弹指），回马步穿掌，左转身接左弓步合手（左手在外，右手在内），右转身开弓（左手变拳，右手单指，向右后上方，右推，左拉，用力，右拳弹指），再接马步穿掌，收回。

第三段：调理脾胃须单举。提膝开步，与肩同宽，背立直，双手抱圆至于丹田区，上托至胸前，左手翻掌向上托举（指尖向内），右手翻掌下压后伸（指尖向前），收、展（3次），收回，双手抱圆上托至胸前，右手反掌向上托举（指尖向内），左手后伸下压（指尖向前），收、展（3次）。双手收回，手足放松，收步合手。

第四段：五劳七伤往后瞧。提膝提手，马步穿掌，转左弓步，右腿蹬直，转身右手上举，左手下压后伸，后瞧（瞧右脚后跟），收回，转身接马步穿掌。转右弓步，左腿蹬直，转身，左手上举，右手下压后伸，后瞧（瞧左脚后跟），接马步穿掌，（左脚）收回。

第五段：摇头摆尾去心火。提膝开步，与肩同宽，双手叉腰，背立直，向右转头、低头，转头转身向左后上方瞧，低头，转头转身向右后上方瞧，向左回正。提膝开步变马步，双手抱球，向右转、向前、向左、向后旋转后仰、向右，回正。双手抱球，向左转、向前、向右、向后旋转后仰、向左、向前、回正。双手下按收回。

第六段：两手攀足固肾腰。提膝提手，开步穿掌，与肩同宽，双手叠放置于小腹前（左手在上），向上举过头顶，双手分开，后仰，下按，腋前反穿，下捋经腰部、臀部到足跟。手握脚踝，前俯下压，双手穿掌起身，向后上方带，双手自胸前下按收回。

第七段：攒拳怒目增气力。提膝提手，马步抱拳，左手发力冲拳，旋腕，拇指向下立掌，向外侧旋转抓握，用力回拉。右手发力冲拳，旋腕，拇指向下立掌，向外侧旋转抓握，用力回拉。接右手砸拳，向两侧发力冲拳，旋腕，拇指向下立掌，旋转抓握，用力回拉，双手放松收回。

第八段：背后七颠百病消。双手穿掌上举至头顶，十指相扣置于枕后，双臂外展，下颌微收，提踵、下落，如此反复7次，分手下落，抱圆置于小腹前，收回。

（二）注意事项

（1）锻炼时要评估患者身体情况，适度锻炼，以患者不感到疲劳为宜。

（2）一般每日练习1~2次，每次10~15 min。

二、呼吸操

（一）分类

1.坐式呼吸操

坐于椅上或床边，双手握拳，肘关节屈伸4~8次，屈吸伸呼；平静深呼吸4~8次；展臂吸气，抱胸呼气4~8次；双膝交替屈伸4~8次，伸吸屈呼；双手抱单膝时吸气，压胸时呼气，左右交替4~8次；双手分别搭同侧肩，上身左右旋转4~8次，旋吸复呼。

2.卧式呼吸操

取仰卧姿势，两手握拳在肘关节处做屈伸运动，屈肘时深吸气，伸展时慢慢呼出，做5~10次；先伸出左臂，深吸一口气，手臂要与地面保持垂直，然后慢慢呼出，再换右臂进行，做3~5次。

3.全身呼吸操练习

以缩唇呼气配合肢体动作为主，吸气用鼻，呼气用嘴。第一节：双手上举吸气，放下呼气，10~20次；第二节：双手放于身体侧面，交替沿体侧上移下滑，10~20次；第三节：双肘屈曲握拳，交替向斜前方击拳，出拳吸气，还原呼气，10~20次；第四节：双腿交替抬起，屈曲90°，抬起吸气，放下呼气；第五节：吹悬挂的小纸球训练。

4.口哨式呼气

先用鼻子吸气一大口，用唇呈吹口哨状用力呼气，做5~10次；腹部呼吸，两腿屈膝，一手放在胸部，一手放在腹部，吸气时腹壁隆起，呼气时腹壁收缩，做10~15次。

做此操时要按顺序做完，由慢到快，循序渐进，每日可做2~3次，每次用8~15 min完成。做时身体要自然放松，不要屏气、换气过度，运用以上卧位锻炼一段时间后，也可选取坐位或立式进行。

（二）注意事项

（1）呼吸功能锻炼时，全身肌肉要放松，节奏要自然轻松，动作由慢而快。

（2）呼吸功能锻炼不可操之过急，要长期坚持锻炼。

（3）呼吸功能锻炼不宜空腹及饱餐时进行，宜在饭后1~2 h进行。

（4）呼吸操一般每日练习2~3次，每次5~10 min，以患者不感到疲劳为宜。

（5）经常做深呼吸，腹式呼吸和缩唇呼气联合应用，提高肺活量，改善呼吸功能。

（6）加强自我保健锻炼，每日步行500~1500 m，运动量由小到大，以微微发汗为宜。经常按摩合谷、内关、足三里、肾俞、三阴交等保健穴位。每晚按摩脚底，并用温水泡脚。

三、健身养肺操

健身养肺操是以中医理论为指导，以呼吸系统疾病特征为干预靶点，对六字诀、五禽戏、八段锦、易筋经等功法中具有调理肺脏和呼吸作用的动作进行科学整合后编制的一套养肺锻炼方法。

（一）分类

1.适用于症状较轻患者

第一段：起势。屈肘，两掌十指相对，掌心向上，缓缓上托至胸前，约与两乳同高（吸气）。两掌内翻，掌心向下，缓缓下按至肚脐前。微屈膝下蹲，身体后坐，同时两掌内旋，缓缓向前拨出至两臂成圆（呼气）。两掌外旋，掌心向内，起身（吸气），两臂缓缓收至肚脐前。虎口交叉相握，静养一会儿，自然呼吸，目视前下方。

第二段：呼（hu）字诀。微屈膝下蹲，口吐呼字诀，同时两掌向外撑（呼气，口吐"呼"字），至两臂成圆形。然后起身，两掌合拢（吸气），休息一次呼吸的时间；再外撑（呼气，口吐"呼"字）。如此重复动作练习6次。

第三段：呬（si）字诀。接上段，两膝缓缓伸直，同时两掌自然下落，掌心向上，十指相对。两掌缓缓向上托至胸前，约与两乳同高（吸气）。两肘下落，夹肋，两手顺势立掌于肩前，掌心相对，指尖向上。两肩胛骨向脊柱靠拢，展肩扩胸，藏头缩项，目视前上方（呼气-吸气，完成一次呼吸）。微屈膝下蹲，口吐"呬"字音，同时松肩伸项，两掌缓缓向前平推，逐渐转成掌心向前亮掌，目视前方（呼气，口吐"呬"字）。两掌外旋腕，转至掌心向内。两膝缓缓伸直，同时屈肘，两掌缓缓收至胸前约10 cm（吸气）。然后再落肘、夹肋、立掌，展肩扩胸，藏头缩项，推掌吐"咽"（呼气）。如此重复动作练习6次。

第四段：两手托天理三焦。接上段，两掌自然下落，掌心向上，十指相对。两掌五指分开，在腹前交叉，掌心向上，目视前方，自然呼吸。起身，两掌上托于胸前（吸气），随后两臂内旋向上托起，掌心向上，抬头目视两掌。两掌继续上托，肘关节伸直，同时下颌内收，动作稍停，目视前方（呼气-吸气-呼气-吸气，完成两次呼吸）。两膝下蹲，两臂分别向两侧下落（呼气）两掌捧于腹前，掌心向上，目视前方。一上一下为1次，如此重复动作练习6次。

第五段：左右开弓似射雕。接上段，重心右移，左脚向左开步站立，膝关节缓慢伸直，两掌向上交叉于胸前，左掌在外，目视前方（吸气）。右掌屈指，向右拉至肩前，左掌成八字掌，左臂内旋，向左推出，与肩同高，同时两腿屈膝成马步，动作略停，目视左前方（呼气）。重心右移，两手变自然掌，右手向右划弧，与肩同高，掌心斜向前（吸气），重心继续右移，左脚回收成并步站立（呼气），同时两掌捧于腹前，掌心向上，目视前方。左右动作相同，只是方向相反。动作一左一右为1次，重复动作练习3次。

第六段：鸟戏（鸟伸、鸟飞）。

鸟伸：两足分开，与肩同宽。两手上举时，耸肩缩颈，尾闾上翘，手部水平（吸气）。下按时身体放松，重心右移后再后伸左腿展开上挺（呼气），两手腹前相叠，上举至头前上方，手掌水平（吸气）。身体稍前倾，两手下按至腹前再向后呈人字形分开后伸（呼气）。两膝伸直，保持身体稳定。一左一右为1次，重复动作练习3次。

鸟飞：接上段，两手在腹前相合，侧平举，提腿独立（吸气），立腿下落（呼气）。再上举提腿（吸气），下落（呼气）。侧平举时手腕比肩略高，下落时掌心相对，上举时手背相对，形成一个向上的喇叭口（立腿提膝时支撑腿伸直，下落时支撑腿随之弯曲，脚尖点地，再提膝）。一左一右为1次，重复动作练习3次。

第七段：横担降魔杵。接上段，自然呼吸，两掌从胸前向体侧平开，手心朝上（吸气），成双臂一字状；掌心翻向下（呼气），同时两足后跟跷起，脚尖着地，两目瞪睛平视；心平气和。势定后约静立10~30 s，自然呼吸。

第八段：收势。两足分开，与肩同宽。两手侧平举向上，配合吸气。体前下落，配合呼气。意念随两手而行，上举时如捧气起至头顶上方，下落时外导内引，身体放松，意念下行。两手在腹前，划弧合拢，虎口交叉，叠于腹前，闭目静养，调整呼吸，引气归元。

2.适用于症状较重患者

第一段：仰卧位（或半卧位）训练，平静呼吸训练。保持仰卧位或半卧位，全身放松，自然呼吸。注意力放在呼吸上。经鼻缓慢吸气，经口缓慢呼气。一手放置于胸前，另一手放置于腹部，感受呼吸时胸廓和腹部均匀的起伏。逐步调整吸气和呼气的时长比例为1∶2。重复6次1组，共1组。结束后休息15 s。

第二段：腹式呼吸训练。保持放松卧位或半卧位，双手十指交叉掌心向下放于肚脐上方，使手感受到呼吸的起伏。经鼻缓缓吸气，吸气时保持肩部和胸廓的放松，仅腹部随着吸气而隆起；经口（缩唇，小口）缓慢呼气，腹部随之下沉。吸气和呼气的比例为1∶2。重复6次1组，共1组。结束后休息15 s。

第三段：上肢主动运动（A类）。

双上肢前上举：保持放松卧位或半卧位，双臂从身体两侧向前上方缓慢举起（吸气），然后缓慢放下到身体两侧（呼气）。循环6次为1组，共1组，休息15 s。

双上肢侧上举：双臂从身体两侧向侧上方缓慢举起（吸气），然后缓慢放下到身体两侧（呼气）。重复6次为1组，共1组，休息15 s。

第四段：下肢主动运动。

踝泵运动：保持放松仰卧位或半卧位，双下肢放松伸展，缓缓勾起脚尖（即踝背伸），尽力使脚尖朝向自己头部，至最大限度后保持5~10 s，然后脚尖缓缓下压（即踝跖屈），至最大限度保持5~10 s，放松。重复6次为1组，共1组，休息15 s。

非负重直腿抬高训练：膝关节尽量伸直，股四头肌收紧，踝关节尽量背伸，缓慢抬起单个下肢，到最高处保持5~10 s，然后缓缓放下。换另一条腿重复同样动作。左右交替算1次，重复6次为1组，共1组，休息15 s。

第五段：坐位（或半卧位）训练，上肢主动运动（B类）。①保持放松坐位或半卧位，双臂从身体两侧向前上方缓慢外展（似张开怀抱状，吸气），然后缓慢合拢至双手击掌（呼气）。重复6次为1组，共1组，休息15 s。②双臂从身体两侧向前伸直，十指交叉，双手在身体前方顺时针和逆时针交替划圆。交替为1次，重复6次为1组，共1组，休息15 s。

第六段：六字诀之呼（hu）字诀、呬（si）字诀。

呼（hu）字诀：保持放松坐位或半卧位，双手掌打开，十指相对向内置于腹前，先吸气，然后呼气时两掌向外撑，到两臂呈圆形，同时口中发"呼（hu）"音，可持续5~8 s。一吸一呼为1次，重复6次为1组，共1组，休息15 s。

呬（si）字诀：双手掌打开，掌心向上，十指相对置于腹前。两掌缓缓上托至胸前，吸气时两肘下落，夹肋，两手顺势立掌于肩前，掌心相对，指尖向上。两肩胛骨向脊柱骨靠拢，展肩扩胸，藏头（头后仰）缩项，目视上方。呼气时两手掌向前平推，逐渐转成掌心向前亮掌，目视前方，同时口中发"呬（si）"音，可持续5~8 s。在呼气末端，两掌旋腕转至掌心向内，缓缓收至胸前。此为1次，重复6次为1组，共1组，休息15 s。

（二）注意事项

（1）存在跌倒风险的患者不宜训练。

（2）训练时，要求自然呼吸，不勉强，不用力呼吸，禁止憋气；循序渐进，呼吸和肢体活动的幅度、次数、时间等根据需要可逐步增加。训练时有任何不适（如咳嗽、胸闷、头痛、头晕、关节疼痛等）时应及时终止所训练的动作。

（3）因人制宜，可选择适合自己的部分动作灵活进行训练。建议在体力可以承受的条件下，每天做2次健身养肺操训练。若无不适且感到体能增加，临床指标改善，则建议坚持训练。

（4）注意训练的安全性和医护人员的监督，循序渐进。

四、回春医疗保健操

回春医疗保健操是以导引术、按摩学、养生学、针灸学等医学原理为基础，继承和发展了中医学的经络、脏腑的基本理论，从而达到疏通经络、调和气血、降低血糖、提高机体免疫能力功效的一种养生操。

（一）操作步骤

第一段：双龙盘柱。两脚分开与肩宽，头正、眼平视、自然站立，均衡呼吸，全身放松，排除杂念。右掌心拍打前腹部，左手掌背拍打后腰部，两臂一前一后交替进行，配合拍打，同时两膝一屈一伸。

第二段：叉腰转胯。两脚分开与肩宽，头正、眼平视、自然站立，双手叉腰，匀速转胯。

第三段：双臂上举。双臂上举，模仿伸懒腰的动作，可扩张我们的胸腔，让心、肺、胃得到舒展。

第四段：双臂回旋。结合上一个动作，手臂顺时针和逆时针回旋。通过刺激手腕、手掌的筋脉，使其受到刺激而引起伸缩运动，同时不断地甩手回旋会扩张胸肺，增强血液循环。

第五段：马步冲拳。挺胸抬头，左脚向左方迈出一肩半的距离，左手握拳抬起肩高，右手握拳收于腰间。全身放松，两拳用力，挺胸抬头，目视前方。上身不动，膝盖伸直（不能完全伸直）把身体重心提起，脚后跟不能抬起。膝盖放松，以腰部为重心，身体上身重量迅速下压，腰部发力，左手迅速向后拉的同时右拳迅速向前肩的高度击出。上半身不能弯曲。

第六段：叩打肩井。用右手掌拍打肩膀，同时左手背拍打后腰部。双手交替进行拍打。

第七段：曲肘展胸。两脚分开与肩宽，头正、眼平视、自然站立，双臂展开扩张，收缩。

第八段：叉腰转臂。左手叉腰或置于腰后，挺胸，右手臂下垂于体侧，先向前、向上、向后、向下摇转画圈，再做摇转画圈。步法要求前七后八，做到三直，即颈直、身直、腿直。

第九段：马步搂拳。此法和第五段马步冲拳很像，不同就是一个是把拳冲出去，一个是把拳搂回来。

第十段：弹指下按。双手并齐，肘平屈，放左腰部，头向右后甩动，带动上身与双手，两眼看右足跟，双手同时跟进下按。左右交替进行。

第十一段：空穴来风。手臂高举抓空握拳，用力收回。两手交替进行。

第十二段：摇辘荡漾。单腿跨前一步，做摇辘铲动作。换腿，做放辘铲动作。

第十三段：左右推手。左右交替互推，弧形划圆。

第十四段：海底捞月。双手如抱球，举在头上前方转动，眼睛看着手。双手如抱球，放在胸前，沿上、左、下、右转动，眼睛看着手转。接着下蹲，双手仍抱球，双眼下看。

第十五段：转腰看足。双手并齐，肘平屈，放左腰部，头向右后甩动，带动上身与双手，两眼看右足跟，双手同时跟进下按，左右交替进行。

第十六段：托天按地。腿并立，两臂自然下垂。左肘屈曲，逐渐向上提起，再翻掌向上托出，使手臂伸直，掌心向天。右手臂微屈，用力向下按，头同时后仰，向上看天。还原后再左右交替。

第十七段：左右旋膝。双脚并拢站在地上，微微下蹲，双手按住膝盖，先按顺时针转，再按逆时针转。

第十八段：下肢前踢。上身直立，左右踢腿即可。

第十九段：屈膝下蹲。两脚分开，双膝略弯，收紧腹肌和臀肌。慢慢屈膝下蹲，至最低点保持此姿势2 s，然后起立至开始姿势。在进行下蹲运动的时候姿势一定要正确，首先腰背要保持挺直，尽量将脚后跟、臀部和后脑勺维持在水平线上。然后两腿稍稍分开，慢慢下蹲，膝盖内侧的角度大于90°即可。两条手臂也要做出相应的动作，在下蹲的同时将其平行伸出，这样既可以维持身体的平衡，又能起到更好的锻炼效果。

第二十段：左右蹬腿。站直身体，双腿左右蹬出。

第二十一段：震动双耳。用手心捂住双耳，再猛然拉开，耳朵会产生一种比较大音量的"嗡"的一声。

第二十二段：全身抖动。两脚站稳与肩膀同宽。双手掌按压在后腰两个肾俞穴的位置，靠两个膝关节的伸、屈来抖动，时间控制在5 min之内。

（二）注意事项

（1）不宜空腹及饱餐时进行，宜在饭后1 h进行锻炼。

（2）运动量由小到大，以身体微微汗出，不疲劳为宜。

五、心脏康复操

心脏康复操以现代康复运动为基础，通过运动锻炼能够有效抑制炎症反应的发生，增加心脏对氧的利用，从而达到保健强身、延年益寿、治疗心衰功效的一种养生操。

（一）操作步骤

第一段：呼吸吐纳安心神。左脚站立，右腿抬起，向右迈出一步，两脚平行与肩同宽，同步缓慢吸气、呼气1次。两臂缓缓向前，自然伸展，掌心向下。两腿慢慢蹲下（膝关节同时屈曲，不超过脚趾），手臂下落时轻轻转动手掌向内呈抱球状（在抬手下压并屈髋、屈膝的过程中，吸气、呼气1次）。平静呼吸10 s，然后缓慢站立，双手向前缓慢平伸放于体侧，右腿收回。注意：运动能力强的患者可以将下肢双足姿势改成内八字，类似蹲马步。

第二段：拍拍打打心脉畅。同第一式，双腿分开，与肩同宽，缓慢下蹲。双手握空心拳（或虚掌），两臂向前上举，掌心向上（使心经处于便于敲击的位置）。左手掌沿心经走行方向（即从上臂往手掌方向）拍打，拍打至手掌（也可以按由下往上的顺序）。右手拍打左臂，同前步骤。

第三段：背后七颠心病消。双足并立，两脚跟提起，头向上顶（悬颈），同时双手握拳，缓慢外旋。肛门上缩内收，动作稍停，目视前方。两脚跟下落，轻震地面，双手松开恢复原样位于体侧，肛门自然松开，上下为1次。上提时吸气，下落时呼气。

第四段：内收外展助心阳。双足并立，右足向右迈一小步，与肩同宽。上身前屈约45°，两手掌微握拳，两臂在胸前交叉，头颈前屈，配合吸气。上身后仰约15°，两臂向两侧打开，微微向前挺胸，下颌微收，配合呼气。一收一展为一次，共做9次。

第五段：朱雀南飞去心火。左脚开步，与肩同宽。双手相叠于腹前，上体前倾，同时两手臂外展并外旋，掌心向外。胸部微向前挺，两臂向后外侧旋，掌心向上。头部左侧平转，配合吸气。头部回正，配合呼气。头部右侧平转，配合吸气。头部回正，配合呼气。双手内旋，自然放松于体侧，右脚收回。

第六段：左右冲拳养心血。双足并立，右足向右迈一小步，按蹲马步的方式双足内扣，微下蹲，双手掌微握拳，拳眼偏向两侧，拳面向上，两手臂屈曲置于腰部两侧。左掌向前冲出，边往前，前臂内旋，由拳变掌，掌心向前。再外旋手腕，从小指向示指依次握拳。拳眼偏向右侧，右拳收回至腰间。左侧同右侧，不同之处是拳眼偏向左。呼吸调节，手向前时呼气，回缩时吸气。

第七段：周身旋转身心畅。左脚向左开步，与肩同宽，微微下蹲。两臂上举，与肩同高，手微握拳，拳眼向上，上身旋转，右臂顺时针划圈，左臂逆时针划圈。同时臀部及双膝关节跟随上身左旋转动作。

第八段：气贯丹田敛心气。左脚开步，与肩同宽。两手臂上举，五指微曲，掌心相对，意守劳宫，双手缓缓下按，相叠于腹前，闭目养神，调整呼吸。两臂自然下垂，放于体侧。

（二）注意事项

（1）每次约20 min，每天1~2次。

（2）训练时密切观察心率、胸闷、胸痛等情况，若出现异常应立即停止并通知医师。

六、小儿鼻部推拿操

小儿鼻部推拿操通过对儿童手部和鼻部的相应穴位进行揉、点、压等手法推拿按摩，达到疏通经络、宣通鼻窍作用的一种养生操。

（一）操作步骤

1.揉一窝风穴

一窝风穴位于掌背腕窝处中点。使用拇指指腹按压100下，每日1~3次。

2.补脾经

脾经位于拇指外侧，从指尖到指根。使用拇指指腹推拿100下，每日1~3次。

3.揉印堂穴

印堂穴位于两眉中点。使用拇指指腹按压100下，每日1~3次。

4.搓鼻梁

使用左右示指或中指推，从迎香穴到印堂穴100下，每日1~3次。

5.迎香穴

迎香穴位于鼻翼的侧窝点，鼻翼旁开0.5寸。使用示指或中指按压，顺时针100下，逆时针100下，每日1~3次。

（二）注意事项

（1）注意手法轻柔，力度适中。

（2）皮肤有破损、炎症时禁用。

（3）操作者指甲不宜过长。

（4）有条件者可配合使用0.9%生理盐水冲洗鼻腔，清洗鼻黏膜和纤毛上的过敏原，效果更佳。

第六节　辨证施教

一、生活起居

（一）顺应四时，平衡阴阳

（1）顺应四时，春保肝、夏保心、秋保肺、冬保肾，遵循"春夏养阳，秋冬养阴"原则。

（2）春季阳气生发，宜"夜卧早起，广步于庭"，适当运动，使春气之生发有序、阳气之增长有路。在衣着方面，遵循"春捂秋冻"原则，注意保暖，做到"虚邪贼风，避之有时"。

（3）夏季炎热，宜"夜卧早起，无厌于日"，适当午休，避炎热，消除疲劳。在衣着方面，宜选用散热、透气的面料。

（4）秋季为"阳消阴长"过渡阶段，宜"早卧早起，与鸡俱兴"。

（5）冬季气候寒冷，阴气盛极，阳气潜伏，宜"早卧晚起，必待日光"，早睡以养人体阳气，晚起以护人体阴精。

（二）慎避外邪，形神共养

（1）针对易感人群，注意避之有时，采取相应措施提高机体抗御能力，避免外邪侵袭。

（2）减少对周围物体的接触，避免到人流密集场所，减少聚会。

（3）患者出院后，宜居住在通风良好的单人房间，减少与家人的近距离密切接触，保持室内空气流通，每日通风2次，每次30 min；室内物品表面可用含氯消毒剂擦拭。

（4）保持手卫生，应在咳嗽、饭前、便后及接触动物后用流动水洗手，或使用含酒精成分的免洗洗手液。

（三）顺应气血运行规律

（1）寅时（3：00至5：00）人体气血流注肺经，此时要保证睡眠好，以保证气血、精气充足。

（2）卯时（5：00至7：00）人体气血流注大肠经，此时大肠蠕动，起床后宜解大便。

（3）辰时（7：00至9：00）人体气血流注胃经，此时胃经旺，宜吃早餐，以利于消化和吸收。

（4）巳时（9：00至11：00）人体气血流注脾经，此时脾经旺，有利于机体造血功能。

（5）午时（11：00至13：00）人体气血流注心经，此时宜小憩，以安神养精气。

（6）未时（13：00至15：00）人体气血流注小肠经，此时小肠经旺，宜多喝水或喝茶，以利于小肠排毒降火。

（7）申时（15：00至17：00）人体气血流注膀胱经，此时膀胱经旺，宜适度运动，以利于体内津液循环。

（8）酉时（17：00至19：00）人体气血流注肾经，此时肾藏精，不宜大量运动和饮水。

（9）戌时（19：00至21：00）人体气血流注心包经，此时心包经旺，要保持心情舒畅。

（10）亥时（21：00至23：00）人体气血流注三焦经，此时三焦经旺，百脉通，宜放松休息。

（11）子时（23：00至翌日1：00）人体气血流注胆经，此时胆经旺，睡得足，以利于代谢排毒。

（12）丑时（1：00至3：00）人体气血流注肝经，此时肝经旺，保证睡眠，以利于新陈代谢。

二、情志调理

情志是影响疾病结局的重要因素之一，情志不畅可伤及脏腑，诱发或加重疾病，影响预后。人有七情，即喜、怒、忧、思、悲、恐、惊，怒则气上、喜则气缓、悲则气消、恐则气下、惊则气乱、思则气结。针对突发、新发呼吸道传染病，公众对疾病认知的相对缺乏，常有紧张、焦虑或抑郁等情绪。因此为防止七情过极致病，要注重精神内守，保持积极向上的心态，情绪愉悦，心胸开阔，尽力做到心态平和。常用情志调理方法如下：

（一）五行音乐疗法

最早将五行音乐疗法用于医学领域的为《黄帝内经》："天有五音：角徵宫商羽；地有五行：木火土金水；人有五脏：肝心脾肺肾。"聆听五音、五脏及五志配合乐曲，以鼓动血脉、调畅情志。

（1）属肝的音阶角音，角为木音，疏肝解怒，补心利脾，推荐曲目为《胡笳十八拍》，最佳欣赏时间为19：00~23：00。

（2）属心的音阶徵音，徵为火音，补阳壮心，泻和肝火，推荐曲目为《紫竹调》，最佳欣赏时间为21：00~23：00。

（3）属脾的音阶宫音，宫为土音，补益脾胃，泻心火，推荐曲目为《十面埋伏》，最佳欣赏时间为进餐时及餐后1 h内欣赏。

（4）属肺的音阶商音，商为金音，养阴保肺，补肾利肝，推荐曲目为《阳春白雪》，最佳欣赏时间为15：00~19：00。

（5）属肾的音阶羽音，羽为水音，保肾藏精，补肝利心，推荐曲目为《梅花三弄》，最佳欣赏时间为7：00~11：00。

（二）说理开导法

说理开导法是指通过正面说理，使患者认识到负性情志对人体健康的影响，从而自觉调节情志，积极配合治疗，促使康复。《灵枢·师传》云："人之情，莫不恶死而乐生，告之以其败，语之以其善，导之以其所便，开之以其所苦，虽有无道之人，恶有不听者乎？"因此，说理开导时需注意，针对不同患者的不同症结，应给予个体化、针对性的解释、说理、开导，使其充分了解自己的病情，即"入国问俗，入家问讳，上堂问礼，临患者问所便"。说理开导法期间，医患需密切配合，医护人员应具有高度的责任感和同情心，取得患者信任，使其认识到自我调适的重要性，以促进患者心理健康。

（三）移情易性法

移情易性法是指通过改变内心思想焦点的指向性，使其将注意力转移到其他事物上，以帮助其不良情绪得到适度宣泄。常用方法有：言语诱导法、琴棋书画法、运动法等，可根据个人喜好情况选择应用，如观看喜欢看的电影、喜剧小品，阅读喜欢的书籍、报纸等。亦可配合八段锦、太极拳、保健操等调整气机逆乱，使精神内守，促进痊愈。

（四）暗示疗法

暗示疗法是指通过语言或非语言手段，引导患者顺从或被动接受医师的建议或某种治疗方案，促使患者尽可能解除或减轻精神负担，进而相信疾病可以治愈或好转，增强战胜疾病的信心，从而达到某种治疗目的的一种心理治疗方法。针对心理弹性差或对疾病治疗失去信心的患者，可通过合适的暗示方式，提示其病因已解除、病情已得到初步有效控制或预后较好等，从而达到一定治疗目的。暗示疗法主要包括单纯的言语暗示、应用安慰剂暗示、应用仪器暗示、借助实物暗示等，其效果受医师威望、暗示时机、暗示对象文化及社会背景等影响。

（五）顺情从欲法

顺情从欲法是指顺从患者意志、意愿、情绪，满足其心身的需要，以解除患者心理病因的一种情志护理方法。尽力满足患者之所求，如满足患者需要舒适清洁的环境、合理的营养、有效的诊疗、耐心的解释、适当的信息等，为患者讲述有关医学科学知识，进行有效的健康教育。对新入院的患者应热情接待，介绍医务人员、病房环境及有关制度，满足患者的基本需要。顺从患者的意念，消除其思想顾虑，使其保持良好的心理状态，使患者对护理人员产生认同感和归属感，从而促使疾病治愈。

三、康复指导

（一）呼吸功能康复指导

针对呼吸功能障碍的患者，应加强呼吸功能康复锻炼，以改善呼吸困难症状、缓解焦虑抑郁情绪、减少并发症发生、预防和改善功能障碍。卧床期间，指导患者进行蝴蝶式呼吸训练、卧位下全身放松训练、半卧位下放松训练、卧位呼吸训练、腹式与缩唇呼吸训练，注意指导患者根据自己的具体情况进行个体化调整当天运动方式及运动量，随着体力的恢复逐渐增加运动量，避免劳累。对于隔离的患者，建议使用教育视频、小册子或远程会诊等方式对患者进行呼吸康复指导，以降低医用物质消耗及避免交叉感染。

（二）自理能力康复指导

针对肢体功能障碍的患者，应给予日常生活自理能力指导，促进患者肢体功能的康复，使其早日回归社会，降低家庭及社会的经济压力和负担。对于出院患者，应指导其进行穿脱衣、如厕、洗澡、洗脸、刷牙、进食等日常生活活动，可将相应动作分解成小节间歇进行，同时对患者进行个体化的力量训练和安排有氧运动，随着体力恢复逐步完成。对于病情较轻者，鼓励其下床活动，可每日散步，避免过度劳累，劳则气耗；病情较重者，指导其在床上进行翻身、四肢活动等主动运动，或给予四肢被动运动。

（三）自我穴位按摩指导

针对胃肠功能障碍的患者，指导患者自己按摩穴位，以通过穴位刺激机体特定部位及相关功能，达到改善症状的目的。推荐穴位为天枢、足三里、腹结、大横。用拇指指腹按压，每穴按压50次，每次3 min，按摩力度以局部产生麻胀感、能忍受为宜。其中，天枢、足三里归属足阳明胃经，腹结、大横归属足太阴脾经，足三里为保健要穴，可强壮身心，配合天枢治疗腹胀、肠鸣效果显著，配合腹结、大横治疗腹痛效果显著。

（四）自我养生保健运动指导

自我养生保健运动，有助于促进肺功能康复、提高免疫功能、改善运动能力、改善活动能力和生活质量。八段锦属于中小强度运动，动作柔和、缓慢，可疏通经络、畅通气血，松紧结合，动静相兼，以平衡阴阳；神与形合，气寓其中，达到强身健体的功效。病情允许的患者，由护士带领或通过观看视频学习八段锦，指导患者每日早、晚各练习1次，每次30 min，配合呼吸吐纳。此外，亦可通过观看视频的形式指导患者练习太极拳、呼吸六字诀等养生保健运动。

第七章

心理护理

新发呼吸道传染病具有传播速度快、感染范围广、防控难度大、人群普遍易感等特点，给人们的生命安全造成严重威胁。传染病既是公共卫生事件，也是重大社会应激事件，在损害人们身体健康的同时，伴随着强烈的心理冲击。面对突如其来的传染病疫情，无论是普通人群，感染的患者，还是一线护理人员均可能出现一系列的应激反应，导致恐惧、焦虑、抑郁、愤怒等负性情绪产生，影响身心健康。

心理护理的目的主要是通过语言和非语言的交流，与患者建立良好的信任关系，评估患者的心理状态，了解引发患者心理问题的相关因素，采取适宜的干预措施，安抚患者的情绪，提供心理支持，预防和减轻精神心理问题，使患者处于接受治疗的最佳身心状态。

第一节　新发呼吸道传染病患者的应激反应

应激反应是指个体由于应激源存在而导致的各种生物、心理、社会、行为方面的变化，常称为应激的心身反应。个体处于压力性环境，比如经历重大社会创伤（SARS、新冠肺炎等）就会出现一系列的身体和心理反应。如失眠、作息异常、记忆力下降、头晕、胸闷等症状。一般来说，应激反应可分为以下两种。

一、应激的生理反应

应激的生理反应主要涉及神经系统、内分泌系统和免疫系统。

人们在遇到应激时，交感肾上腺髓质系统发生兴奋，肾上腺素、去甲肾上腺素分泌增加，血液中儿茶酚胺浓度升高，机体处于警觉状态，可表现为血压升高、心跳加快、出汗、呼吸频率增加、食欲减退等；如应激源持续存在，可导致机体抵抗力下降，表现为头痛、胃部不适、腹泻、头晕、疲乏、入睡困难、精神紧张等；机体长期处于应激状态，还会损害人的免疫系统，增加患病机会。

新发呼吸道传染病患者常见的躯体应激反应表现为：对身体过度关注，出现多种躯体不适感，如食欲减退、胃部不适、头痛、整夜失眠、惊跳反应等；因缺氧症状，出现烦躁不安、注意及记忆障碍，以及心慌、胸闷等；在使用呼吸机进行辅助呼吸时，患者可出现极度恐惧、濒死感，会加重呼吸困难。

二、应激的心理反应

应激的心理反应存在积极和消极两个方面，积极的心理反应会刺激大脑皮层使觉醒水平增加，感知觉灵敏，思维敏捷，认知评价清晰，注意力集中，行动果断等，有利于我们生活、工作、学习效率的提高。消极的心理反应可导致过度紧张、焦虑不安、认知水平下降、情绪波动大、思维混乱、决策能力降低、行动犹豫不决等，严重影响我们的生活和工作状态，进一步发展，可能会达到疾病状态。应激的心理反应涉及认知、情绪、行为三个方面。

（一）**情绪性应激反应**

1.焦虑

焦虑是最常出现的应激反应。当个体预感危机来临或预计事物的不良后果时出现紧张不安、急躁、担忧的情绪状态。

2.抑郁

抑郁指消极、悲观的情绪状态，表现为兴趣活动减退，言语活动减少，无助、无望感、自我评价降低，严重者甚至会出现自杀行为，常由丧失亲人、离婚、失恋、遭受重大挫折、疾病等引发。

3.恐惧

恐惧是指企图摆脱有特定危险的情境或对象时的情绪状态。

4.愤怒

愤怒是因为目的和愿望无法得到满足、内心压力逐渐积累而出现的一种负性情绪体验。

新发呼吸道传染病患者由于疾病本身及所处隔离环境的影响，常有恐惧、紧张、焦虑等情绪，确诊初期表现为：茫然失措、惶惶不可终日，或麻木、愤怒、抱怨等。继而因病情进展和疗效的不确定性，产生恐惧、担心、焦虑不安，对自己的行为后悔和自责等。面对病痛的折磨还会出现孤独无助、抑郁、消极悲观甚至淡漠等情绪。

（二）**认知性应激反应**

适当的应激水平可引起积极的认知反应，如警觉水平提高、注意力集中、记忆增强、思维敏捷等。但长时间处于高应激状态就容易产生消极的认知反应,可表现为注意范围缩小或不集中、记忆减退、思维混乱和评判能力下降等。患者一旦卷入负面的认知性应激反应(如以下应激反应)便会陷入灾难中难以自拔。

1.偏执

个体在应激后出现认知狭窄、偏激、钻牛角尖、固执、蛮不讲理或过分的自我关注,注意自身的感受、想法、信念等。

2.灾难化

个体经历应激事件后,过分强调事件潜在的消极后果,引发惴惴不安的消极情绪和行为。

3.反复沉思

不由自主地对应激事件反复思考,常带有强迫症状的性质。

4.闪回与闯入性思维

经历严重的灾难事件后,生活中常不由自主闪回灾难的记忆,或是脑海中突然闯入灾难性痛苦情景或思维内容,挥之不去。

如新冠肺炎患者初期表现为否认,怀疑诊断是否正确,反复询问医师,当确认后表现为无法集中注意力、后悔,认为自己倒霉。继而感到沮丧、无助、绝望,甚至拒绝治疗,并变得自卑、猜疑,听到医务人员低声谈话,便怀疑自己的病情加重,医师在隐瞒病情,甚至感到治愈无望而要求放弃治疗。

(三)行为性应激反应

当个体经历应激事件后,常自觉或不自觉地在行为上发生改变,以摆脱烦恼,减轻内在的不安。积极的行为性应激可为患者减轻压力,激发其能动性,克服困难,战胜挫折;而消极的行为性应激则会使患者出现回避、退缩反应。

1.积极的行为应激反应

积极的行为应激反应包括问题解决及情绪缓解策略。

(1)问题解决策略:主要指患者发挥主观能动性改变不利环境的策略。包括以下几点。①寻求社会支持。②获得解决问题需要的信息,如了解应激源、正确认识压力、了解解决问题的方法等。③制订解决问题的计划并实施计划。④面对问题,找到切入点,直面问题,适应并改变境遇。

(2)情绪缓解策略:主要是改变自己对事件的情绪反应强度。包括以下几点。①宣泄情绪,如倾诉、写日记、哭泣等。②改善认知,评估事件,了解哪些是可以改变的,哪些又是需要接受的,改变对事物的期待。③行为放松训练,如练瑜伽、进行腹式呼吸、进行冥想放松等都是积极的应对策略。④回避问题,暂时避开可以引起痛苦回忆的人或事；回避困难，待具备了一定心理承受能力，再去面对。回避策略可能阻止个体寻找解决问题的方法。

2.适应不良的行为应激反应

适应不良的行为应激反应早期可减轻应激反应，但长远观察，常引起不良的后果。

（1）逃避与回避：是常见的消极性应激反应。逃避指已经接触应激源后远离应激源的行为，回避指预先知道应激源会出现而提前远离。

（2）退化与依赖：个体经历创伤事件后表现出不成熟的应对方式，失去成年人解决问题的态度和方法，退化到幼儿的阶段。常伴有依赖心理和行为。

（3）敌对与攻击：个体出现过激的情绪反应和行为，表现为愤怒，甚至出现自杀、自伤及伤人行为。

（4）无助与自怜：无法主动摆脱不利情景，表现为无能为力、无所适从、听天由命。常伴有抑郁和焦虑情绪。

（5）物质滥用：某些个体在经历应激事件后会选择通过饮酒、吸烟或服用某些药物的行为方式来转移痛苦。

如新发呼吸道传染病患者，常表现为无目的的动作和行为，易发怒；过分依赖他人，行为幼稚，出现类似幼儿的行为；沉默寡言，甚至开始与家人告别；出现各种猜疑、不信任医护人员，不配合治疗，常因一点小事与人争吵，把怒气发泄到医护人员身上；个别患者会出现伤人、毁物、自杀、自伤等行为。

虽然个体面对应激事件时可产生各种各样、涉及多个层面的应激反应，但并非每个人都会出现所有的应激反应，即使面临最大的应激，也很少有人会产生所有的应激反应，通常仅仅表现为其中的一部分。个体的人格特征、认知评价、应对方式及社会支持等对应激反应都会产生影响。

第二节　患者心理护理评估

一、心理评估的概念及作用

（一）心理评估的概念

心理评估（psychological assessment）是应用观察法、会谈法、调查法和心理测验等多种心理学方法获得信息，对个体某一心理现象做全面、系统和深入的客观描述，心理评估在心理学、医学，教育、人力资源和军事、司法等领域有广泛的应用。

（二）心理评估的作用

心理评估在心理护理中的作用至关重要。首先，面对新发呼吸道传染病疫情时，部分人群因难以承受压力而出现恐惧、焦虑、抑郁等心理反应，需要进行心理干预，而心理评估是心理干预的重要前提和依据。同时，心理评估还可以对心理干预的效果做出判定。其次，通过心理评估掌握不同个体的心理特征，才能有的放矢地开展针对性的心理护理，这对于改变个体的不健康行为，促进他们保持自身的心理健康有良好的作用。

二、心理评估的基本方法

（一）观察法

观察法（observation method）是通过直接或间接地观察被评估者的行为表现而进行心理评估的一种方法。人的行为是由其基本心理特征决定的，在不同的情况下也会有大致相同的反应。通过观察下得到的行为表现和印象可以推测被观察者的人格特征及存在的问题。

观察法可分为自然情境下的观察和特定情境下的观察两类。

1.自然情境观察

自然情境观察指的是观察被观察者生活、学习或工作等未被干扰的原本状态。在自然情境下，对被评估者进行观察有时是十分必要的，因为当事人或其周围的人所提供的情况很可能与实际情况不一致，而需要评估者在实际情境中进行观察，加以判断。

2.特定情境观察

特定情境的含义有两个方面，一是平时较少遇到的、比较特殊的情境，如遇到重大灾难、面临重大的考试或比赛、应对新发呼吸道传染病疫情暴发等，在这样的情境下，个体面临重大的考验，往往会表现出比较典型、特殊的心理及行为反应。另一个含义是心理评估者人为设置的、可以控制的情境，在这样的情境下，观察并记录被观察者的反应，如对儿童行为的观察、对住院精神障碍患者的观察等。在医院中对患者的密切观察大多属于特定情境下的观察。

（二）会谈法

会谈法（interview method）也称为"交谈法""晤谈法"等，其基本形式是评估者与被评估者进行面对面的语言交流。会谈的形式包括自由式会谈和结构式会谈两种。

1.自由式会谈

谈话是开放式的，气氛比较轻松，被评估者较少受到约束，使他们有更多的机会表述自己的想法。所不足的是用时相对较多，有时会谈内容可能较松散，影响评估的效率。

2.结构式会谈

结构式会谈是根据评估目的预先制定一个评估大纲或评估表，会谈时逐项提问，再根据受试者的回答进行评定。其优点是节省时间、效率较高，但有时也会使评估者感到拘谨，有例行公事的感觉。

会谈技术包括言语沟通和非言语沟通（如表情、姿态等）两个方面。言语沟通中，包含了听与说，听有时比说更重要。评估者要耐心地倾听被评估者的表述，抓住问题的每个细节，还要注意被评估者的情绪状态、行为举止、思维表达、逻辑性等方面的情况，综合地分析和判断，为评估提供依据。说也有许多技巧，如重述、释义、澄清、概括、共情等。在非言语沟通中，可以通过微笑、点头、注视、身体前倾等表情和姿势表达对被评估者的接受、肯定、关注、鼓励等情感，促进被评估者的合作，对被评估者进行启发和引导，将问题逐渐引向深入。

（三）调查法

调查的含义是当有些资料不可能从当事人那里获得时，就要从相关的人或材料里得到。

调查是一种间接的、迂回的方式。根据调查的取向可分为历史调查和现状调查两类。

1.历史调查

历史调查主要是了解被评估者过去的一些情况，如各种经历、表现、所获得的成绩或惩处，以及以往的性格特征、应对方式、人际关系等。一般侧重于文字资料，以及与当事人有关的人和事等。

2.现状调查

现状调查主要围绕与当前问题有关的内容进行，如在新发呼吸道传染病疫情中的表现如何、适应能力等，以与当事人关系密切的人，如父母、亲友、同学、同事等为调查重点。调查除采用一般询问方式外，还可采用调查问卷的形式进行。调查法的优点是可以结合个体的纵向与横向两方面的内容评估；不足之处是调查常常是间接性的评估，材料的真实性容易受到被调查者主观因素的影响。

（四）心理测验法

心理测验（psychological test）是指根据一定的心理学理论，在标准的情境下，使用一定的操作程序对个人的心理特征进行客观分析和描述的一种方法，是一种测量技术。心理测验的种类繁多，按测验对象分类可分为个别测验和团体测验；按测验方式分类可分为问卷法、作业法和投射法；按测验目的及功能分类可分为能力测验、人格测验、神经心理测验、临床症状评定量表、适应行为评定量表、职业咨询测验等。

在心理评估中，心理测验占有十分重要的地位，与其他心理评估方法相比，具有标准化、客观化等优点。因为测验可对心理现象的某些特定方面进行系统评定，并且测验一般采用标准化、数量化的原则，所得到的结果可以参照常模进行比较，避免了一些主观因素的影响，使结果更为客观。

三、心理评估的一般过程

（一）确定评估目的

首先要确定被评估者目前首要的问题是什么，然后确定评估目的。评估个体有无心理障碍，或是判断患者有无异常行为（如自伤、自杀行为）。

（二）明确评估问题与方法

详细了解被评估者当前的心理问题，问题的起因及发展，可能影响的因素；被评估者早年的生活经历、家庭背景、人际关系以及当前的适应情况等。在这一过程中，主要应用心理评估的调查法、观察法和会谈法。

（三）对重点问题深入了解和评估

在掌握被评估者一般情况的基础上，对特殊问题、重点问题进行深入了解和评估。如可以借助心理测验的方法，了解患者面对新发呼吸道传染病疫情时的心理、行为反应。

（四）资料整理、分析和判断

对已获得的资料进行系统整理分析，得出评估报告或初步结论，并对患者或其家属及有关人员进行解释，以确定进一步的问题处理方案。

四、常用的心理评估工具

（一）心理健康自评问卷（SRQ-20）

心理健康自评问卷（self-reporting questionaire 20，SRQ-20）是世界卫生组织（WHO）发布的简易快速筛查工具，被翻译为十几种语言，在全球相应地区使用，该问卷被《灾难心理危机干预培训手册》收录，作为评估受灾群众心理健康状况的专业工具。问卷共20题，"是"计1分，"否"计0分，总分超过7分表明存在情感痛苦，建议寻求专业帮助（表7-2-1）。

（二）7项广泛性焦虑障碍量表（GAD-7）

7项广泛性焦虑障碍量表（generalized anxiety disorder，GAD-7）是临床上用于

筛查焦虑症状的简单高效的方法之一，共7个项目，分为4级评分。总分：0~4分为正常；5~6分为焦虑倾向；7~10分为轻度焦虑；11~17分为中度焦虑；18~21分为重度焦虑（表7-2-2）。

（三）抑郁自评量表（SDS）

抑郁自评量表（self-rating depression scale，SDS）是含有20个项目的自评量表，分为4级评分，分值越低状态越好。其特点是使用简便，并能相当直观地反映抑郁症患者的主观感受。主要适用于具有抑郁症状的成年人，包括门诊及住院患者。只是对严重迟缓症状的抑郁评定有困难，并且对于文化程度较低或智力水平稍差的人使用效果不佳。SDS按症状出现频度评定，分4个等级：没有或很少时间；少部分时间；相当多时间；绝大部分或全部时间。若为正向评分题，依次评1、2、3、4分，反向评分题（文中带*号者），则评为4、3、2、1分（表7-2-3）。

（四）躯体化症状自评量表（SSS）

躯体化症状量表（somatic self-rating scale，SSS）在综合医院应用广泛，是用于评估是否存在精神心理障碍的工具之一。该量表简单易懂，接受性好，共20个条目，4级评分，其中1分表示"无症状"，2分表示"轻度"，3分表示"中度"，4分表示"重度"。根据4级评分将20个条目得分求和，总分＞36分，提示存在心理情绪问题（表7-2-4）。

（五）睡眠状况自评量表（SRSS）

睡眠状况自评量表（self- rating scale of sleep，SRSS），此量表适用于筛选不同人群中有睡眠问题者。SRSS共有10个项目，每个项目分5级评分（1~5），评分愈高，说明睡眠问题愈严重。此量表最低分为10分（基本无睡眠问题），最高分为50分（最严重）（表7-2-5）。

（六）事件影响量表修订版（IES-R）

事件影响量表修订版（impact of event scale-revised，IES-R）由Weiss和Marmar于1997年编制，主要用作创伤后压力心理障碍的筛查，用于评估应激相关症状。该量表为自评量表，实施方便，在国际上应用广泛，共22个条目，为0~4的5级评分。本量表的主要统计指标为总分，即22个条目的总和，总和≥40分提示筛查阳性（表7-2-6）。

表 7-2-1　心理健康自评问卷（SRQ-20）

指导语：以下问题与某些痛苦和问题有关，在过去30 d内可能困扰您。如果您觉得问题适合您的情况，并在过去30 d内存在，请回答"是"。另外，如果问题不适合您的情况或在过去30 d内不存在，请回答"否"。在回答问卷时，请不要与任何人讨论，如您不能确定该如何回答问题，请尽量给出您认为的最恰当回答。

1	你是否经常头痛?	是	否
2	你是否食欲差?	是	否
3	你是否睡眠差?	是	否
4	你是否易受惊吓?	是	否
5	你是否手抖?	是	否
6	你是否感觉不安、紧张或担忧?	是	否
7	你是否消化不良?	是	否
8	你是否思维不清晰?	是	否
9	你是否感觉不快乐?	是	否
10	你是否比原来哭得多?	是	否
11	你是否发现很难从日常活动中得到乐趣?	是	否
12	你是否发现自己很难做决定?	是	否
13	日常工作是否令你感到痛苦?	是	否
14	你在生活中是否不能起到应起的作用?	是	否
15	你是否丧失了对事物的兴趣?	是	否
16	你是否感到自己是个无价值的人?	是	否
17	你头脑中是否出现过结束自己生命的想法?	是	否
18	你是否什么时候都感到累?	是	否
19	你是否感到胃部不适?	是	否
20	你是否容易疲劳?	是	否

表 7-2-2 7 项广泛性焦虑障碍量表(GAD-7)

指导语:下面有 7 条文字,请仔细阅读每一条,把意思弄清楚。然后根据您最近两个星期的实际感觉,是否有以下情况以及影响的程度如何,在适当的方格里画"√"。每一条文字后有 4 个方格,分别表示:从没有,有几天,一半天数以上,几乎每天。

项目	从没有	有几天	一半天数以上	几乎每天
1.感到不安、担心、烦躁或者易怒	0	1	2	3
2.不能停止或无法控制担心	0	1	2	3
3.对各种各样的事情担忧过多	0	1	2	3
4.很紧张,无法放松	0	1	2	3
5.非常焦躁,以至无法静坐	0	1	2	3
6.变得很易怒或躁动	0	1	2	3
7.担忧会有不祥的事情发生	0	1	2	3
备注:以上出现的任何状况,对你在工作、家庭生活以及与人相处中是否产生困难?程度如何?请画"√" 完全不困难: 有些困难: 非常困难: 极其困难:				

表 7-2-3　抑郁自评量表（SDS）

指导语：请仔细阅读每一条，把意思弄明白，然后根据您最近一星期的实际情况，选择最适合您的答案。每一条文字后面有四个格，表示：没有或很少时间；少部分时间；相当多时间；绝大部分或全部时间。

项目	没有或很少时间	少部分时间	相当多时间	绝大多数或全部时间
1.我觉得闷闷不乐，情绪低沉	1	2	3	4
2.* 我觉得一天之中早晨最好	4	3	2	1
3.我一阵阵哭出来或觉得想哭	1	2	3	4
4.我晚上睡眠不好	1	2	3	4
5.* 我吃得跟平常一样多	4	3	2	1
6.* 我与异性密切接触时和以往一样感到愉快	4	3	2	1
7.我发觉我的体重下降	1	2	3	4
8.我有便秘的苦恼	1	2	3	4
9.我心跳比平时快	1	2	3	4
10.我无缘无故地感到疲乏	1	2	3	4
11.* 我的头脑跟平常一样清楚	4	3	2	1
12.* 我觉得经常做的事情并没有困难	4	3	2	1
13.我觉得不安而平静不下来	1	2	3	4
14.* 我对将来抱有希望	4	3	2	1
15.我比平常容易生气激动	1	2	3	4
16.* 我觉得做决定是容易的	4	3	2	1
17.* 我觉得自己是个有用的人，有人需要我	4	3	2	1
18.* 我的生活过得很有意思	4	3	2	1
19.我认为如果我死了别人会生活得好些	1	2	3	4
20.* 我平常感兴趣的事我仍然照样感兴趣	4	3	2	1

注：*为反向评分。

表 7-2-4　躯体化症状自评量表（SSS）

指导语：您发病过程中可能存在下列各种症状，如果医师能确切了解您的这些疾病症状，就能给您更多的帮助，对您的治疗有积极影响。请您阅读以下各栏后，根据您发病过程中的实际情况选择对应的分值。

没有：发病或不舒服时，没有出现该症状。

轻度：发病或不舒服时，有该症状但不影响日常生活。

中度：发病或不舒服时，有该症状且希望减轻或治愈。

重度：发病或不舒服时，有该症状且严重影响日常生活。

发病时存在的症状	没有	轻度	中度	重度
头晕、头痛	1	2	3	4
睡眠障碍（入睡困难、多梦、易惊醒、早醒、失眠）	1	2	3	4
易疲劳、乏力	1	2	3	4
情绪不佳、兴趣减退	1	2	3	4
心血管症状（心慌、胸闷、胸痛、气短）	1	2	3	4
易紧张不安或担忧、害怕	1	2	3	4
易产生消极想法、多思多虑	1	2	3	4
记忆力减退、注意力下降	1	2	3	4
胃肠道症状（腹胀、腹痛、食欲减退、便秘、腹泻、口干、恶心）	1	2	3	4
肌肉酸痛（颈部、肩部、腰部、背部）	1	2	3	4
易伤心哭泣	1	2	3	4
手脚或身体某部发麻、刺痛、抽搐	1	2	3	4
视物模糊	1	2	3	4
易激动、烦躁、对声音过敏	1	2	3	4
强迫感（强迫思维、强迫行为）	1	2	3	4
肢体易出汗、颤抖或忽冷忽热	1	2	3	4
经常会担心自己生病	1	2	3	4
呼吸困难、喜大叹气	1	2	3	4
咽部不适、喉咙有阻塞感	1	2	3	4
易尿频、尿急	1	2	3	4

表 7-2-5 睡眠状况自评量表（SRSS）

指导语：此量表有10个题目，请仔细阅读每一条，把意思弄清楚，然后根据您近1个月内实际情况，在最适合您状况的答案序号上画"√"。

1.您觉得平时睡眠足够吗？

①睡眠过多了 ②睡眠正好 ③睡眠欠一些 ④睡眠不够 ⑤睡眠时间远远不够

2.您在睡眠后是否已觉得充分休息过了？

①觉得充分休息过了 ②觉得休息过了 ③觉得休息了一点 ④不觉得休息过了 ⑤觉得一点儿也没休息

3.您晚上已睡过觉，白天是否打瞌睡？

①0~5 d ②很少（6~12 d） ③有时（13~18 d） ④经常（19~24 d） ⑤总是（25~31 d）

4.您平均每个晚上大约能睡几小时？

①≥9 h ②7~8 h ③5~6 h ④3~4 h ⑤1~2 h

5.您是否有入睡困难？

①0~5 d ②很少（6~12 d） ③有时（13~18 d） ④经常（19~24 d） ⑤总是（25~31 d）

6.您入睡后中间是否易醒？

①0~5 d ②很少（6~12 d） ③有时（13~18 d） ④经常（19~24 d） ⑤总是（25~31 d）

7.您在醒后是否难以再入睡？

①0~5 d ②很少（6~12 d） ③有时（13~18 d） ④经常（19~24 d） ⑤总是（25~31 d）

8.您是否多梦或常被噩梦惊醒？

①0~5 d ②很少（6~12 d） ③有时（13~18 d） ④经常（19~24 d） ⑤总是（25~31 d）

9.为了睡眠，您是否吃安眠药？

①0~5 d ②很少（6~12 d） ③有时（13~18 d） ④经常（19~24 d） ⑤总是（25~31 d）

10.您失眠后心情（心境）如何？

①无不适 ②无所谓 ③有时心烦、急躁 ④心慌、气短 ⑤乏力、没精神、做事效率低

7-2-6 事件影响量表修订版（IES-R）

指导语：下面是人们在经历过有压力的生活事件刺激之后所体验到的一些困难，请您仔细阅读每个题目，选择最能够形容每一种困扰对您的影响程度。请按照自己在最近7 d之内的体验，说明这件事情对你有多大的影响，影响分5级，一点没有选"0"，很少出现选"1"，有时出现选"2"，常常出现选"3"，总是出现选"4"，请在最适合您的状况的方格里画"√"。

项目	0	1	2	3	4
1.任何暗示都能把我带回到当时对此事的体验中					
2.我难以保持熟睡					
3.我常因为其他事物想起此事					
4.我觉得容易愤怒或生气					
5.当我想起此事，我避免让自己难过					
6.即使我不愿意去想此事，也会想起它					
7.我觉得此事仿佛没有发生或者不是真的					
8.我远离能让我想起此事的提示物					
9.关于此事的画面或形象常在脑海闪现					
10.我很敏感并且容易受到惊吓					
11.我努力不想此事					
12.我知道自己仍对此颇有感触，但是我不愿面对这种情感					
13.我对此事的感触有些麻木					
14.我发现我的所做、所想好像又回到了那时					
15.我难以入睡					
16.关于此事，常有强烈的情感波澜袭扰我					
17.我试图把此事从记忆中抹去					
18.我难以集中注意力					
19.想起此事导致我有生理反应，如出汗、呼吸困难、恶心或心跳加速					
20.我做与此事有关的梦					
21.我充满警惕性或处于警觉状态					
22.我尽量不谈论此事					

第三节　患者心理护理干预

一、心理护理的概念和目标

（一）心理护理的概念

心理护理是护士通过各种方式和途径，积极地影响患者的心理活动，帮助患者在其自身条件下获得最适宜的身心状态。

心理护理有广义和狭义之分，前者是指护士不拘泥于具体形式，可积极影响患者心理活动的一切言谈举止；后者是指主动运用心理学的理论和技能，按照程序、运用技巧，帮助患者达到最适宜心身状态的过程。如针对新发呼吸道传染病疫情，护士要根据患者存在的心理问题及其严重程度，采用一般心理护理和治疗性心理护理，帮助患者获得最适宜的接受治疗的心身状态。

（二）心理护理的目标

心理护理主要目标是为患者提供良好的心理环境，满足患者的合理需要，消除患者不良的情绪反应，提高患者的适应能力。大多数患者面对突发的疫情，隔离的诊疗环境及治疗结果的不确定性，可能产生焦虑、恐惧、抑郁等不良情绪，心理护理的目标就是要通过心理护理，及时发现患者的不良情绪和异常行为并给予干预，发展患者积极的应对策略，提高患者的适应能力，消除或缓解患者的负性情绪。

二、心理护理的方法与技术

（一）一般心理护理

1.建立良好的护患关系

首先，加强与患者的交流，了解患者的心理需要，以真诚、热情、耐心、共情、积极关注的态度，与患者建立起彼此间的信任，通过分享救治成功的案例、告知患者病情控制的情况等，给患者以信心。其次，要通过多种形式的人文关怀和精神支持，使患者感到温暖和安全，减轻或缓解焦虑、恐惧、无助等不良情绪，帮助患者树立战胜疾病的信心和希望。再次，了解患者的个性特征，选择恰当的时机，采取适宜的方式实施心理护理，尽可能尊重患者的主观意愿和生活习惯，有利于建立融洽的护患关系。

2.创造良好的治疗休养环境

保持病室温湿度适宜，环境整洁、安静、舒适，通过环境来调节患者的心情，让患者感受到医护人员生活上的关心、照顾，心理上的理解、支持，有利于患者安心治疗。

3.强化患者的心理支持系统

隔离期间患者特别需要医护人员和亲友的关怀、同情和理解，需要情感上的关心和接纳，护理人员可通过帮助患者使用手机等通信设备，鼓励患者与其家属和朋友沟通，谈论生活趣事，彼此鼓励和支持，以缓解紧张、焦虑的情绪。也可主动与患者的家属或亲友取得联系，通过让患者打电话、视频等，给患者以关心和支持。同时指导家属交流时要避免不良情绪对患者的影响。

4.加强心理健康教育

让患者适当了解疾病发生、发展以及治疗康复的知识，使其对疫情有正确的认知，避免恐慌。提供官方正面的疫情信息，过滤不良信息，减少"负能量"信息对患者的影响；教会患者应对不良情绪的方法，尽可能地将消极情绪转变成积极情绪，正确理性看待病情，积极配合治疗及护理。

（二）治疗性心理护理

治疗性心理护理常用心理支持、心理疏导、认知疗法、放松疗法、音乐疗法等。

1.支持性护理

支持性护理是心理护理最常用的方式，也是心理护理的基本方法之一，它建立在良好的护患沟通基础上。需要对患者存在的心理问题有更深入的了解和准确的评估。心理支持技术主要包括：解释、支持、保证、指导和促进环境改善五种。

（1）心理支持的原则：

1）提供适当的支持：在患者面临危机时给予安慰、同情、鼓励和关心等心理支持。

2）调整对应激源的认知评价：帮助患者改变对危机事件或挫折的看法和态度，以客观、现实、解决问题的方式处理应激，有利于减轻消极情绪。

3）善用各种支持资源：鼓励患者应用各种资源解决自身问题，包括内在和外在资源。如自己的优势、长处及潜在解决问题的能力，以及亲人、朋友、同事、邻居、慈善机构等社会支持系统。

4）排除面临的困难：如新发呼吸道传染病流行期间协助患者解决面临的床位问题、就医问题、生活问题等，有利于心理问题的减轻。

5）提高应对能力：与患者一起探讨应对困难的方式，指出其不当的行为方式，鼓励患者采取积极的、成熟的应对方式。

（2）心理支持的步骤：

1）收集患者资料：通过观察、沟通、量表评估等，收集患者的资料，包括情绪状况、疾病状态、心理困惑、生活家庭状况、社会背景、人际关系、人格特点等与疾病相关的因素。

2）鼓励患者倾诉：倾诉本次患病的心理感受，对疾病的认识，感到最强烈的情绪危机和心理因素，宣泄负性情绪，释放痛苦体验。护士应注意有效的倾听。患者一旦卷入负面情绪，多数思路较乱，此时护士要在共情的同时，注意理清患者的问题所在。另外要学会启发式提问，比如：面对这种情况，我们这么做会有哪些收获呢？怎么做会更好呢？

3）分析和解释：根据对患者心理问题的评估，向患者分析、解释其心理、躯体问题的性质和程度、产生原因、影响因素等，说明其心身反应、应对方式及人格与疾病的关系，帮助其提高对疾病的认识。

4）安慰与鼓励：当患者由于各种原因而导致情绪抑郁、悲观、绝望或焦虑、恐惧时，选择恰当的时机给予鼓励安慰、同情和支持，劝导患者以积极的态度和行为面对疾病和困难，也可以介绍成功的病例，现身说法，鼓励患者与疾病抗争。

2.心理疏导

心理疏导是护士与患者沟通过程中，对患者的不良心理状态进行疏通和引导，以消除心理问题，促进患者心理康复的过程。心理疏导不同于心理支持，心理支持具有广泛性，而心理疏导更具有针对性，是护士以语言为工具，帮助和指导患者，学习有效的应对技巧，把自己从痛苦中解脱出来。

（1）心理疏导的步骤：

1）通过对患者个性、认识、情绪和意志行为的了解，制订护理方案。

2）帮助患者分析自己存在的心理压力，使患者能够自己解决问题。

3）在了解患者心理问题的基础上，综合分析，采取针对性的应对措施。

4）缓解患者的心理压力，使其能正确面对。

5）帮助患者改变自己，解决自己的心理问题。

（2）注意事项：

1）使患者能客观了解自己的境况：了解自己的处境、压力和内心需求，分析产生紧张的原因是否与期望值过高、对疾病的认知不足有关，针对存在的问题，寻求合理的解决方式。

2）帮助患者了解自己应付困难的能力：使患者了解自己的健康状况，客观评价自己的能力，做出符合自己客观情况的选择。

3）鼓励患者建立适当的心理宣泄途径：如倾诉、转移、呼吸调节、表情调节、大哭一场、借物宣泄等，以减轻心理压力。

4）引导和帮助患者培养稳定的情绪：鼓励患者主动想办法避免不利因素，合理安排自己的生活，和家人、朋友倾诉自己的心理压力，一起分担痛苦。提升自己的应对能力，明白自己的问题还须自己解决，其他人只是帮助其指出和分析问题，解决问题的关键还在于自己。

3.认知疗法

认知行为治疗（cognitive behavioral therapy，CBT）是由Beck在20世纪60年代发展出的一种有效、结构化、短程、认知取向的心理治疗方法，是通过改变个人非适应性的思维和行为模式来减少情绪和行为失调，改善心理健康状况。认知会改变行为和情绪，反过来，行为和情绪的改变也会影响认知，三者相互影响，互为因果。

护理人员协助患者提高认知能力，不同于专业医师，主要是协助医师或辅导患者，一般从以下几个阶段进行。

（1）第一阶段：向患者说明，个人对所经历事物的看法会影响自己的情绪和行为，而这种看法可能是不客观的，或者是扭曲的，如果能客观地看待人和事物，并客观地评价自己，就可以重新建立信心，情绪和行为也会随之而改变。

（2）第二阶段：帮助患者理清自己的思路，由患者提出问题，护士一起讨论对这些问题的看法，共同来界定这些看法和态度与现实是否存在差距，在认识上存在哪些偏离，使患者能够认识到这些，接受客观现实。

（3）第三阶段：通过护士的帮助，使患者改变自己原来的想法，能以较客观合理的认识和信念取代不合理的信念和态度。如新冠肺炎流行期间，很多患者会出现恐惧、焦虑情绪，当我们发现这些负面情绪在不断升级时，需要提醒患者是否对疫情过于关注和敏感，相关的想法是否符合事实。提醒患者想一想，后续影响中有哪些进一步升级了他的情绪，如何切断情绪的恶性循环等。只有在思想上、认识上有了改变，才可能产生改变自己的态度和行动。

三、患者常见心理问题的应对策略

（一）恐惧状态的应对

1.恐惧状态的识别

恐惧是有机体在面临并企图摆脱某种危险情景而又无能为力时产生的情绪体

验。主要表现为心悸、心率加速、出汗、呼吸困难、发呆、小便失禁等。心理上预感到最糟的后果而担忧、无助，许多不好的想法涌上心头，出现感知狭窄、对危险信号的警觉，甚至失去理性，做出一些危害自身或他人的行为。

2.应对策略

（1）增加对恐惧的理性认知：让患者认识到疫情期间适度的恐惧情绪对身体是有利的，能保护自身的安全，调动机体积极应对应激，有利于疾病的控制。

（2）允许和接纳恐惧的存在：如果恐惧不能避免，学会接受它，允许它的存在。合理化自己的恐惧情绪，及时调整心理状态。

（3）转移注意力：规律作息，掌握科学的防护方法，适度关注疫情信息，通过其他活动转移注意力。

（4）发掘自身资源：寻找解决方法，如采用正念、冥想、音乐、运动等方法放松身心，或向亲朋好友倾诉、交流，寻求支持。

（二）焦虑状态的应对

在重大疫情下，处于应激状态的人们，往往会产生各种各样的情绪反应，焦虑是最常见的一种，它是人们预计将要发生危险或不良后果时所表现出的紧张、恐惧、担心等情绪状态。

1.焦虑状态的识别

可通过自我观察、他人观察、焦虑量表测评等进行识别。①自我观察：焦虑的表现有心率加快、出汗、面色苍白、口干等生理表现，伴有注意力不集中、坐立不安、来回走动，甚至发抖等症状。可伴有失眠问题，如入睡困难、早醒等。②他人观察：如容易发怒，坐不住，总是走来走去等。可采用焦虑自评量表（SAS）进行测评。

2.应对策略

（1）正确认识情绪反应：允许焦虑、恐惧状态的存在，认识到焦虑情绪在经历一个顶峰后会慢慢趋于平静。关注患者是否沉浸于焦虑情绪中难以自拔。

（2）以恰当的心态对待传染病疫情信息：相信官方公开信息，不轻信传言，相信科学，适度地进行个人防护。

（3）正确宣泄情绪：表达对于疏泄情绪有重要作用。患者可以通过与人交流、写日记、听音乐、适度运动等方式疏泄情绪。也可通过亲朋好友之间的有效沟通获得心理支持。

（4）调整认知：疫情期间，患者可能因为疫情而陷入思维的怪圈，无限夸大坏结果发生的可能性，而低估了自己的能力。因此，可以教会患者尝试问问自己：还有其他的结果吗？如果结果没有那么糟或者是有比较好的结果，自己的感受又会如何呢？如果最坏的结果不是100%，那么能够反驳这些的证据有哪些？如果是较好的结果，能够支持的证据又有哪些呢？这些自问自答的形式，能够让患者的认知更灵活、更实际。

（5）其他：可采用正念、冥想、放松训练等方式缓解焦虑情绪，也可寻求专业帮助。

（三）抑郁状态的应对

1.抑郁状态的识别

抑郁和焦虑往往结伴而行，在焦虑持续的情况下，情绪也容易低落下来。抑郁主要表现为：情绪低落、兴趣减退、意志活动缺乏，孤独、无助、无望等情绪状态，伴有失眠、食欲减退、性欲下降等身体不适感，严重者可出现悲观厌世情绪，甚至出现自伤、自杀行为。可通过自我观察、他人观察和抑郁自评量表（SDS）、抑郁症筛查量表（PHQ-9）等进行抑郁状态的评估。

2.应对策略

（1）允许并接纳抑郁情绪：教会患者正确认识和识别自己的情绪反应，进行自我监测，当感觉到抑郁时，要学会接纳而不是逃避，觉察抑郁情绪是如何影响自己的想法和行为的。慢慢地，当抑郁情绪来临时，我们就可以跟它和平共处，完全不需要否认它的存在或被它控制。相信抑郁只是一时的情绪，它们难免会出现，但最后一定会雨过天晴的。

（2）辩证认识抑郁：识别抑郁情绪的来源，疫情下产生的抑郁情绪警示我们，要看到自己和人类的渺小，看到大自然力量的强大和不可抗拒，将抑郁情绪转化为一种敬畏、一份和谐，善待我们的生存环境。

（3）放空自己：在情绪不好时，不必强迫自己心情好起来，顺势而为，可以在情绪低落的时候试着放空自己，如盯着天空、一棵树、一本书发呆，让大脑"待机"，重整思想行囊。

（4）积极暗示：如告诉自己：我们都在努力，一切都会好起来的，目前只是一时之困。让积极的力量影响自己。

（5）转移注意力：专注于自己喜欢做、愿意做、应该做的事，获得价值感、掌控感。

（6）寻求专业干预：对有消极观念及自伤、自杀行为的患者，护理人员应重点干预，通过治疗性沟通，评估其抑郁情绪的严重程度、自杀/自伤的风险，观察其自杀的言语线索、情感线索和行为线索，安排专人陪伴，必要时寻求专业心理干预。

（四）强迫状态的应对

1.识别强迫症状

如反复洗手、消毒，洗手和消毒的时间和次数明显超出实际需求，明知没必要，却又欲罢不能，导致心身疲惫，无法正常生活、工作。

2.应对策略

（1）鼓励患者接受强迫症状的存在。

（2）在接受的基础上，对一些强迫动机和观念刻意忽视，不予回应，既不对其反感，又不屈从观念去完成强迫行为，如有强迫洗手的动机，但不去遵从，而是顺其自然。

（3）运用升华的方式，去做其他事情，如用微信与朋友交流、听音乐、让自己动起来等，从而转移注意力，增加自控感。

（五）躯体化症状的应对

1.躯体化症状的识别

躯体化症状主要表现为：患者有非常多的躯体不适主诉，涉及多个系统；坚信症状会影响健康，寻求治疗；恰当的医学检查及医师的保证均不能缓解对躯体症状的过分关注；症状是持续存在的，不是一过性的，同时存在明显的抑郁、焦虑情绪。

2.应对策略

（1）相信科学，增加对医护人员的信任。回避进一步求证，尽可能转移注意力，去想其他事情。

（2）规律生活，注意休息，增强身体抵抗力。

（3）前后对照，打消疑虑。寻找反驳证据，刻意把这些证据多看、多记，给自己的身体不适一个全面、客观、合理的解释。

（4）接纳焦虑、抑郁、烦恼等情绪。

（5）减少不良信息的接收，如不要过分听信谣言等。

（6）积极寻求心理支持和专业帮助，明确诊断躯体形式障碍者，寻求精神专科医疗机构帮助。专业疏导可采用认知行为矫正、放松疗法、正念冥想、森田或内观疗法、团体心理治疗等。

（六）睡眠问题的应对

1.睡眠问题的识别

疫情期间最常见的睡眠问题是失眠，主要表现为入睡困难、睡眠维持困难和早醒，女性和老年人患病率较高。影响睡眠的因素主要有：使用精神活性药物，如酒精或其他药物依赖；患有慢性精神疾病或慢性躯体疾病；与睡眠习惯和睡眠环境也有相关性。

2.应对策略

（1）提供良好的睡眠环境：消除环境中干扰睡眠的因素如噪声、强光、室温过高等。

（2）检查有无干扰睡眠的生理因素：如疼痛、咳嗽等躯体不适，及时处理。

（3）关注患者的情绪状态：如有无严重的焦虑、怨恨、失望、抑郁等情绪，积极疏导。

（4）作息规律：如不睡懒觉、午休时间不过长、睡前不做刺激大脑兴奋的事情等。

（5）调整对待睡眠的态度：迫切想睡、为失眠担心、过度强调睡眠的重要意义等都会干扰睡眠，最明智的态度应该是：相信人体本身的睡眠能力，培养良好的睡眠习惯，接受可能存在的睡眠干扰，允许自己有时睡得不好。

（6）合理使用助眠方法：如放松训练、听音乐、听有声书、冥想、正念等。

（7）合理使用助眠药物：如失眠症状较重，可在2~4周内短期使用助眠药物，在药物的帮助下调整作息和对待睡眠的态度。

（七）应激相关障碍的应对

1.应激相关障碍的识别

应激相关障碍既往称为"反应性精神障碍"或"心因性精神障碍"，是指一组主要由心理、社会、环境因素引起异常心理反应而导致的精神障碍。常见的原因为突如其来的、异乎寻常的事件，如突然面对疫情、面对亲人重症肺炎、面对生离死别等，它是一组精神障碍，包括急性应激障碍、创伤后应激障碍和适应障碍。

（1）急性应激障碍（acute stress disorder，ASD）：一般在创伤事件发生后即出现，持续数小时至1周，1个月内缓解。主要表现为短暂的应激反应，如患者感到茫然、不知所措、退缩、回避，也可出现明显的焦虑反应，如心慌、出汗、肌肉紧张，出现睡眠障碍，如多梦、易醒等。

（2）创伤后应激障碍（post-traumatic stress disorder，PTSD）：一般在创伤事件后数日至数月发病，症状持续存在，多数患者在一年内恢复。主要表现为：①侵入性回忆或闪回，患者总是梦到与疫情相关的情景或画面，控制不住自己去回忆疫情相关画面、声音或气味。②回避与情感麻木、迟钝，如患者不愿与人交往，对亲人冷淡，选择性遗忘等。③过分警觉、易激惹或易怒、容易受到惊吓等。

（3）适应障碍（to adapt to the obstacle）：在易感个性的基础上，遇到应激性事件，出现反应性情绪障碍、适应不良性行为障碍和社会功能受损，常见焦虑不安、抑郁、胆小害怕、注意力不集中、易激惹等。通常在遭遇生活事件后1个月内起病，病程一般不超过6个月。

2.应对策略

（1）正常化情感反应：对于遭受疫情打击的人而言，将自己的心理状态很快地调整到正常几乎是很难的，面对突然倒塌的曾经温馨的家，面对疫情给我们带来的生离死别，不是节哀顺变，不是无动于衷，有相应的应激反应是正常的。要给予理解和情感支持。

（2）心理支持治疗：鼓励患者适当地发泄情绪，如哭泣等；暂时离开应激环境，暂时隔离；结合疫情，与患者分析目前状态，并解释症状产生的原因；利用社会支持系统帮助患者，如电话交流、心理咨询等。

（3）保证营养和休息：对于病情较为严重者，如有拒食、消极行为的患者，可通过输液来补充营养，保证水、电解质平衡，注意安全防护。

（4）其他：减少阅读朋友圈、网络或视频的相关信息，避免过多卷入疫情相关的情绪。尝试做一些冥想放松或正念减压治疗。如无法自行调节，或出现严重的精神症状时，需及时寻求专业人员的帮助。

四、不同人群心理干预要点

（一）确诊患者

1.隔离治疗初期

（1）患者心态：可表现为麻木、否认、愤怒、恐惧、焦虑、抑郁、失望、抱怨、失眠或攻击等心理反应。

（2）干预原则：支持、安慰为主。宽容对待患者，稳定患者情绪，及早评估自杀、自伤、攻击的风险。

（3）干预措施：

1）理解患者出现的情绪反应属于正常的应激反应，做到事先有所准备，不被患者的攻击和悲伤行为所激怒而失去立场，如与患者争吵或过度卷入等。

2）在理解患者的前提下，除药物治疗外，应当给予心理危机干预，如及时评估自杀、自伤、攻击风险，采取必要的防范措施，同时给予积极的心理支持，不与患者正面冲突，必要时请精神科会诊。

3）解释隔离治疗的重要性和必要性，鼓励患者树立战胜疾病的信心。

4）强调隔离手段不仅是为了更好地观察治疗，同时也是保护亲人和社会安全的方式。

2.隔离治疗期

（1）患者心态：除上述可能出现的心态外，还可出现孤独或因对疾病的恐惧而不配合、放弃治疗，或对治疗的过度乐观和期望值过高等。

（2）干预原则：积极和患者沟通信息，做好心理疏导，必要时请精神科会诊。

（3）干预措施：

1）根据患者能接受的程度，告知疾病相关信息和外界疫情，特别是确诊患者康复出院的信息，使患者树立治愈疾病的信心。

2）协助患者与外界亲人沟通，转达信息。如果病情允许，可以和亲朋好友打电话、发微信沟通，彼此鼓励和支持，使治疗有足够的心理保障。

3）积极鼓励患者配合治疗的所有行为。

4）尽量使住院环境适宜患者的治疗。

5）必要时请精神科会诊。

（二）疑似患者

1.心态

可出现侥幸心理、躲避治疗、怕被歧视，或焦躁不安、过度求治、频繁转院等。

2.干预原则

做好健康宣教，采取必要的防护措施，减轻心理压力。

3.干预措施

（1）做好健康宣教，协助患者调整认知，正确认识疫情，科学防护。

（2）向患者解释隔离的必要性，以平稳的心态接纳隔离的处境，积极配合治疗。

（3）提供心理社会支持，病情允许可以给信任的亲人、朋友打电话诉说心理感受，宣泄不良情绪。

（4）适当与网络保持距离，留出时间倾听自己内心的声音，觉察自己的情绪。如此时此刻，我是什么样的心情？我是很担心、很害怕、很难过还是很愤怒？我在担心什么、害怕什么？

（5）指导患者使用减压技术缓解心理应激。如通过听音乐、看视频等方式放松心情，或进行腹式呼吸、冥想放松等练习减少焦虑情绪。

（6）适度运动。在身体允许的情况下，可以在病房进行一些有助于稳定情绪和身体康复的活动。

（7）当负性情绪无法缓解并影响睡眠、饮食时，可寻求专业帮助。

（三）普通病区发热患者

1.心态

恐慌、不安、孤独、无助、抑郁、悲观、紧张、焦虑、怀疑、愤怒、侥幸心理或不重视疾病等。

2.干预原则

做好健康宣教，鼓励患者配合治疗，强化心理社会支持。

3.干预措施

（1）建立和谐的护患关系，关爱患者，消除陌生感和不安全感。

（2）指导患者正确认识疫情，相信科学和医学权威资料。及时向患者反馈疾病相关的信息，减轻焦虑、恐慌等不良情绪。

（3）鼓励患者积极配合治疗和隔离措施，健康饮食和作息，多进行读书、听音乐、看电视及其他日常活动。

（4）接纳隔离处境，寻找逆境中的积极意义。进行自我对话，如"虽然我现在的处境很难熬，但是我相信我可以度过这个时期"。

（5）寻求应对压力的社会支持，通过现代通信手段和亲朋好友、同事等倾诉感受，获得支持和鼓励，减轻与社会的隔离感。必要时寻求专业帮助。

（6）做好健康教育，讲解各种检查治疗、消毒、隔离、谢绝探视的重要性，讲解疫情相关知识，强调传染病并不可怕，只要科学防护，积极配合治疗是可以治愈的。

第四节　常用心理减压技术

一、放松训练技术

放松训练是指身体和精神由紧张状态转向松弛状态的过程，是一种自我调整方法，通过机体主动放松来增强对自我控制的有效手段。放松训练技术是指在安静的环境中按一定要求完成特定的动作程序，通过反复的练习，使人学会有意识地控制自身的心理、生理活动，以降低机体唤醒水平，增强适应能力，对因过度紧张而造成的生理心理功能失调起到预防及治疗作用。经常使用放松训练可以有效缓解因呼吸道传染病疫情而导致的紧张、焦虑、抑郁、愤怒等负性情绪，消除不利于健康的行为。

（一）呼吸放松

1.训练目标

通过训练觉察和意识自己的呼吸状况，通过调整呼吸促进整个机体活动水平降低，达到心理上的松弛，保持机体内环境平衡与稳定。

2.适用对象

适用于紧张、焦虑、抑郁、疑病、睡眠障碍、躯体化障碍等。

3.练习方式

团体和个体练习均可。可在专业人员的指导语下练习或自行练习，亦可根据录制好的音频练习，每日1~2次，每次10~20 min。

4.练习方法

（1）选择一个光线柔和的安静环境，穿舒适宽松的衣服，保持舒适的坐姿或躺姿。

（2）将手轻放在腹部或身体两侧，闭上双眼，将注意力集中在自己的呼吸上。

（3）轻轻吸一口气，将嘴唇噘起来，把气体从口和鼻腔慢慢吐出，边吐边注意使腹部凹进去。吐气时默默地数"一、二、三、四……"，一直数到"十"。

（4）待空气完全吐出后，轻轻闭上嘴，用鼻子慢慢地吸进空气，边吸边注意将腹部渐渐鼓起来，吸足气之后停止呼吸，屏住气3 s后再自然呼吸。

5.技术要点

（1）保持深而慢的呼吸，感觉吸入的气体有点凉，呼出的气息有点暖；吸气和呼气中间有一个短暂的停顿；吸气和呼气的同时，感觉腹部的涨落运动。

（2）从呼吸放松逐渐过渡到面部肌肉、颈部肌肉放松，直至全身肌肉放松。可以通过呼吸观察自己身体的哪些部位还紧张，想象气体从那些部位流过，带走了紧张，达到放松状态。

（3）专注于此时此地正在进行的呼吸，用旁观者的姿态觉察身体感受；当走神时，接纳自己的走神，温柔地把注意拉回到此刻的呼吸就好。

（二）冥想放松

1.训练目标

通过对一些宁静、令人心旷神怡的画面或场景的想象，让积极的意念"输入"潜意识，对人的活动产生正面影响，以达到缓解压力、放松身心的目的。

2.适用对象

适用于中度紧张、焦虑、抑郁、疑病、睡眠障碍、躯体化障碍等患者。

3.练习方式

团体和个体练习均可，在有指导语的音频下练习效果更好。坚持每日一次的规律练习。

4.练习方法

（1）选择安静、舒适的环境，房间温度适中，避免噪声、亮光或活动等外界打扰。

（2）确保舒适的体位，衣着宽松，排空肠胃，餐后1小时内不做练习。

（3）冥想前可做一些伸展运动，使身体放松，眼睛全闭或半闭。初学者可以通过缓慢的呼吸放松后慢慢进入状态，将意念集中于两眉之间或丹田的位置。

（4）找出一个曾经经历过的，给自己带来最愉悦感受，有着美好回忆的场景，如旖旎的田园风光、绵延的山脉、辽阔的大海、一望无际的草原、蔚蓝的天空、白云朵朵等场景。

（5）预先构思一些积极的、自我暗示的语言，例如："我是一个健康的人。""我有信心改变现状。""我一定能战胜困难！"

（6）想象自己置身于美丽的大自然中，暖暖的阳光温柔地照在身上，微风轻轻地拂过脸庞。此时，一切烦恼、忧愁、恐惧、沮丧，在这阳光的照射和微风的吹拂下都一去不复返了，你感到自己的身心非常放松，非常的安逸，非常的舒适。你的内心充满了宁静祥和，一股暖流顺着头部流进脖颈，流进左臂、右臂、前胸、后背……流遍全身，舒服极了，非常轻松，十分自在……

5.技术要领

（1）将注意力集中在一个风景、物体、短语或自己的呼吸上，用多个感觉通道去感觉、回忆，让自己置身于这些美好和放松的环境中。

（2）配合舒缓的背景音乐，如波涛声、鸟鸣声、溪水声等。

（3）坚持反复练习。

（三）肌肉放松

1.训练目标

通过全身肌肉放松，促进血液循环，平稳呼吸，增强个体应对紧张、焦虑、不安、气愤等情绪或情境的能力，达到振作精神、恢复体力、消除疲劳、稳定情绪的目的。

2.适用对象

适用于紧张、焦虑、抑郁、恐惧、睡眠障碍等患者。

3.练习方式

团体和个体练习均可，坚持每日一次的有规律练习。

4.练习方法

（1）选择安静、舒适的环境，找一个舒适的姿势，可以靠在沙发上或躺在床上。

（2）头部肌肉放松：皱起前额部肌肉—皱起眉头—皱起鼻子和脸颊（可咬紧牙关，使嘴角尽量向两边咧，鼓起两腮）。

（3）手臂部肌肉放松：伸出右手，握紧拳，紧张右前臂—伸出左手，握紧拳，紧张左前臂－双臂伸直，两手同时握紧拳，紧张手和臂部。

（4）躯干部肌肉放松：耸起双肩，紧张肩部肌肉—挺起胸部，紧张胸部肌肉－拱起背部，紧张背部肌肉－屏住呼吸，紧张腹部肌肉。

（5）腿部肌肉放松：伸出右腿，右脚向前用力像在蹬一堵墙，紧张右腿—伸出左腿，左脚向前用力像在蹬一堵墙，紧张左腿。

5.技术要领

（1）各部位放松的顺序不是绝对不能打乱的，可进行新的编组排列。

（2）每一部分肌肉放松的训练过程均为5个步骤：集中注意－肌肉紧张－保持紧张－解除紧张－肌肉松弛。

二、促进睡眠技术

（一）乐眠操

"乐眠操"是在中国道家养生功法"筑基功"的基础上，以中医经络理论为指导，结合正念心理治疗研发而成。"乐眠操"主要是通过转动头部以下、腰部以上的躯干部分，达到锻炼"任脉""督脉"的目的。这套"乐眠操"在愉悦心情、镇静安神、强身健体等方面有很好的功效。

1.训练目标

将意念专注于身体的转动，减少心中杂念，起到放松和专注的作用，进而改善睡眠。

2.适用对象

适用于紧张、焦虑、抑郁，以及患有睡眠障碍、心身疾病的患者。

3.练习方式

团体和个体练习均可，坚持每日一次的规律练习。

4.练习方法

（1）环境安静，衣着宽松，身体直立，脚跟并拢，脚尖分开30°~60°，平视前方，面带微笑，自然呼吸。

（2）头部须保持不动，转动躯干，意念专注于身体的转动，并默数躯干转动次数。身体左右各转动一次计一次数。

1）气海：位于下腹部前正中线上，在脐下1.5寸。双手交叉，拇指相抵置于肚脐处，左右转动躯干，头部保持不动。目标次数300次。

2）命门：位于第二、三腰椎棘突间。双手置于腰后，以一手握另一手手腕，左右转动躯干，头部保持不动。目标次数300次。

3）大椎：位于后背正中线上，第七颈椎棘突下凹陷中。双手手指并拢伸直，置于颈后，掌心朝前，手不要接触到头颈部，左右转动躯干，头部保持不动。目标次数200次。

4）百会：位于后发际正中上7寸，两耳尖直上头顶正中。双手交叉，置于头顶，双臂尽量伸直，左右转动躯干，头部保持不动。目标次数200次。

5）神庭：位于前发际正中直上0.5寸。双手手指并拢，举于身体两侧，掌心朝前，左右转动躯干，头部保持不动。目标次数300次。

6）膻中：位于胸部前正中线上，两乳头连线之中点。双臂交叉抱于胸前，左右转动躯干，头部保持不动。目标次数300次。

5.技术要领

（1）练习时如果心中有杂念，则温和地把意念重新带回到身体的转动上。

（2）初学者练习时每组动作先做50~100次，如无身体不适，渐增至200~300次。

（3）每两节动作之后，进行放松运动。放松运动方法为：身体直立，两脚分开与肩同宽，半蹲状态，手指并拢，双臂前后自然摆动，摆动幅度尽可能大，目标次数100次。

（4）躯干转动幅度尽可能大，循序渐进增加转动幅度和次数，做完整套动作需要50 min左右。

（5）练习初期关节异响属正常现象，练习中如有明显身体不适，需咨询医师能否继续练习。

（6）头部须保持不动，不能随躯干转动而转动，否则容易出现头晕现象。

（二）自我催眠放松技术

1.训练目标

掌握自我催眠放松技术，促进思维模式、身体感知和心理状态的改善，达到减轻生理和心理压力或紧张状态，提高整体健康水平。

2.适用对象

适用于紧张、焦虑、恐惧等导致的睡眠障碍、分离（转换）性障碍、疑病症等心身疾病的患者。

3.练习方式

个体在每晚睡前练习。

4.练习方法

（1）选择安静的环境和位置，调整好自己的坐姿，以舒适为宜。

（2）将注意力集中在呼吸上，进行深慢的呼吸。先深吸一口气，憋住，然后慢慢地呼出来。

（3）随着你的呼吸越来越深、越来越慢，你感觉头部越来越放松，越来越往下沉。

（4）随着你的呼吸越来越深、越来越慢，你感觉面部越来越放松，越来越往下沉。

（5）随着你的呼吸越来越深、越来越慢，你感觉双肩越来越放松，越来越往下沉。

（6）随着你的呼吸越来越深、越来越慢，你感觉双臂越来越放松，越来越往下沉。

（7）随着你的呼吸越来越深、越来越慢，你感觉背部越来越放松，越来越往下沉。

（8）随着你的呼吸越来越深、越来越慢，你感觉腰部、腹部越来越放松，越来越往下沉。

（9）随着你的呼吸越来越深、越来越慢，你感觉臀部越来越放松，越来越往下沉。

（10）随着你的呼吸越来越深、越来越慢，你感觉双侧大腿越来越放松，越来越往下沉。

（11）随着你的呼吸越来越深、越来越慢，你感觉双侧小腿越来越放松，越来越往下沉。

（12）随着你的呼吸越来越深、越来越慢，你感觉双脚越来越放松，越来越往下沉。

（13）随着你的呼吸越来越深、越来越慢，你感觉全身越来越放松，越来越往下沉。

（14）好好感受一下身体放松的感觉，好好体会一下心情平静的感受。

5.技术要领

（1）当你进行深慢呼吸过程中，你可能会听到环境中的其他声音，如果你的注意力转移到环境中其他声音上，没有关系，接受它，然后慢慢地再将自己的注意力转移到自己的呼吸上来。

（2）要逐步感受身体各个部分的进行性放松。

（3）初学者开始练习催眠时从短时间如5~10 min开始，以后逐渐延长。

三、保险箱技术

1.训练目标

通过个体想象处理负面情绪，有意识地对心理创伤进行排挤，从而使个体在较短的时间内从压抑的情绪中解放出来。通过对心理上的创伤性材料"打包封存"，来实现个体正常心理功能恢复的效用。

2.适用对象

适用于危机事件干预早期，遭受创伤性记忆和感受困扰，出现心神不宁、注意力和记忆力减退，日常生活质量和工作效率下降的人群。

3.练习方式

团体和个体练习均可。

4.练习方法

（1）选择一个安静、舒适的环境，找到一个最舒适、放松的姿势。

（2）慢慢闭上眼睛，如果闭上眼睛让你感到不安，也可以尝试微微睁开眼睛。

（3）想象在你面前有一个保险箱，你仔细地看着这个保险箱：

它有多大（多高、多宽、多厚）？

它是用什么材料做的？

它是什么颜色的（外面的、里面的）？

它有没有分格？有没有抽屉？内部结构是怎样的？

仔细观察保险箱的细节，它的箱门好不好打开？关箱门的时候有没有声音？

如果关保险箱的门，你会怎样操作？有没有钥匙？钥匙是什么样的？如果不用钥匙，锁是怎样的？是密码的、按键的、转盘的、遥控的，还是电脑操控的？

你觉得它是否绝对牢靠？如果不是，请你试着把它改装、加固到你觉得百分之百地可靠。

你再检查一遍，看看所选的材料是否正确，保险箱壁是否足够结实，锁也足够牢实……

（4）现在打开保险箱，把所有给你带来压力的东西统统装进去。

（5）锁好保险箱的门，把钥匙藏在一个你能找到的地方。

（6）把保险箱放在你认为合适的地方，这个地方在你力所能及的范围里尽可能地远一些，你以后想去看这些东西的时候可以去。

（7）如果完成了，就请你集中自己的注意力，回到这间房子来。

5.技术要领

（1）将创伤性材料锁进保险箱，而钥匙由自己掌管，并且可以自己决定是否愿意以及何时想打开保险箱的门来探讨相关的内容。

（2）有时把压力装进保险箱一点也不费事，有时则会感觉比较困难，你可能不知道如何把负面的情绪、可怕的画面等这些无形的东西装进保险箱。所以，需要用到心理负担"物质化"的技术，让自己能把那些东西不费力气地放进保险箱。例如：

1）感觉（比如对疾病的恐惧）以及身体不适（比如焦虑不安）：给这种感觉或身体不适设定一个外形（比如云朵、兔子、足球等），尽量使之可以压缩，然后你可以将它们压缩到足够小，以便放进一个小盒子或其他类似容器，再锁进保险箱。

2）念头：可以考虑在想象中将某种念头写在一张纸条上，然后将纸条放进一个信封封好，再锁进保险箱。

3）图片：将图片在想象中浮现出来，必要时可以将之缩小、去除颜色，使之泛黄等，然后装进信封或盒子，再锁进保险箱。

4）影音：将相关情景、声音等设想为电影录像带或磁带，必要时将之缩小、去除颜色，再将音调调低、倒回开始的地方，最后把录像带或磁带锁进保险箱。

5）气味：可以想象将气味吸进一个瓶子，用软木塞塞好，再放入保险箱锁好。

（3）想象中的体验是最重要的，充分调动你的视觉、嗅觉、听觉、触觉等感官。

（4）如果练习效果不太理想，可在音频的指导下做练习或寻求专业人员的帮助。

四、正念减压技术

1.训练目标

通过有意识地对此时此刻不加评判的一种觉察，培养一种对此时此刻的觉知力，并保持一个开放和接纳的态度。其目的是教导个体运用自己内在的身心力量，为自己的身心健康积极地做一些他人无法替代的事，并以此提高情绪调节的能力，改善睡眠品质，增加自我效能感和有效应对压力的能力。

2.适用对象

适用于患焦虑症、抑郁症、强迫症、躯体形式障碍、睡眠障碍、人格障碍等疾病的患者，以及正常人的减压。

3.练习方式

团体和个体练习均可，坚持每日练习。

4.练习方法

（1）正念呼吸：

1）选择光线充足、安静、温暖、不被打扰的房间，准备一个瑜伽垫或坐垫。

2）放松而稳定地坐着，尽量让腰、背、颈维持一条直线，轻柔地闭上双眼。

3）将觉察聚焦于身体感觉的变化，不需要去改变呼吸的速度或节奏，也不是去思考或想象呼吸，只是单纯地去体验现在发生着的呼吸。

4）觉察下腹部的变化，用心去体会吸气时腹部的感觉以及呼气时腹壁的紧缩感。也可以将注意力放在上次呼出与下次吸入之间的停顿上。

5）觉察呼吸带给身体的微妙变化。吸气时脊背向上拔高，头部向上延展；呼气时肩部放松，胸廓向内收拢，腹壁向腰部靠拢，身体稳稳地扎根。

6）留意到是什么让你分心了吗？思维在哪里？温和地将觉察带回来，把呼吸作为锚，恢复对呼气、吸气保持觉察，继续聚焦于呼吸带给身体的感觉变化。

（2）正念行走：

1）双脚平行，两脚间距为10~15 cm，膝盖放松，双臂轻柔地放置于身体两侧，或双手轻握，双目轻柔直视前方。

2）将感觉带入脚底，感受双脚与地面接触时身体的感觉，以及身体重量对双腿、双脚以及地面的作用力，也可以让膝盖微微弯曲几次，以便清晰地感觉双腿、双脚。

3）将身体重量转移至右腿，感觉一下当左腿放松而右腿承重时，腿部和脚部的感觉变化。将整个左脚柔和地抬起，只剩下脚趾与地板接触，继续体会腿部、脚部的感觉。继续缓慢抬起左脚，小心向前移动，去感受腿脚在空中移动时的感觉，以及脚跟落在地板上的感觉。当整个左脚与地板完全接触后，将身体的重心调整至左腿和左脚，去体会左腿、左脚因体重增加而带来的感觉变化，以及右腿、右脚放空后的感觉。

4）接着右脚跟缓缓地离开地板，把身体重心全部转移到左腿，之后将右腿抬起，缓慢向前移动，细心体会此时腿部和脚部的感觉；当右脚与地板接触时，注意力集中于右脚；当右脚轻柔地接触到地板时，再将身体的重量转移至右腿，同样感受双脚、双腿的感觉变化。

5）用这样的方式从房间的一端走到另一端，尤其要注意的是脚底与地板接触的感觉，膝盖向前摆动时腿部的感觉，行走结束后停留几分钟，缓慢转身，要对转身这个复杂移动模式保持意识，然后继续行走。

6）可以将脚与地板的接触作为锚，重新与当下时刻连接，如果注意力不集中，你可以站在那里，静止片刻，重新调整注意力，把注意力集中在双脚上，然后再继续行走。

7）开始练习时，行走的节奏要比平时慢一些，让自己有机会充分地觉察行走的身体知觉，一旦你习惯了带着知觉行走，就可以加快速度，直到接近或超越平常的速度。如果你感到焦虑，也许在开始时快速行走是有用的，注意保持觉察，然后慢慢地将速度放慢到自然频率。

（3）身体扫描：

1）请舒服地平躺在垫子或地毯上，双腿自然地分开，双手放松在身体的两侧，掌心向上；或者坐在椅子上，让你的姿势感到舒适，花一点时间来感受一下此刻的身体。

2）慢慢闭上眼睛，感受一下自己的呼吸，将注意力带到腹部，去探索呼气、吸气时腹部感觉的变化模式。

3）现在将注意力由腹部轻轻向下移动，沿着左腿、左脚轻轻地依次移动到左脚趾、左脚掌、左脚心、左脚底、左脚跟、左脚背，再到整只左脚上来，觉察一下脚部的感受。

4）现在移动注意力来到左小腿，留意左小腿的皮肤表面与裤子、空气接触的感觉，或者觉察左小腿内部的肌肉、骨骼，乃至血液的流动。

5）觉察膝盖的上方、下方、左侧、右侧以及整个膝关节的感受。

6）觉察左大腿的皮肤表面，以及皮肤包裹着的肌肉，觉察肌肉的松或紧，并尝试探索血液的流动或者是内部骨骼的存在。

7）将注意力扩展到整条左腿，从左脚到左大腿的根部，觉察整条左腿的存在。

8）现在缓缓地释放对左腿的觉察，在下一次呼吸时邀请自己将注意力沿着右腿带到右脚脚趾上来，然后是右脚掌、右脚心、右脚底、右脚跟、右脚背，再到整只右脚。然后再依次觉察右小腿、右膝盖、右大腿，再扩展到整条右腿。

9）现在伴随着一次呼吸，缓缓释放对右腿的觉察，然后移动注意力来到臀部，觉察左右两侧的臀部与垫子的接触感，以及整个骨盆、生殖器、下腹部、整个胯部。

10）现在请将注意力轻轻地向上移动来到后腰，觉察左侧、右侧腰部的感受。继续向上探索来到后背，觉察背部皮肤表面的接触或挤压感，以及背部肌肉的感受。移动注意力来到腹部，感受腹部的皮肤、肌肉，伴随着一呼一吸，缓缓地扩张或收缩，并将觉察带到整个腹腔，感受一下腹腔内部的器官。继续探索到肋骨，感受到肋骨的存在及胸腔内脏器的存在。

11）现在将注意力轻轻地扩展到整个躯干，缓缓地释放对躯干的觉察。依次觉察左手手指、指尖，指缝、手心、手背、手腕，以及整只左手的感觉。再到左前臂、左手肘、左上臂，以及整只左臂。然后请将注意力轻轻地移动到右手，感受右手指、指尖、指缝、手心、手背、手腕和整只右手，再向上到右前臂、右手肘、右上臂，以及整只右臂。然后把注意力轻轻地带到双肩，觉察一下双肩的松或紧，或者其他的感受。

12）现在移动注意力到颈部，感受一下颈椎的存在，以及颈椎两侧的肌肉，再缓缓移动到颈部前方，感受喉咙的存在，觉察颈部与空气或衣服的接触，或者颈部内部的感受。

13）现在将觉察带到后脑勺、头顶、整个头皮，以及两侧的耳朵，感受到耳朵的存在。然后是额头、眉毛、眉心、眼睑和眼球，再到鼻子，从鼻梁到鼻孔的边缘，再到嘴巴，感受轻轻闭合的感觉。再到整个口腔，包括牙齿、舌头和口腔内壁、下巴，觉察下巴的松或紧，然后是脸颊。然后来感受一下整个面部，留意面部皮肤或肌肉感觉的变化。

14）现在将注意力轻轻地扩展到全身。觉察此时此刻整个身体的感受，从身体皮肤的表面到内在的身体感觉，来感受整个身体的存在。

5.技术要领

（1）可以小组形式练习，也可自行练习，先学习和实践培育正念的方法，并共同讨论如何面对、处理生活中的压力、情绪与自身疾病。

（2）在练习开始之前，请提醒自己练习的意图是用来温柔地探索每一个当下，单纯地体验身体每一处的感觉，允许身体以本来的样子如实地存在着，只是观察，无须改变。

（3）在整个练习过程中，如果发现自己的注意力一直散乱，可以尝试有意识地深吸一口气，然后在呼气的时候释放掉头脑中的想法，重新带回到对身体的感受的觉察上来，唤醒觉知，与当下身体的经验共处。

（4）每次练习时，可先进行10~15 min的正念呼吸，之后是10~15 min的正念行走。最后进行身体扫描的练习，大概30 min左右。

（5）练习中需把握的基本态度：少评价，多觉察（不是训练思考），接纳自己，有耐心，容许"犯错"（归零），不苛求结果，坚持练习。

（6）在练习结束之前，请记得不需要对自己的表现有任何评判。每一次的练习都是不同的体验，应敞开心胸来欣赏自己。试着用同样放松的态度去对待其他体验，不需要去纠正什么，也不需要达到某个特定的状态，只是去体验你的体验，除此之外不需要做什么。

五、舞动治疗技术

1.训练目标

通过动作、舞蹈等非语言交流形式，促进个体的情绪、认知、身体和社会性的整合，感受到社会支持、情绪表达、自我察觉、自我认同，可以发展需求、重新建立自信与自我价值，减轻因创伤、压力而带来的身心困顿。

2.适用对象

轻症患者及心身健康失衡人群，如抑郁、焦虑、恐惧、情绪障碍、睡眠障碍人群。

3.练习方式　团体练习，一般15~20人，不宜过多。

4.练习方法

（1）信任之旅：

1）选择适宜的空间，大家围成圆圈。

2）播放音乐，想象一下，随着音乐做自己想做的动作。

3）一人开始做动作，其他人模仿，全部人员均要轮一遍。

4）再由一人站在中间介绍自己，说"大家好，我是×××"，并根据音乐做一个动作。

5）余下的人员说："×××，你好"，并模仿介绍人做出的动作。全部人员均要轮一遍。

6）两人一组自由结合，两手十指相触，一人闭眼，一人引领，随着音乐随意舞动，不能进行语言交流。之后两人角色互换体验。

7）分享讨论：治疗师简单总结，引导成员分享自己的感受。

（2）穿越恐惧：

1）选择足够的活动空间，准备好拼接爬行垫、眼罩、音乐与播放设备。

2）播放音乐，做热身运动，帮助打开或唤醒身体，如不同方向的牵拉、身体的扭动、呼吸的调整等。

3）分两组进行"星球大战"，即一组想方设法吓唬另一组，尽量让对方害怕，但不能有身体的接触，不能跑出垫子外。

4）两组角色互换，并共同分享体验。

5）围成圆圈，戴上眼罩，做深呼吸，播放音乐，随着节拍自由扭动身体。

6）两两对立站成两排，抬起双臂伸向对方，交错而放。一人从中间跑过，跑到谁面前谁把手臂及时收回。每个成员均要体验。

7）分享讨论：治疗师简单总结，引导成员分享自己的感受。

5.技术要点

（1）确保环境及练习过程中安全。

（2）自发性动作更明显地表现出个体的内心世界以及团队共同主题。

（3）领悟治疗过程中动作的感觉、原有行为模式的发现与启发，可能是令人兴奋的，也可能是令人痛苦、烦恼的，可能需要更加细致的观察和逐渐的累积。

（4）与团队成员建立信任感，充分表达自己的感受，共同探讨治疗过程对自己的重要意义。

第五节　护理人员心理防护与调适

一、一线护理人员面对的压力和应激反应

新发呼吸道传染病均呈暴发态势，传播速度快且传染性强，人群普遍易感，给人们的生命安全造成严重威胁。一线护理人员作为战胜疫情的中坚力量，长期处在超负荷、快节奏、高风险、高强度的工作环境中，生理和心理都承受着巨大的压力。据调查，大部分支援护士都存在心理应激反应。一般来说，参与抗疫救援的人员会面临三种类型的心理应激：救援者自身的损失或受伤、来自救援环境

的创伤性刺激与救援任务的失败。

（一）一线护理人员面对的压力

1.对自身健康的焦虑感

新发呼吸道传染病传染性强，普遍易感，加上初期传播途径的不确定性，一线护理人员作为密切接触者，对自身健康会产生一定程度的担忧。会出现对自身的健康状态过度关注，反复确认自己有无发热、疲劳、咳嗽等症状；也会出现担心自己的防护不到位，怕被病毒感染，特别在医疗防护不足时，这种担心会更加明显。

2.左右为难

大部分一线护理人员，上有老人，下有子女需要照顾，而自己置身一线，分身乏术。部分护理人员因为担心自己感染再传染给家人，想与家人联络但又怕自己情绪失控，也怕家人更担心自己而不敢联络。

3.疲惫无力感

一线护理人员，持续处于超负荷、快节奏、高风险、高强度的工作状态，承受着身体和心理的双重压力。面对重症患者致死率高的情况，人们容易产生恐慌，大量病患涌进医院，前期医疗资源供应不及时，让护理人员感觉已经尽了全力但事情仍难以由自己掌控，对自己的工作前景感到茫然。

4.心理挫败感

面临重症患者致死率高的状况，频繁经历抢救无效，一线护理人员容易自责，觉得自己帮不了患者，觉得自己本可以做得更好、做得更多，对自己产生怀疑和过高的要求，甚至会认为自己不称职，产生挫败感。

5.批判和封闭自己

部分社区担心一线护理人员携带病毒，拒绝其进入小区，出现了拉横幅抗议，不让其回家等行为。这些给工作在一线的护理人员带来了更大的压力。许多护理人员担心万一自己感染再传染家人及邻居，因此常处于自我批判和封闭自己的状态。

6.抱怨和苛责他人

过度渲染的"英雄"情结，让一线护理人员克制自己的情绪，坚持在一线，迫使他们压制了人类本就有的情感。然而情绪可以被管理，不可被控制，每一次积压的愤怒都会在未来某个时刻爆发。一线护理人员也是人，当一个人安静下来时，内心难免会有抱怨或者是苛责他人的情绪。

（二）一线护理人员的应激反应

一线护理人员面对压力出现4种应激反应，包括认知反应、情绪反应、行为反应、躯体反应。

1.认知反应

一线护理人员长时间处于高度紧张、疲惫的工作状态，容易出现职业耗竭，如注意力不集中、记忆力减退、反应迟钝、理解力和判断力下降；感到悲伤、忧郁，甚至感到绝望，自我评价低、自卑、犹豫不决、决策困难，觉得自己帮不了患者，怀疑自己的职业选择，出现挫败感、无价值感；觉得自己本可以做得更好、做得更多，而产生内疚感，甚至怀疑自己；思维总是沉浸于疫情之中，无法自拔。

2.情绪反应

一线护理人员，容易出现烦躁、焦虑、紧张、恐惧、委屈等情绪。

（1）情绪低落：悲伤、沮丧，心情沉重，甚至感到绝望。

（2）情绪不稳定：缺乏自制力，没有耐心，过分敏感，时常因一点小事发脾气等。

（3）担心、害怕，缺乏安全感：担心自身被感染，担心家人的健康与安全，担心家人为自己担惊受怕等。

（4）情感淡漠：对自己经历的一切感到麻木与困惑。

（5）内疚、自责：为家人需要帮助和照料，自己爱莫能助而感到内疚、自责。部分工作人员还可能会出现过度兴奋。部分护理人员面对患者的死亡，对工作感到不满意而生气、愤怒，甚至产生严重的自责心理。

3.行为反应

随着疫情态势的发展，工作强度和工作量不断增加，导致许多护理人员身心俱疲。因此，可能会出现工作质量和效率下降；头脑里会反复出现各种担忧、回避的念头，还会出现畏惧、退缩的行为，表现为意志活动减退，不愿说话，与人交往的主动性降低。因过度紧张，部分护理人员可能出现警觉性过高，如出现惊跳反应，或者是过度防护，如反复洗手、消毒等。少数护理人员可能会出现物质滥用，如吸烟量剧增、通过饮酒缓解压力等。

4.躯体反应

常伴有身体易疲劳，精力下降，休息与睡眠明显不足，可能同时有头痛、晕眩或其他身体疼痛，以及食欲减退或增加，阵发性心慌、胸闷，甚至出现濒死感、失眠、惊跳反应等。

二、一线护理人员常见心理问题及应对策略

由于工作环境的特殊性，一线护理人员承担着沉重的救援任务和巨大的心理压力。每天要面对确诊患者及疑似患者，承担着被病毒感染的风险，其身体健康及生命安全直接受到威胁。疫情的突然发生，导致医疗机构负担增加，护理人员短缺，工作时间大大延长，救援物资匮乏及多重防护带来的各种不便，也增加了护理人员的心理压力。

（一）焦虑及应对策略

适度的焦虑具有积极意义，可以让人更加敏感，更富有创造力。而过度的焦虑，会导致一线护理人员身心功能失调，严重影响他们的生活和工作。如果焦虑反应不适当或持续时间过长，就可能导致焦虑障碍。

1.什么是焦虑障碍

通常所说的焦虑障碍包括急性焦虑障碍、恐怖性焦虑障碍和广泛性焦虑障碍等。

（1）急性焦虑障碍（acute anxiety disorder）：急性焦虑障碍又称惊恐障碍，其主要症状特点是发作的突然性、反复性和不可预测性，惊恐体验强烈，伴濒死感或失控感，焦虑、紧张十分明显，患者常体会到濒临灾难性结局的害怕和恐惧，并伴有自主神经症状，发作常迅速终止，一般历时5~20 min。

（2）恐怖性焦虑障碍（phobic anxiety disorder）：恐怖性焦虑障碍又称恐惧症，是一组以对某种特定的事物或情景产生强烈的、持续的和不合理的恐惧为特征的精神障碍，常伴有显著的焦虑情绪和自主神经症状。根据恐惧的对象，分为广场恐惧症、社交恐惧症和特定恐惧等三类。

（3）广泛性焦虑障碍（general anxiety disorder，GAD）：广泛性焦虑障碍是一种以焦虑为主要临床表现的精神障碍，主要表现为不明原因的过度担心及肌肉紧张、运动性不安和自主神经功能紊乱症状。

2.如何避免过度焦虑、恐惧

（1）允许并接纳焦虑、恐惧的存在：趋利避害的意识人人都有，焦虑、恐惧出现在新发呼吸道传染病期间，恰恰说明了我们的心理机能运转正常，心理免疫系统在起作用。要尽量做到不卷入焦虑、恐惧的恶性循环，允许并接纳自身焦虑、恐惧的存在。

（2）分析利弊，过好当下：在陷入焦虑、恐慌时，想到、感受到的事物总是往不好的方向倾斜，这样又会加重不良情绪。如果将思绪从这种消极情感、思维中抽离出来，会给我们时间或机会慢慢消化焦虑和恐惧，给情绪留出缓冲的空

间。而我们的焦虑、恐惧与是否被传染，或者与家人是否安全、健康，并无直接的关系。与其做无谓的假设浪费时间，不如过好当下。

（3）合理宣泄：人们一旦陷入焦虑、恐惧的不良漩涡，便如同卷入一团乱麻，剪不断，理还乱。过度的焦虑、恐惧情绪，会削弱自我的应对能力。合理释放不良情绪，更有利于轻松上阵，理性应对。宣泄方法各有不同，比如倾诉、运动、呐喊、写日记等，只要不违反法律、道德，不伤害他人、自己，都可以采用。

（4）选择性关注：焦虑、恐惧来源于事件，与其性质息息相关。向内，关注自我正面信息，回顾过去战胜困难的经历，有了信心和掌控感，心就容易安定。向外，关注正能量信息，关注大家在此次应对疫情中做出的成就及产生的感动。这些积极的思维能帮助我们战胜焦虑和恐惧。

（二）抑郁状态及应对策略

1.抑郁状态的识别

抑郁和焦虑好似孪生兄弟，常常相互伴随，面对新发呼吸道传染病诸多的未知，很容易滋生焦虑情绪，焦虑持续存在，情绪也很容易低落下来。产生消极、悲观、孤独等负面情绪，严重者出现"抑郁发作"，甚至自杀。

抑郁发作（depression）即通常所说的"抑郁症"，是以显著而持久的情绪低落为主要特征的综合征，其核心症状包括情绪低落、兴趣缺乏和快感缺失，可伴有躯体症状、自杀观念或行为等，发作应至少持续2周，并且不同程度地损害社会功能。

2.抑郁状态的应对

（1）辩证认识抑郁：在新发呼吸道传染病影响下产生的抑郁情绪，大多是由病毒肆虐带来的伤害以及对这种伤害存在某种程度的无力感所致，是对自我和人类的能力的质疑，是一种不自信。虽受到打击，却不失为一种劝解或警示，警示我们要看到自己、人类的渺小，看到大自然力量的强大与不可抗拒，善待我们赖以生存的环境。

（2）释放、清空负性情绪：情绪低落时，不必勉强自己开心，不妨在充分释放、宣泄自己的负性情绪后放空自己，任由自己盯着一花一木、一书一茶等事物发个呆，给自己一个缓冲时间，而后轻装上阵。

（3）从负性情绪中抽离：疫情的暴发、家属的不理解、患者的抱怨或者愤怒情绪，以及疾病的高致死率，对于心理本就处于紧绷状态的一线护理人员更是极大的冲击，导致他们出现抑郁情绪。建议一线护理人员适时地从负性情绪中抽离出来，休息时能以第三方视角回看遇到的问题。虽然英雄情结致使人们奋然前行，但英雄也是人，是人就会有各种情绪，就需要调整状态，允许自己产生负性情绪，并适时抽离。积极地自我对话，认可自己的能力和价值，提高自我效能感。

（三）躯体化症状及应对策略

1.识别躯体化症状

随着传染病症状的公布，部分一线护理人员总是会不由自主去感受自己是否产生了这样或那样的不适，是否符合那些特征性症状，以此来消除可能被感染的焦虑。然而这样来来回回地扫描反而促成目标症状很快进入感知圈，进而被放大、被证实。于是担忧更甚，感知更敏感，扫描更频繁，症状随之越发明显。一线护理人员需要打破这样的恶性循环，消除这种痛苦。

2.应对策略

（1）调整心态：防护措施得当，再担心求证也是徒劳，不如抱着"是福不是祸，是祸躲不过"的心态去面对，关键时刻，心理免疫同样重要。

（2）合理解释：如果身体确有与传染病症状类似的不适感，不妨听从专家的建议，在排查完毕后可以将出现该症状的疾病成因、发展、表现等反复告知自己，给自己的不适一个客观合理的解释。

（3）转移注意力：关注过度、敏感度提高均可导致躯体不适，不妨将注意力转移到自己喜欢的事，或者自己认为更重要的事上，如听听轻音乐、看看电影、欣赏一本书等，减少对身体的感知和扫描，以消减身体的不适。

（四）愤怒及应对策略

1.识别愤怒

愤怒是因为目的和愿望无法得到满足、内心压力逐渐积累而出现的一种负性情绪体验。

2.应对策略

（1）改变认知：疫情来临，一线护理人员要放弃很多，承受很多。为了减少感染机会，一些护理人员剪掉了秀美的长发。因为自己是密切接触者，要被隔离，无法对家庭尽责。在医院连轴转地工作，却还要遭受部分患者及其家属的不理解，甚至是辱骂，因此心中难免有愤怒情绪。但是愤怒不能解决根本问题，既然如此，不如改变认知。要看到社会正能量的一面、积极的一面，让自己从愤怒的情绪中走出来。

（2）合理释放：愤怒情绪来临，压制自己，最终只会让自己身心疲惫。不如在不违反法律、道德，不伤害他人、自己的原则下，采用适当的方式，合理释放自己的愤怒情绪，比如拳击、呐喊、倾诉、写日记、运动等。愤怒的情绪得以释放，人们才能轻装上阵，工作效率也会提高。

（3）心理治疗：如果心理问题相对严重，自我调节未果，可及时寻求专业机构的心理帮助，比如求助于心理援助热线、线上求助心理医师等。

三、一线护理人员自我心理防护

（一）保持与外界的联系，获得情感上的支持

关心家人，感受和谐的家庭氛围。提前将家庭事务安排好，做好长期"抗疫"的准备，和后方领导、老师和朋友保持密切联系，及时寻求持续的帮助及心理安慰。一线护理人员的家属应注意处理好家庭成员之间的关系，定期问候、视频交流和互动。因为家庭和谐、单位领导及政府的关心就是对前方医务人员最大的支持，也是确保前方护理人员身心健康的基础。

（二）团队协作，避免"替代性创伤"

疫情容易激发一线护理工作者强烈的助人动机，一旦遇到挫折，如目睹患者病亡而产生无力感、挫败感等，就容易引起"替代性创伤"。这时候应该接受自身和医学技术的限制，尊重客观现实，团队协作，相互鼓励。

（三）合理排班，避免身心耗竭

应合理排班，提前制订工作计划，让一线护理人员对自己的工作量都有一个预期准备。同时应安排适当的休息，保证充足的睡眠及饮食营养。减少轻伤不下火线的状况。比如身体出现特殊不适应及时休息和恢复，因为只有自助才能助人。

（四）共度时艰，共同抗疫

要避免过度渲染医务人员的"英雄情结"，以免给医务人员过重的心理负担。习近平总书记指出：疫情防控不只是医药卫生问题，而是全方位的工作。这是一场全民参与的人民战役，每个人都是战士。要树立风雨同舟、众志成城、共度时艰、共同抗疫的信念。

（五）因地制宜，调整自我

合理饮食，适当锻炼，比如方舱医院医护合跳广场舞等，尽量恢复生活的节律，活跃生活气氛，这样才能充满正能量，提高免疫力和战斗力。

（六）接纳自己，寻求帮助

如果出现明显的心理问题，比如焦虑、失眠、抑郁，应及时寻求心理医师的

专业帮助。医务工作者也是人，也会有情绪反应，会有焦虑、恐惧、害怕、绝望等情绪，要允许并接纳自己的情绪，不要自我贬低。当感到无法承受压力时，请及时向负责领导诉说，允许自己的"无能为力"。要坚信：没有一个冬天不可逾越，没有一个春天不会来临。

突发事件应急预案与流程

第一节　护理人员安全防护应急预案与流程

一、职业暴露应急预案与流程

（一）应急预案

（1）发生职业暴露后，立即离开污染区，按要求摘脱防护用品，并通知护士长。

（2）评估职业暴露风险等级，根据职业暴露的部位及程度，采取相应的处理措施。

1）发生针刺伤、切割伤时，立刻由近心端向远心端轻轻挤压，尽可能挤压出伤口部血液，使用洗手液和流动水冲洗后，用75%乙醇或碘类消毒剂消毒皮肤，包扎伤口。更换手套，按流程摘脱防护用品，进入清洁区。脱去手套，用75%乙醇或碘类消毒剂消毒伤口，必要时缝合。

2）被血液、体液污染皮肤或黏膜时，立即离开污染区，按流程摘脱防护用品，清除污染物，使用0.5%碘伏或3%过氧化氢消毒剂擦拭消毒3 min。进入清洁区，根据皮肤情况进行处理。若皮肤或黏膜完整，使用洗手液或流动水清洗被污染的皮肤，使用生理盐水或冲洗装置冲洗被污染的黏膜。若皮肤破损，处理方法同针刺伤。

3）防护用品破损、脱落或潮湿造成眼部、口腔、鼻腔暴露时，眼部、口腔使用生理盐水反复冲洗，鼻腔使用75%乙醇棉签多次旋转擦拭。

（3）根据职业暴露情况判断是否继续工作。

（4）上报感染预防与控制科，必要时进一步检查或医学观察。

（二）流程

流程见图8-1-1。

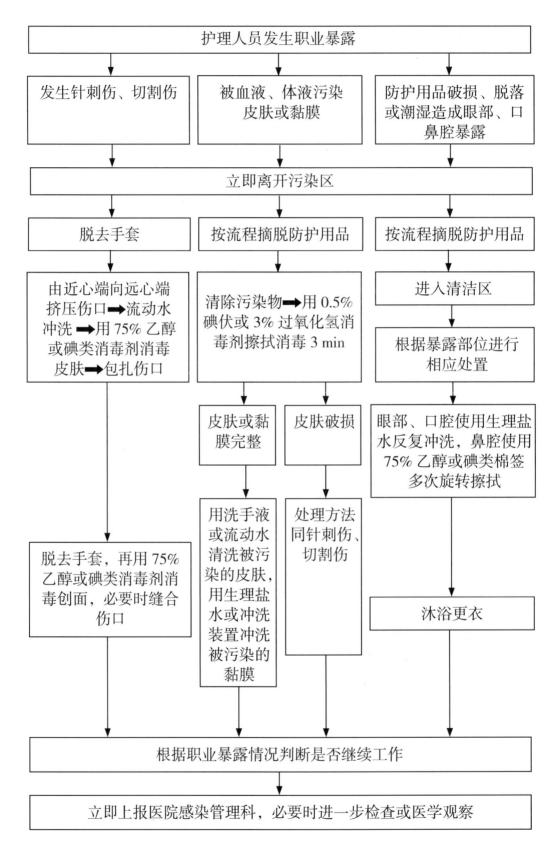

图 8-1-1　护理人员发生职业暴露的应急处理流程（参考）

二、污染区晕倒应急预案与流程

（一）应急预案

（1）护理人员发生晕倒，发现者立即呼救，通知值班医师并上报护士长。

（2）医务人员查看其意识状态，测量生命体征，评估病情，对症处置。

1）病情轻者，医务人员协助其摘脱外层防护用品，进入潜在污染区，遵医嘱给予相应处理。病情稳定后，将其转移至清洁区，必要时联系心理治疗师进行心理干预。

2）病情重者，医务人员协助其摘脱外层防护用品，进入潜在污染区，遵医嘱给予心电监护、吸氧、建立静脉通路等对症处理。生命体征平稳后，必要时将其转运至相应科室，进行下一步治疗，并给予医学隔离。

3）呼吸、心搏骤停者，医务人员立即实施胸外心脏按压，为其摘脱口罩，使用简易呼吸气囊辅助呼吸，必要时给予机械通气。严密观察瞳孔、神志、生命体征等病情变化，给予相应的支持治疗。生命体征平稳后，必要时将其转运至相应科室，进行下一步治疗，并给予医学隔离。

（3）抢救结束，整理用物。

（二）流程

流程见图8-1-2。

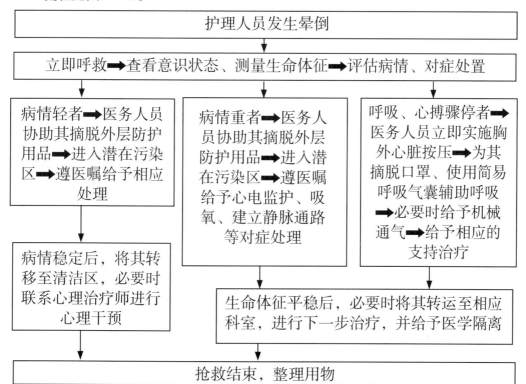

图 8-1-2 护理人员污染区晕倒应急处理流程（参考）

三、污染区呕吐应急预案与流程

（一）应急预案

（1）护理人员突发呕吐，通知值班医师并上报护士长。

（2）医务人员协助其摘脱外层防护用品，进入潜在污染区。

（3）医师查看呕吐物的颜色、性状及量，询问其饮食情况及其他伴随症状，初步做出诊断。

1）轻度呕吐，不伴随其他症状者，协助其移至缓冲间，按流程摘脱防护用品，至清洁区休息，继续观察。根据护理人员身体状况判断是否继续工作。

2）重度呕吐，伴或不伴腹痛等其他症状者，协助其移至缓冲间，按流程摘脱防护用品，更换口罩，遵医嘱给予对症处理。必要时将其转运至相应科室，进行下一步治疗，并给予医学隔离。

（4）呕吐物按照《医疗废物管理条例》和《医疗卫生机构医疗废物管理办法》相关要求进行处置。

（二）流程

流程见图8-1-3。

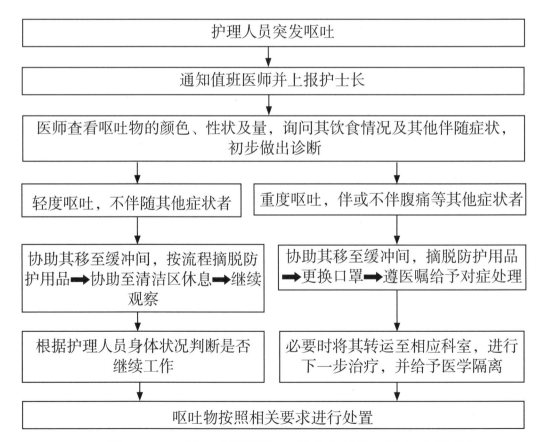

图 8-1-3　护理人员污染区呕吐应急处理流程（参考）

第二节　患者高风险行为应急预案与流程

一、患者发生攻击行为应急预案与流程

（一）应急预案

（1）对评估有攻击风险的患者进行重点监护，落实各项预防措施。

（2）患者突然发生攻击行为，当班护士应立即呼叫其他医务人员，同时稳定患者情绪。

（3）若患者手中有危险物品，应与其他医务人员协作，巧妙夺取。

（4）遵医嘱给予隔离或保护性约束，必要时遵医嘱给予镇静药物，控制患者情绪。

（5）加强巡视，密切观察患者情绪状态。

（6）做好约束患者的护理，观察约束带的松紧度、约束部位的皮肤情况等。

（7）了解患者发生攻击行为的原因，做好患者的心理疏导。

（二）流程

流程见图8-2-1。

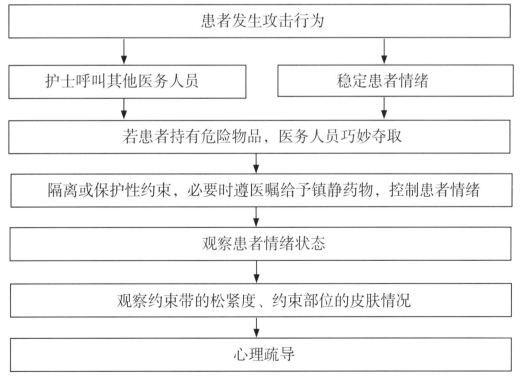

图 8-2-1　患者发生攻击行为的应急处理流程（参考）

335

二、患者自杀行为应急预案与流程

（一）应急预案

（1）对评估有自杀风险的患者进行重点监护，落实各项防范措施。

（2）患者突然发生自杀行为，应立即制止并抢救，根据不同的自杀方式做好对症处理。

1）患者割腕：直接用纱布、手帕或毛巾按住伤口，压迫止血。若血流不止，立即在伤口近心端绑扎止血带止血，每15 min松开一次，以避免组织坏死；伤口按外科规范进行处理。

2）患者自缢：迅速将患者身体向上托起，使缢绳松弛，减轻对颈部的压迫，并迅速解除绳子，将患者轻轻就地平放，若为高处自缢，应注意防止摔伤。

3）患者跳楼：立即检查伤情，确定受伤部位、种类。大出血的患者，立即为其止血，就地取材，如指压、加压包扎止血等。骨折的患者，不随意搬动，固定、搬运时保持正确姿势。

（3）根据患者情况进行下一步治疗。

1）生命体征平稳，无须特殊处理者，给予心理疏导，加强看护，必要时联系心理治疗师。

2）生命体征不平稳者，遵医嘱给予心电监护、吸氧、建立静脉通路等对症处理。

3）呼吸、心搏停止者，立即实施心肺复苏。若抢救无效，保护现场（病房内及病房外现场），协助相关部门做好调查工作。

（4）记录事件发生经过及抢救过程，并及时上报。

（5）主管医师通知家属，并做好家属的心理疏导工作。

（二）流程

流程见图8-2-2。

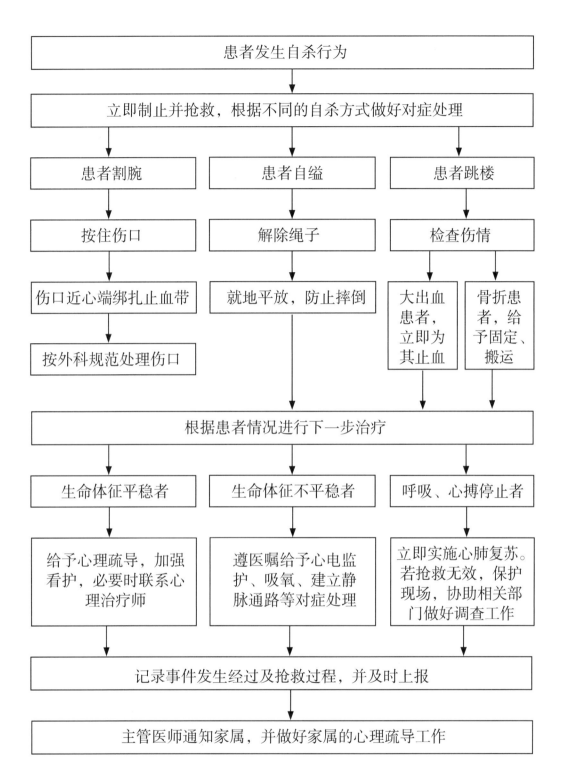

图 8-2-2 患者发生自杀行为应急处理流程（参考）

第三节　设备故障应急预案与流程

一、呼吸机故障应急预案与流程

（一）应急预案

（1）呼吸机突发故障，立即排查原因，必要时给予简易呼吸气囊辅助呼吸，呼叫医师，密切观察患者生命体征及病情变化。

（2）根据不同原因进行处理。

1）机械故障：①显示屏或电路板故障，更换呼吸机。②流量传感器故障，更换传感器。③主机故障，断开人机连接装置，立即给予简易呼吸气囊辅助呼吸。④加湿器故障，更换加湿器。

2）电源故障：若电源线路功能良好，立即启用不间断电源（UPS）；若电源线路损坏，立即更换备用呼吸机。

（3）故障排除后，连接人工膜肺，调节通气模式，设置通气参数，监测机器运行情况。

（4）根据病情设置呼吸机各项参数，严密观察患者生命体征。

（5）呼吸机按照《医疗机构环境表面清洁与消毒管理规范》（WS/T512—2016）进行处置。

（二）流程

流程见图8-3-1。

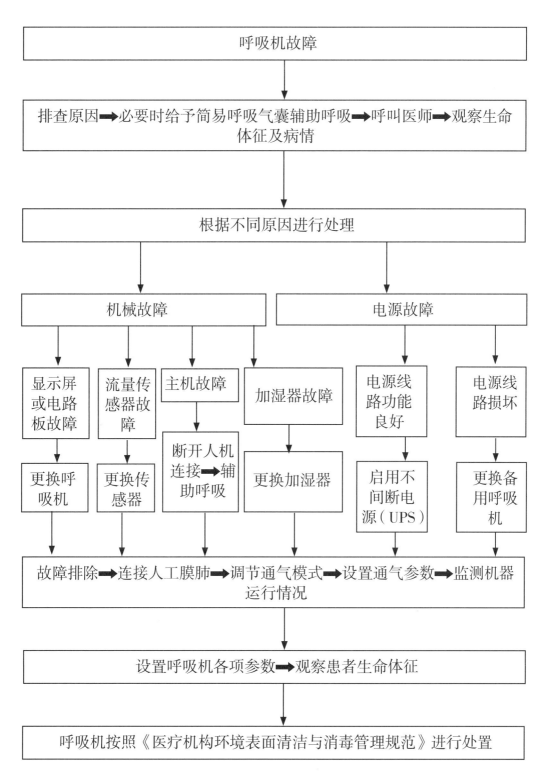

图 8-3-1 呼吸机故障应急处理流程（参考）

二、体外膜肺氧合（ECMO）机器故障应急预案与流程

（一）应急预案

（1）机器突发故障，排查原因，并呼叫医师，密切观察患者生命体征及病情变化。

（2）根据不同原因进行处理。

1）机械故障：①离心泵故障，立即使用手摇驱动离心泵，维持患者血流。②水箱故障，立即更换水箱。③电路板故障，更换ECMO机器。

2）电源故障：若电源线路功能良好，立即启用不间断电源（UPS）；若电源线路损坏，更换备用ECMO机器。

（3）故障排除后，监测机器运转情况，严密观察患者体外循环血流速度与生命体征。

（4）ECMO机器按照《医疗机构环境表面清洁与消毒管理规范》（WS/T512—2016）进行处置。

（二）流程

流程见图8-3-2。

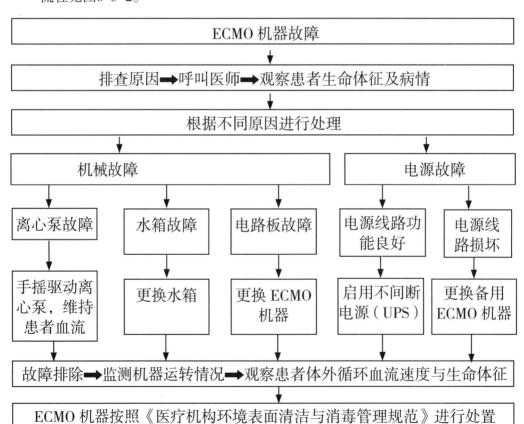

图8-3-2　ECMO机器故障应急处理流程（参考）

三、连续性肾脏替代治疗（CRRT）机器故障应急预案与流程

（一）应急预案

（1）机器突发故障，排查原因，并呼叫医师，密切观察患者生命体征及病情变化。

（2）根据不同原因进行处理。

1）机械故障：①泵故障：立即使用手摇驱动装置，维持泵速。②电路板故障：更换CRRT机器。③监测器故障：调校监测器，必要时更换CRRT机器。④秤故障：检查液体重量与设置参数是否一致，重新校准，必要时更换CRRT机器。

2）电源故障：若电源线路功能良好，立即启用不间断电源（UPS）；若电源线路损坏，更换备用CRRT机器。

（3）故障排除后，监测机器运转情况，严密观察患者体外循环治疗参数与生命体征。

（4）CRRT机器按照《医疗机构环境表面清洁与消毒管理规范》（WS/T512—2016）进行处置。

（二）流程

流程见图8-3-3。

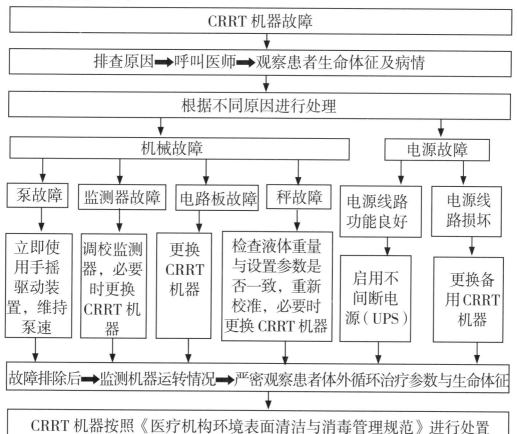

图 8-3-3　CRRT 机器故障应急处理流程（参考）

附录

扫码看本书附录